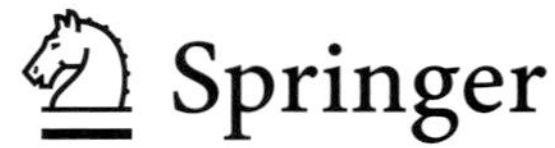

Mechanical Circulatory Support for Advanced Heart Failure

A Texas Heart Institute/Baylor College of Medicine Approach

晚期心力衰竭的机械循环支持

——得州心脏研究所和贝勒医学院的经验

[美] 杰弗瑞 · A. 摩根（Jeffrey A. Morgan）
安德鲁 · B. 西维泰罗（Andrew B. Civitello） 著
O. H. 弗雷泽（O. H. Frazier）

许 剑 陈铁男 主译
张 宇 刘志刚 主审

清华大学出版社
北 京

内 容 简 介

本书是国际人工心脏的一大发源地——得州心脏研究所的力作，是其几十年来对晚期心力衰竭患者植入 4000 多例不同种类人工心脏临床护理方面的经验总结，包括术前患者选择过程、术中麻醉管理、围手术期管理、超声观察、患者的长期管理、优化患者的 LVAD 转速，以及导线感染和右心室衰竭等 MCS 并发症的处理。

北京市版权局著作权合同登记号　图字：01-2019-5769

First published in English under the title
Mechanical Circulatory Support for Advanced Heart Failure: A Texas Heart Institute / Baylor College of Medicine Approach
edited by Jeffrey A. Morgan, Andrew Civitello and O.H. Frazier

图书在版编目（CIP）数据

晚期心力衰竭的机械循环支持：得州心脏研究所和贝勒医学院的经验/(美)杰弗瑞・A.摩根(Jeffrey A. Morgan), (美) 安德鲁・B.西维泰罗(Andrew B. Civitello), (美) O.H.弗雷泽(O. H. Frazier)著；许剑，陈铁男主译.—北京：清华大学出版社，2021.4

书名原文：Mechanical Circulatory Support for Advanced Heart Failure—A Texas Heart Institute/Baylor College of Medicine Approach

ISBN 978-7-302-57527-6

Ⅰ. ①晚…　Ⅱ. ①杰…　②安…　③O…　④许…　⑤陈…　Ⅲ. ①人工心脏一研究　Ⅳ. ①R654.2

中国版本图书馆 CIP 数据核字（2021）第 027956 号

责任编辑： 黎　强
封面设计： 傅瑞学
责任校对： 刘玉霞
责任印制： 杨　艳

出版发行： 清华大学出版社
网　　址： http://www.tup.com.cn, http://www.wqbook.com
地　　址： 北京清华大学学研大厦 A 座　　**邮　　编：** 100084
社 总 机： 010-62770175　　**邮　　购：** 010-62786544
投稿与读者服务： 010-62776969，c-service@tup.tsinghua.edu.cn
质 量 反 馈： 010-62772015，zhiliang@tup.tsinghua.edu.cn
印 装 者： 北京博海升彩色印刷有限公司
经　　销： 全国新华书店
开　　本： 185mm×260mm　　**印　　张：** 17　　**字　　数：** 387 千字
版　　次： 2021 年 4 月第 1 版　　**印　　次：** 2021 年 4 月第 1 次印刷
定　　价： 150.00 元

产品编号：085095-01

译审者名单

主　　译　许　剑　陈铁男

主　　审　张　宇　刘志刚

其他译者

泰达国际心血管病医院（按姓氏笔画排序）：

王洪武　王鹤昕　乔　帅　任书堂　张　嵬　郭志鹏　阎英群

清华大学医学院—航天泰心科技有限公司人工心脏联合实验室

（按姓氏笔画排序）：

朱尘琪　孙　晴　宋国刚　李东海　张士奇

张栩曼　范庆麟　赵　翔　卓　越　栗桂玲

致敬Denton A. Cooley医生

本书《晚期心力衰竭的机械循环支持——得州心脏研究所和贝勒医学院的经验》谨献给 Denton A. Cooley 医生。

Denton A. Cooley 是世界上最伟大的心外科医生之一。他拓展了先天性心脏病的治疗潜力，是人工心脏和心脏移植手术的先驱，他发展了人工瓣膜技术，并建立了新的主动脉瘤修复方法。借用 Walt Lillehei 医生的原话就是："Cooley 医生首次证明了在心脏手术中使用人工心肺机的安全性。在 1956 年到 1994 年间，他所做的心外科手术量超过了世界上其他心外科医生。" Cooley 医生还率先提出了心外科手术一体化的服务理念，被誉为"心血管护理提供者"，这个一体化理念对心血管医疗服务的推出产生了深远的影响。

1962 年，Cooley 医生领导创建了得州心脏研究所并努力将其提升为世界一流的心脏外科中心。在 Cooley 医生的职业生涯中，得州心脏研究所应用体外循环技术完成了超过 120 000 台心外科手术。Cooley 医生发表了超过 1400 篇科学论文，是 30 多个职业医学协会的会员。他建立了卡伦心血管手术研究实验室，这个实验室由他精心培养的学生也是他的忠实信徒 O. H. Frazier 医生领导。O. H. Frazier 医生帮助研发了几乎所有今天临床上使用的左心室辅助泵。

Cooley 医生一生获得的荣誉和奖项不胜枚举。例如，1984 年，他获得了里根总统颁发的总统自由勋章；1998 年，他获得了克林顿总统颁发的国家技术创新勋章；2016 年，他获得了美国胸外科协会颁发的终身成就奖。

我们确信每一位心脏科医师，每一位心外科医生，每一位心脏病人都会对 Cooley 医生在这一领域的巨大贡献表示由衷的感激。在此，我们谨以本书的出版来缅怀已故的 Cooley 医生并表达我们深切的敬意。

Jeffrey A. Morgan 医生, Andrew B. Civitello 医生, O. H. Frazier 医生

序言

当我应邀为本书撰写序言时，我感到非常荣幸和自豪。在我看来，关于机械循环辅助方面的专著必须要由贝勒医学院和得州心脏研究所的专家共同完成。因为自 1960 年以来，两家研究单位先后以独立和联合的方式，创造了针对晚期心力衰竭患者的机械循环辅助治疗技术的几乎所有伟大的成就。

不久以前，由贝勒医学院和得州心脏研究所的医生共同撰写一本专著，这是完全不可想象的事情。1969 年，由于我与贝勒医学院外科主任 Michael E. DeBakey 在专业方面产生了严重的分歧，我只能放弃我在贝勒医学院的长聘教授职位，从那以后我全身心地投入到我自己于 1962 年创建的得州心脏研究所的工作中。贝勒医学院和得州心脏研究所从此各自在心外科领域持续做出了卓越的贡献，然而，两个研究机构之间却没有开展互惠的合作。直到 2007 年，两个顶级研究中心的密切合作才开始逐步建立。

在和解过程中发挥积极作用的是贝勒医学院的 George P. Noon 医生，得州心脏研究所的 O. H. Frazier 医生以及两家单位的其他医生。2007 年下半年，DeBakey 医生和我一起在得州心脏研究所观摩了 Frazier 医生的手术，他将一颗全人工心脏植入了小牛的体内。这颗全人工心脏是由两个 MicroMed DeBakey 左心室辅助装置组成的双心辅助装置。这既是机械循环辅助史上的里程碑事件，也是贝勒医学院—得州心脏研究所关系改善的转折点。2008 年，在 99 岁高龄的 Debakey 医生去世之前，两个研究机构终于开启了友好合作的新篇章。

从某种意义上讲，两个研究机构的和解可以与美国和苏联在 20 世纪“太空竞赛”上的终结相提并论。关于美苏在太空竞赛方面如何影响到我对全人工心脏中独特科学问题的应对，我曾写过专门的论述[①]。在冷战结束之后，之前的争议被搁置一旁，旧有的边界被打破。从那以后苏联和美国在太空探索方面形成了空前的合作，并带来了该领域教育、研究和技术的进步。今天，贝勒医学院和得州心脏研究所空前的合作正在促进医学教育、研究和医疗救治方面的进步。本书就是这种合作的成果和标志之一。

我要祝贺 Morgan 医生、Civitello 医生、Frazier 医生以及所有为这部精品图书做出贡献的作者。这本书涵盖了临床上有关机械循环辅助的方方面面，展示了美国最大的机械循环辅助中心的临床经验。这本书的叙述非常清晰，堪称全面和权威的机械循环支持器械使用指南，可以为医界同仁及任何对心力衰竭辅助支持感兴趣的读者提供不可或缺的参考资料。

Denton A. Cooley 医生于美国得州休斯敦

---

① Cooley D A. Some thoughts about the historic events that led to the first clinical implantation of a total artificial heart. Tex Heart Inst J. 2013, 40(2): 117–119.

前言

世界上第一例成功的左心室辅助泵植入手术是由贝勒医学院的 DeBakey 医生在 1966 年完成的。1968 年，Denton Cooley 医生在圣卢克医院的得州心脏中心成功地完成了第一例人类心脏移植手术。Cooley 医生随后于 1969 年在得州心脏中心第一次成功地进行了人工心脏植入。Cooley 医生也是首次把左心室辅助装置作为心脏移植过渡的人。1978 年，Cooley 还首次成功地完成了心肾联合移植手术。1988 年，Frazier 医生首次成功地植入了连续流左心室辅助装置，随后他参与并帮助几乎所有临床中使用的连续流装置的研发，包括 Jarvik、HeartMate 2、HeartMate 3 和 HeartWare HVAD。

随着连续流左心室辅助装置的普及，晚期或终末期心衰病人的治疗标准已经纳入机械循环辅助。合理的适应证标准、科学的器械设计、不断进步的手术技巧和病人术后管理提高了患者的存活率并减少了器械使用的并发症，如失血、感染、中风、器械故障和器械血栓等。

参加本书《晚期心力衰竭的机械循环支持——得州心脏研究所和贝勒医学院的经验》撰写的作者都是得州心脏研究所和贝勒医学院的医学专家。我们的左心室辅助手术量增长迅速，迄今为止已经进行了 1300 例左心室辅助手术，其中包括 850 个连续流辅助装置。我们撰写本书的目的，是通过分享得州心脏研究所和贝勒医学院积累的经验为医师们提供一个参考，帮助他们评估适合进行机械循环辅助治疗的患者、改进围术期护理并对装有辅助装置的患者进行更好的长期护理。

Jeffrey A. Morgan, Andrew B. Civitello, O.H. Frazier

于美国得州休斯敦

译者前言

几乎所有的心血管疾病最终都会导致心力衰竭，据统计其发病率约占总人口的 1%以上。随着我国人口老龄化的加剧，心力衰竭的发病率逐年升高。从世界各国的经验来看，心脏移植虽然是最有效的治疗方法，但受制于供体数量的限制，这种方法无法成为解决心衰问题的常规疗法，众多患者因为没有供体而不幸去世。

心室辅助装置（ventricular assist device，VAD）的大规模发展得益于 20 世纪 60 年代美国耗费数百亿美元进行的“人工心脏”研究计划。在参与该计划研究的机构中，美国得州心脏中心和贝勒医学院的 DeBakey 医生、Cooley 医生以及 Frazier 医生与美国航空航天局（NASA）众多工程师共同努力，引入航天飞机上的涡轮泵以及伺服控制技术，最终研制出可靠、可长期植入人体的旋转连续流血泵，即心室辅助装置。现在这种心室辅助装置已成功地用于全世界数十万患者，并已替代心脏移植成为晚期心衰的终点治疗方法。

2009 年 3 月，我国著名心脏外科专家、泰达国际心血管病医院的刘晓程院长，借鉴美国医学和工程合作的成功经验，与中国航天一院一起组建医工联合团队，自主开展了中国制造心室辅助装置的研究工作。历经 10 年攻关，于 2019 年 3 月成功地将所研制的产品植入两位严重心衰患者体内，使其恢复健康并回归家庭，至今已逾一年。同年，为了加强我国人工心脏/机械循环辅助装置的基础研究，为未来产品的持续研发提供技术储备，航天一院和清华大学决定开展合作并在清华大学成立了“清华大学医学院—航天泰心科技有限公司人工心脏联合实验室”。

在针对几位患者的临床救治过程中，我们的医工团队充分研究了人工心脏传奇人物 O. H. Frazier 医生主持撰写的《晚期心力衰竭的机械循环支持——得州心脏研究所和贝勒医学院的经验》。该书是由美国人工心脏发源地休斯敦两个最著名的研究机构的最有经验的学者集体编写的，是这两个机构即得州心脏研究所和贝勒医学院 60 年来在本领域的心血总结。因此，我们衷心希望通过本书的翻译出版，可以使我国在心外科及工程技术领域的临床医护人员、工程师和学者借鉴国外最先进的经验，促进我国心室辅助装置的进一步研究及开发，以便造福国人。由于机械循环辅助涉及多种学科的专业知识，译者水平有限，翻译谬误之处在所难免，期望读者谅解并及时提供反馈，以便我们做出改进。

本书的翻译工作得到 Frazier 医生的大力支持。下图为 Frazier 医生 2019 年 10 月受邀参加第二届机械循环辅助精品论坛时与本书主要译者的合影留念。

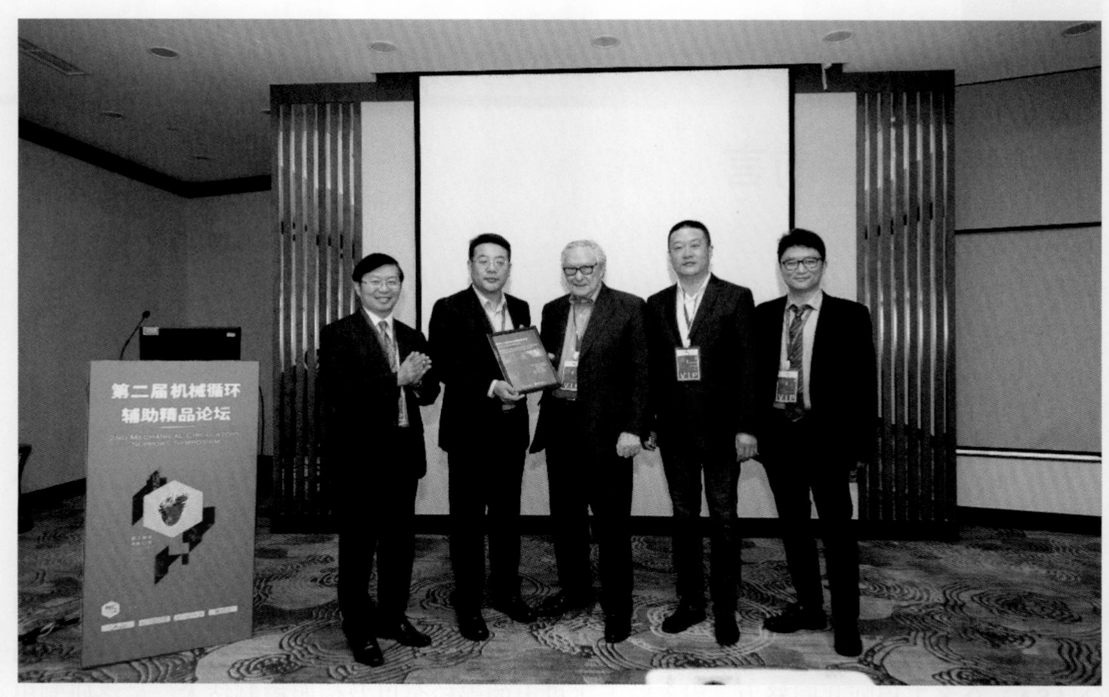

上图为本书作者 O. H. Frazier（中）与许剑（左二）、陈铁男（右二）、张宇（右一）、刘志刚（左一）的合影

本书的出版得到了“清华大学医学院—航天泰心科技有限公司人工心脏联合实验室”和清华大学出版社的大力支持。

最后，我们谨以本书献给为了守护人民生命健康安全而时刻坚守在医疗第一线的广大临床医护人员。

许　剑　陈铁男
张　宇　刘志刚
2020 年 10 月

目录

作者：O. H. Frazier

1 机械辅助循环的发展史

本文将重点介绍贝勒医学院（BCM）和得克萨斯心脏研究所（THI）在心脏置换以及循环辅助技术的变革和发展中所起到的重要作用。我们应该重点介绍这两家研究所的工作，因为第一例成功的左心室辅助装置植入和第一例成功的人工心脏植入都是在位于得克萨斯州休斯敦的这两家研究机构里完成的。另外，目前所使用的连续血流泵（Jarvik，HeartMate II，HeartWare，Impella）的初步研究工作也是在这两家机构展开的。我本人从 1963 年一直到现在亲自参与并见证了这段历程，这是一段非常独特的经历，我希望在此与大家分享。我仅在 1968—1970 年期间缺席此研究，因当时我供职于一家攻击型直升机公司参与在越南中央高地的作战行动。同一时期（1969 年 4 月），Denton Cooley 医生将 DeBakey 医生的人工心脏从 BCM 实验室“转移”到了 THI-St. Luke’s 医院，并成功完成了首例人工心脏（或称它为任何装置）植入术（见图 1.1），用于心脏移植前的生命支持。自此之后的 30 多年里，DeBakey 医生和 Cooley 医生再无交流。我当时在休斯敦的朋友们开玩笑地向我保证，对我来说越南可能是一个更安全的地方。

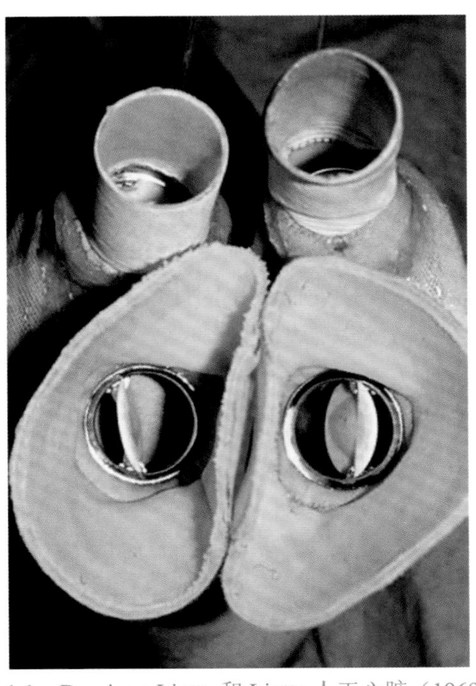

图 1.1　Domingo Liotta 和 Liotta 人工心脏（1969）

心脏置换实质性的进展要追溯到 1964 年，当时 Michael DeBakey 医生通过时任总统林登·约翰逊（Lyndon B. Johnson）的支持获得了研制人工心脏的经费支持。对于美国国立卫生研究院（National Institutes of Health，NIH）来说，支持这样一个项目是非常罕见的；一般来说，他们的资助仅限于没有任何直接临床目标的纯理论研究。换言之，这笔资助是非常独特的，如果没有 DeBakey 医生的领导，这笔经费很可能不会被批准。我还记得当我们将要登陆月球时的那些令人激动人心的时刻，相比较这些宏伟的目标而言，创造一颗人工心脏，似乎还只是一个非常不起眼的简单项目。

人工心脏项目的研制资金主要拨给了 BCM，当时我是那里的一个医学专业的学生。在那期间，BCM 要求我们每年都要参与此项目的研究，作为我们医学院教育必不可少的一部分。其实我对我的研究专业——外科手术并不是特别感兴趣，但一次偶然的机会，开始于 1963 年，我同正在研发心脏置换泵的 Domingo Liotta 博士相识。Liotta 博士主要是对全人工心脏[1]感兴趣，但当时却忙于临时性左心室辅助装置（LVADs）的研发。这项研究由 DeBakey 医生于 1964 年发起；1972 年之后该项目在 THI 研究实验室继续进行。此项研究最初是专门针对搏动泵的。到 1989 年，NIH 已花费超过 2.66 亿美元研发搏动泵，而承担这项技术研发的公司们也投入了相等的研制经费。总体而言，NIH 与私营公司可能各自投入一半，总投入超过 4.5 亿美元用于研发搏动泵[2]。在当时，搏动泵似乎是临时性心室辅助和全人工心脏研发的最佳方案。

1974 年当我在 BCM 完成了手术训练之后，便在 THI 重新参与了心脏置换泵的研发。那段时间（1972—1980）在 THI 的工作是由哈佛大学毕业的 Jack Norman 医生指导的。这是当时在得克萨斯医疗中心进行的唯一针对血泵的研究；DeBakey 医生在 1969 年与 Cooley 医生的纷争之后，暂停了人工心脏的相关工作。在 Norman 医生的带领下，我们于 1976—1979 年间共植入了 22 个腹腔内的 LVADs，其中一位成为了首个利用 LVADs 过渡到心脏移植的患者[3]。不幸的是，22 名患者中没有一名长期存活，但泵本身在所有的病例中均表现良好。

20 世纪 80 年代初，在我看来，研发搏动泵的限制因素可能只不过是隔膜的耐久性。一个静息情况下的成年人正常心脏每 24 小时大约跳动 100 000 次。这对搏动泵中的隔膜技术以及完全可植入式全人工心脏所要求的技术复杂性提出了相当大的挑战。

研制全植入式装置的技术挑战还来源于一个实际情况，就是左、右心室泵出血量并不相同。左心直接从支气管动脉循环接受血液；因此，在正常成人中，每次搏动从左心射出的血量比右心多 1～2mL[4]。虽然这看起来并不多，但累计 24 小时的话，差异会达到 100 000mL 以上。这就有必要为完全可植入的人工心脏找到一种可自动调节左右心流量不平衡的方法。AbioCor 全人工心脏主要通过在左侧压力升高时将血液从左侧转移到右侧的方式来解决这个问题[5]。尽管这种解决方案在短期内似乎有效，但其长期应用未得到充分测试，除了一名存活了 17 个月的患者以外。

在 Thermo Cardiosystems Inc.（TCI）公司生产的泵里，隔膜的耐久性似乎仅限于约 24 个月，Novacor 泵中隔膜使用时间略长一些。全人工心脏 Jarvik 7 同样也有类似的耐久性问题。

到 20 世纪 80 年代中期，我发现解决耐久性和血量不平衡问题的最佳方法是连续流心脏泵。连续流泵具有固有的流入敏感性，因为流入量越大，在不增加泵的转速时，泵出量就越多（如果流出阻力恒定，见图 1.2）。这将允许或多或少的通过生理 Starling 型反应以及生理调节来控制右、左心室之间的血量不平衡。

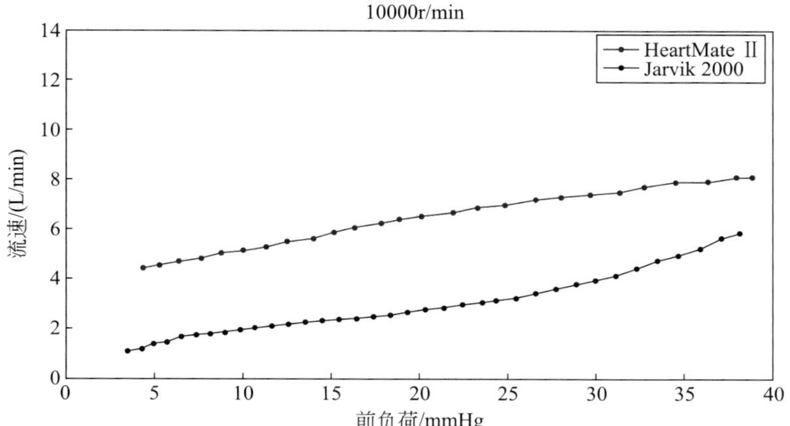

图 1.2 流入灵敏度可在不改变泵速的情况下产生类似 Starling 的响应

不过，寻求长期植入连续流泵的最紧迫的原因可能还是耐久性的问题。我意识到，如果一个泵只有 2 年的使用寿命，那么该泵只能用于延长心脏移植前的过渡期。

因此，虽然在个别情况下该装置可以短期挽救生命，但它对心力衰竭人群没有长期流行病学的改变。每两年更换一次泵的问题，仍然是进一步发展搏动泵技术的障碍，否则仅仅只是将又一名患者添加到了等待心脏移植的名单中而已。

20 世纪 70 年代末、80 年代初，当我在我的体外膜肺氧合患者以及临时 LVADs 支持中使用 Biomedicus 泵（一种受限涡流连续流泵）时，开始对连续流泵感兴趣了。1987 年，我在一名 9 岁的患者身上使用了这种泵，这名患者成为了第一位过渡到移植的儿科患者。使用该设备不仅使我们的患者能够存活，而且正如我在案例报告的讨论中所述，它还“促使我们思考非搏动流的更广泛应用，以及用于终末期心脏病患者进行长期心血管支持的完全植入式装置的研发…… *长期受益的潜力在于用非搏动泵满足循环系统的要求*”[6]。

将连续流泵做到可植入似乎是一项重大挑战。在那个时代，我参与了很多关于这个主题的会议辩论和讨论。这种可植入连续流泵技术的怀疑论者列举了许多机械和生理上的潜在问题。压力感受性反应的生理畸变和近肾小球反应的潜在破坏只是植入式长期连续流泵产生的许多生理变化中的一小部分。

除了这些生理性的挑战外，还有两个重要的工程障碍被认为是难以克服的。在 20 世纪 80 年代中期，仅有一种采用轴流技术的植入式连续流泵。轴流泵需要轴承，至少按照常规思维，你不能在血流中（或其他任何地方）使用无润滑轴承。这是一个工程上的定论（事实上，据我所知如今仍在使用的唯一无润滑轴承就是这些轴流式血泵里使用的）。此外，产生大流量所需的泵速似乎是使用轴流技术另一个明显的障碍：小型装置中超过 2500r / min 的转速被认为会对血液造成太大的损害（“搅拌器效应”），会造成过多的溶血以致在产生有意义的血流方面没有任何实际价值。

1985 年国家心脏、肺和血液研究所（NHLBI）在肯塔基州路易斯维尔举办供应商会议，会上 Richard Wampler 博士和 Robert Jarvik 博士分别找到了我。虽然他们彼此不认识，但各自都在研究这个问题的工程解决方案。Wampler 博士向我展示了他的一个临时植入式连续血流装置的概念，该装置转速可能会高达 25 000r/min（尽管当时我认为他说的是 2500 r/min）。不久之后，Jarvik 博士向我展示了一种带有血液冲刷轴承的长期植入式轴流泵。我建议 Jarvik 博士将这个小泵植入到心室，以避免困扰搏动泵的入口管问题。我同意这两位研究人员在 THI 的实验室里分别进行这两项研究（在我真正明白 Wampler 设计的泵是以 25 000r/min 的转速旋转后，我不确定是否能够将这项研究继续进行下去）。

被 Wampler 博士称为 Hemopump 的初期工作很有前景。这个只有#2 铅笔上橡皮擦大小（见图 1.3）的小型泵可以输出 4～5L 的流量。而且，该装置在动物实验中仅引起很少的溶血。鉴于这些很有希望的实验结果，我们于 1988 年 4 月在临床上引入了这种泵，将其用于一位由于心脏同种异体移植排斥反应而面临死亡的患者[7]。我们用 Hemopump 支持这名患者存活了 5 天，并在此期间扭转了他器官排斥反应的问题。患者幸免于此致命事件并成为长期移植存活患者。此后我们在更多患者中使用了这种泵，效果很好[8]。

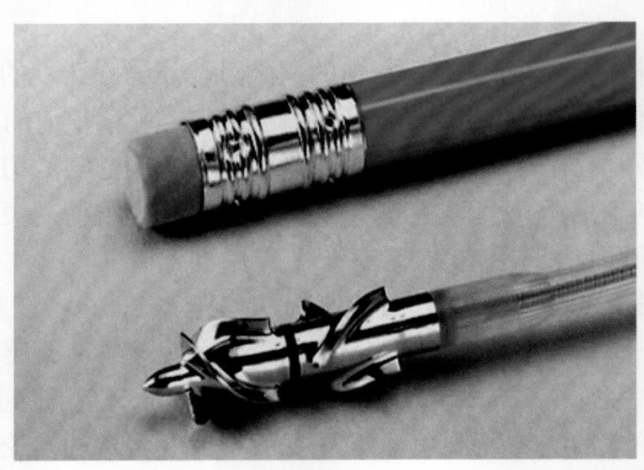

图 1.3　Hemopump 是一种微型轴流泵，设计用于提供临时循环支持

Hemopump 成为第一种被美国食品和药物管理局（FDA）批准的植入式连续流泵。它是在没有任何 NIH 资助的情况下研发完成的。我资助了实验室工作（在我的实验室里完成的），另外一家小型研发公司 Nimbus 资助了泵的生产。该公司从投资人那里获得了大部分的资金，他们的投资人当然希望将这种泵尽可能地应用于大量的患者群体。因此，对于该装置的初期临床研究（取得了优异的结果），入选标准是任何原因导致的心力衰竭。但 FDA 希望更精确地定义入选标准，并且他们建议使用这样的标准进行新的研究。然而，风险投资人没有资助进一步的研究，而是撤回了资金并转投了更有盈利性的支架技术。

幸运的是，我在一位德国朋友赫尔穆特·勒尔（Helmut Reul）那里找到了继续研发连续流泵的支持，勒尔可能是休斯敦大学生物工程领域的第一个博士。他在休斯敦时我见过他，之后他回到德国亚琛，开始了一项研究计划。在 1994 年德国举行的一次医学会议上，我告诉了他有关 Hemopump 技术的潜力，以及该技术在美国不再继续推进的情况。随后，他开始在亚琛的研究基地基于 Hemopump 的原理研发类似技术。他研制的装置随后被波士顿的 Abiomed 公司收购，现在作为 Impella 泵——一种临时辅助装置，被广泛使用。

Jarvik 博士于 1985 年开始在我的实验室研究长期植入式轴流泵技术。这一研发过程比 Hemopump 更具挑战性。Jarvik 博士制作的前几个泵只能运转很短时间，然后无润滑轴承就会破碎并堵塞血泵。不过，到 20 世纪 90 年代初，Jarvik 博士在历经多次修改和动物实验后，研制出了具有无润滑血液冲刷轴承的轴流式血泵[9]。

这些研究表明植入式连续流泵可作为临时和长期使用的可能。这些关于连续流泵的所有研究都是由我的个人研究基金，Nimbus 公司以及 Jarvik 博士的公司 Jarvik Heart Inc. 资助的。NIH 并没有资助这些发生在 20 世纪 80 年代和 90 年代初期的可行性研究。而这些研究为连续流泵的所有未来临床应用奠定了技术基础。

在 Hemopump 初期临床试验成功后不久，Nimbus 公司也参与了长期植入式连续流泵的研发。因为我是当时唯一参与研发这项技术的临床医生，所以我同时是 Jarvik 博士公司（见图 1.4）和 Nimbus 公司的医学顾问。Nimbus 公司是一家位于加利福尼亚州萨克拉门托的小型研发公司。

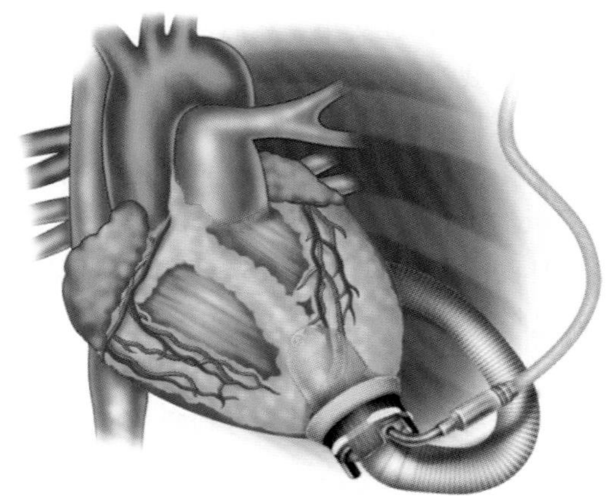

图 1.4 植入式 Jarvik 2000 草图（该装置于 2000 年 4 月首次植入患者体内）

（值得注意的是，Jarvik 博士的公司最初只是由 Jarvik 博士和他的妻子 Marilyn vos Savant 组成，Savant 曾经被记载为吉尼斯世界纪录所认定拥有最高智商的人类及女性，毫无疑问，这是一家世界上平均智商最高的公司）

当时，Nimbus 公司的总工程师是 John Moise 博士，他是公认的专家，是该领域最优秀的工程师之一。他正在努力研发一种磁悬浮轴流泵。在那个时候（20 世纪 90 年代初），我们是一个从未超过 20 人的小团体，由我和 Moise 博士共同主管。我与 Jarvik 博士分享了 Wampler 博士关于 Hemopump 研究的成功经验，而我也没想过要做一个类似 Jarvik 博士的血液冲刷无润滑轴承的研究。我们的首要目标是研制一种使患者能够受益的泵，我从未想过或对这些项目中的任何商业利益感兴趣。

我向 Moise 博士建议，将轴承放在转子上，而不是继续徒劳地试图创造一种磁悬浮轴流泵。他礼貌地回答我说，我对工程技术不是很了解，而且不能在血液中使用无润滑的轴承。但是我们已经在 Jarvik 泵上证明了血液冲刷轴承是可能的，所以我说我的确不知道这是不可能的，Jarvik 博士也不知道这是不可能的，而且最重要的是，在休斯敦有一头用了这个泵超过 8 个月的小牛，而且它似乎也不知道这是不可能实现的。因此，Nimbus 公司开始着手开展现在被称为 HeartMate II 血泵的研发。

在本节结束之际，我必须强调这个领域（植入式连续流泵技术）主要是由这两个人在工程技术领域的突破而开创的。Wampler 博士证实了事实上可以使用一个转速不只是高于 2500r/min，甚至高达 25 000r/min 的泵而不引起溶血。Jarvik 博士创造无润滑轴承的开创性贡献对于所有轴流植入式连续流泵的研发至关重要。我有幸参与了这两个项目，并且很幸运能够将这两个项目都引入临床。现在已有超过 40 000 个连续流血泵（截至 2017 年中）被植入到面临死亡的患者体内。据我所知，在当时（20 世纪 80 年代中期）除了我们三个人之外没有人在动物实验中积极推行植入式连续流泵。

磁悬浮离心连续流泵的研发

最初为连续流、离心式无轴承泵提供资金的投资者是位名为 Robert Fine 的医生，他在获得医学学位后，还获得了商业硕士学位，并成为专门从事医疗投资的华尔街经纪人。他成功投资了第一台由 FDA 批准（1994 年）的 TCI 气动 LVADs（该泵是在我们这里研发完成的）。由于这种关系我之前就与他有过交集。然后，Fine 医生找到我并询问我如何进一步推进这个领域的工作。我告诉他我当时正在从事一个短期的离心式连续流泵的实验和临床工作，如果我们能研发出一种长期、磁悬浮、无轴承、植入式血泵，它可能会是该领域的一个重要里程碑。因为这样的泵就根本不需要用有争议的血液冲刷轴承方式了。尽管 Jarvik 博士已经证明了血液冲刷轴承的可行性，但轴承仍有磨损的潜在可能。虽然我预计这些泵的寿命会比搏动泵长得多，但我认为它们只会有 5～10 年的有限寿命。（事实证明这个想法是错误的，因为这些泵现在已经在患者身上使用了超过 10 年，而且这些装配精良的植入式泵都没有出现失效的情况）。但是，我确实看到了（并且持续看到）磁悬浮无轴承离心泵的优点。这类泵一个特别重要的优势在于它方便植入到心包内，因此在用于长期左心支持的同时，也可用于右心的支持。

在此之前，我们没有用于右心的长期植入式泵。虽然我于 2003 年用 Jarvik 泵成功地在一个患者身上完成了首例双心室辅助，但将轴流泵用于右心支持似乎并不是一件很容易的事[10]。我知道离心泵比较扁平，这样它就可以轻松地植入心包内。Fine 博士让我推荐一位可以和他一起从事这项研究的工程师，我告诉他世界上只有两位工程师有资格做这样的事：Richard Wampler 和 Robert Jarvik。虽然 Jarvik 博士正忙于他的长期泵的进一步研发，但 Richard Wampler 有更多的自由时间，因为他工作的 Nimbus 公司已不再参与有关 Hemopump 的研制。Wampler 博士随后开始从事离心泵的研发工作，该泵最终成为首台植入式离心泵，现以 HeartWare 之名被大家所熟知。这家最初名为 Kriton 的公司于 2000 年左右重组，并更名为 HeartWare Inc.。2005 年 HeartWare 公司开始在澳大利亚和欧洲的临床研究。2008 年该泵开始在美国进行临床研究，并成为第一个获 FDA 批准的磁悬浮离心泵。除了左心室支持，它被证明同样很方便应用于右心室的支持。该泵随后获得了广泛的临床认可，并被认为在该领域做出了重要的贡献。

在与 Fine 博士相遇后不久，我接触了 Victor Poirier 和 Kurt Dasse，他们当时是 TCI 的首席工程师。在研发搏动泵方面，我与他们合作了 10 多年。我建议他们也开始研究一种磁悬浮离心泵。这两位能干的工程师在 20 世纪 90 年代末便开始这项研究。他们最终研发出一种短期泵 CentriMag 和一种植入式磁悬浮泵 HeartMate Ⅲ，该泵正在用于临床。

如前所述，现在称为 HeartMate Ⅱ的泵始于 John Moise 博士和 Nimbus 公司，Nimbus 公司最终被 Thoratec 公司收购。该泵在匹兹堡医学院进行了进一步的研发。临床植入研究开始于欧洲和以色列，但结果不佳。Poirier 把泵带给了我。我指出他们泵内部的烧结钛会内膜化并导致血小板被激活，这可能增加了泵内血栓形成的潜在风险。

附着于烧结钛上的细胞分子层，特别是肥大细胞层的好处在最初搏动泵的早期应用中得到了充分的证明。虽然细胞层对于避免在这些大型搏动泵中进行抗凝有着重要作用。但像 HeartMate Ⅱ这样的小型连续流泵，其流道间隙很小，因此形成的细胞层会阻碍流道，并且增加的湍流和剪切应力会由此激活血小板。我同意如果将泵内的烧结钛涂层移除，就进行泵的临床植入实验。

在做出这一改变之后，我将 HeartMate Ⅱ的更新产品植入了实验动物中。动物实验成功后，我于 2003 年 11 月完成了第一台 HeartMate Ⅱ泵的临床植入。我觉得这一经历很值得在这里细说，因为它表明了血泵研发的难度。即使我们取得了良好的实验结果，但最轻微的甚至看似无关紧要的错误都可能会导致临床的失败。

HeartMate Ⅱ于 2003 年在临床上一经推出，就成为了使用最广泛的连续流泵，这家公司运营良好。迄今为止，全世界已有超过 25 000 名患者植入了该装置。在这些患者中，有 196 人带泵存活超过 8 年，其中 135 名患者在整个治疗期间使用的是同一台装置（即没有更换过泵）。

该泵成功的另一个原因是其入口管对泵入口的流场起到了类似限流器的作用，确保泵入口处有一个足够好的区域从而减小入口流道处湍流的产生。此外，由 Poirier 设计的入口管的结构确保了管路会随着心脏的搏动而移动，从而进一步预防了泵入口湍流的形成和后续泵的失效。

旋转式血泵的临床应用

这些泵的可行性在我们的实验室被证明了之后，它们就直接进入了生产阶段：Jarvik Heart、Thoratec 的 HeartMate Ⅱ以及 HeartWare 公司的离心泵 HeartWare（植入式 Impella 泵是 Hemopump 的派生产品，后来被 Abiomed 收购，并被广泛用于短期支持）。仅在美国就有超过 150 多家医院正在进行这些泵的植入。这些小型泵被广泛应用的另一个主要原因是它们便于植入，这一点远远优于大而复杂的搏动泵。这使得对连续流泵技术经验相对较少的外科医生也可以毫无困难地完成泵的植入手术。这些泵经证实具有更长的耐久性和可靠性，这也是它们被广泛接受的另一个重要因素。

NIH 花费了 4.0 亿～4.5 亿美元用于研发搏动泵，所涉及的公司也至少花费了同样的金额。这包括超过 10 年的针对搏动泵生理参数的深入研究，这项研究旨在模拟人体原本的血液循环。与自然的循环不同，连续流泵引入了一套全新的生理机制。在我看来，这种对正常循环的重大改变会引起一系列并发症，而我们医学界还尚未完全认识。

事实上，在 20 世纪 80 年代，我的很多医学同事的确对这些泵所引起的生理改变提出了批评。他们提出了一些问题，例如敏感的压力感受器将受到怎样的影响，它会对正常血压造成什么影响？这类反应显然会被连续流泵所改变。除此之外，肾脏的肾小球旁器官也应该会受到影响，因为它们也被认为是压力敏感的。对右心功能又会有什么影响？在整个心动周期中左心室持续的卸载状态会不会损伤右心功能？这些问题和许多其他问题在临床应用之前就已经提出。

连续流泵的作用，特别是对血压的影响仍有待进一步研究。2003—2005 年间在连续流泵尤其是关于 HeartMate Ⅱ的早期试验中可观察到多达 20%的患者出现了出血性中风。我们确定，尽管收缩压降低，但整个舒张期的时候都引入了正流量，压力通常是被动产生的，因此可能会导致改变并出现高血压的状态，这会增加中风的风险。我们通过积极降低血压大大减少了这种致命并发症的发生率。

另一个附加的问题是如果主动脉瓣不开放。在这种情况下，气动袖带测量不出准确的血压。唯一可以测量的血压是用多普勒血压计测量的收缩压。当脉搏不存在时，收缩期和舒张期之间的实际压力差仍然未知（除非备有有创动脉压力监测）。这种异常生理状态与连续流泵血栓的形成以及尽管减少但始终存在着的中风发病率之间的关系还尚未确定。

1958 年 Heyde 首次描述了在终末期主动脉瓣狭窄患者中来自小肠和大肠中动静脉畸形引起的消化道出血（GI）现象[11]。我们首先报道了植入 Jarvik 泵的少数患者出现的胃肠道出血事件。我们认为连续流泵引起的搏动量减少和终末期主动脉瓣狭窄患者的搏动减少所产生的后果可能是相关的。GI 出血的这个风险仍然存在。根据我们的经验，这个问题通常可以通过减少泵的流量进而增加自身搏动来解决。随着主动脉瓣打开时间的增加，抗凝治疗的减少，这个并发症通常是可以成功控制的[12]。

许多并发症是与泵的血栓形成相关的。尽管如此，已有超过 250 名患者带着单个连续流泵存活超过 8 年，36 名患者带着 HeartMate Ⅱ存活超过 10 年。据我们所知，还没有因泵的固有机械缺陷而导致的泵失效发生。相反，我们看到的所有并发症似乎要么与泵的解剖学放置位置有关，要么与其他临床因素有关，如由于败血症或失血性休克导致的低血压。泵不恰当的植入位置会导致入口流道处湍流的形成或出口流道的阻塞。这些问题中的任何一个都可能导致泵内血流停滞及血小板激活的增加，这都会促进泵内血栓的形成。这个问题强调了正确植入技术的重要性。所以，很明显，这些泵已经克服了之前阻碍搏动泵进入临床应用的耐久性问题。但由于连续流泵引起的异常生理问题仍有待解决，因此我希望医学界的同仁们在 NHLBI 的支持下，能够更好地厘清这项技术带来的生理问题。

许多显而易见的问题是可以解决的。导线感染是其中最顽固的问题。经皮导线曾是可行性研究中最行之有效且物美价廉的方法。而且，与特斯拉（无线电传播技术）一样古老的经皮能量传输技术在搏动泵 AbioCor 和 LionHeart 上均已证明有效，并且 Jarvik 也对此进行了实验研究（见图 1.5）[9,13]。间歇性速度控制的实现相当简单而且已经在 Jarvik 泵上应用。这将确保一定程度的搏动流，并可能减轻主动脉瓣关闭不全以及胃肠道出血的问题。

如果主动脉瓣关闭，心脏收缩期和舒张期的压力差，在没有有创动脉检测的情况下不能直接测量。这个压差应该最大化从而减小舒张压。事实上，泵的转速（以 r/min 为单位）应该尽可能的低，因为这些泵应该作为辅助装置使用，这样效果最好，在这种情况下，最好以低速运行。这样可以使血液循环接近正常，并保证主动脉瓣打开（见图 1.6）。

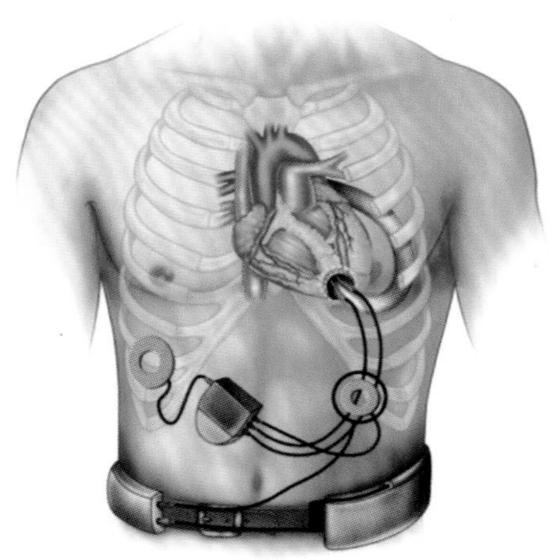

图 1.5 Jarvik 2000 的完全植入式版本。两根电源线从血泵出来并连接到内部电源和控制单元。主次经皮能量传输系统（TETS）线圈放置在腹壁中的不同位置。外部电源和控制由主 TETS 提供能量，次级 TETS 作为备用（经 Myers T J，Gregoric I，Tamez D 等人许可转载。Jarvik 2000 心室内轴流左心室辅助系统的研发。充血性心衰和循环支持期刊，2000，1（3）：133-140）

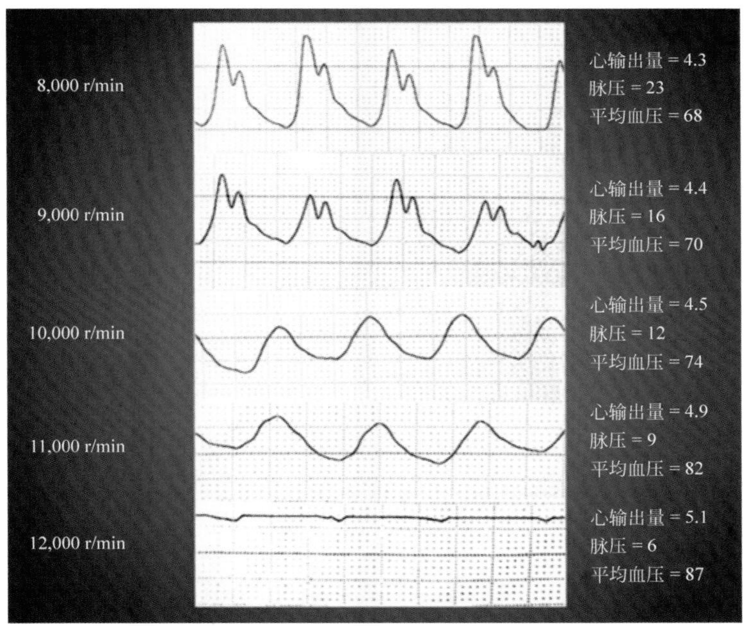

图 1.6 连续流泵在不同转速下的血压脉动。当转速增加时，主动脉瓣停止打开和闭合，心脏的收缩节律对脉动压的影响很小，因为泵承担了大部分的工作。

未来展望

我是以 Michael E. DeBakey 和 Domingo Liotta 医生的学生的身份参与到这个领域中的，目标是研发人工心脏。1965 年，DeBakey 医生告诉我，到 1980 年将有“10 万美国人植入功能性人工心脏。”同样地，NIH 在 20 世纪 60 年代后期的研究中预测，人工心脏将在 80 年代中期得到广泛的临床应用（见图 1.7）。但与研发这种装置相关的问题被证明比一般假

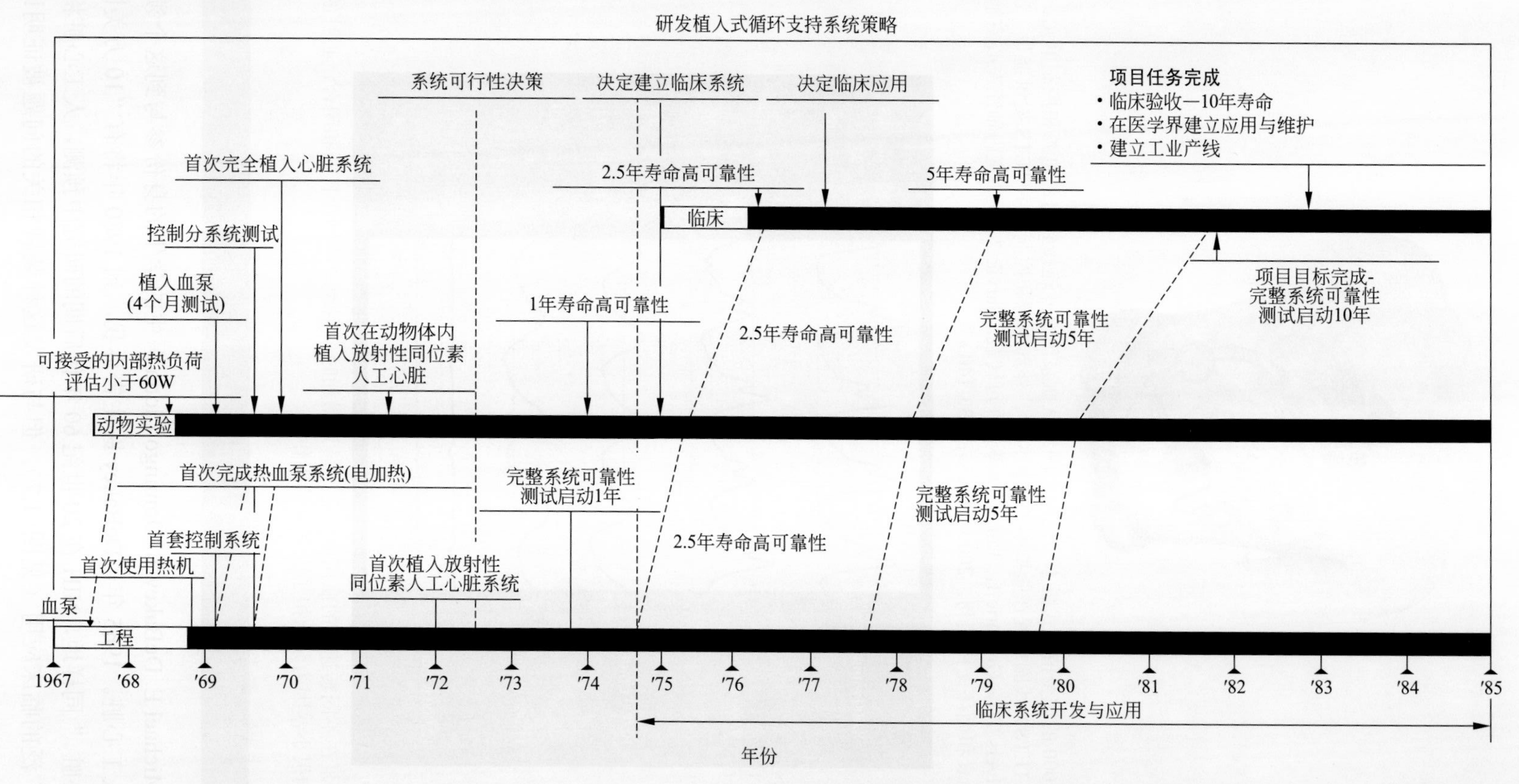

图1.7 研发植入式循环支持系统的策略和时间表（改编自国家心肺研究所即后来的国家心肺血液研究所）

设的要难对付得多，基于当时的认知，人们觉得人工心脏就是一个简单的泵。现在广泛用作 LVADs 的连续流泵也可以为全心脏置换提供最佳的答案。许多患者仍将受益于全人工心脏技术。在 20 世纪 70 年代，我们研发了一种钚动力内置电池，可为一个 50W 的泵提供超过 82 年的动力。很显然，这并没有被进一步推进，因为当时我们确实没有一台可以使用超过 2 年的泵。但这些连续流泵还没有出现过机械故障，而且它们长时间的耐久性证明了其可以作为真正意义上的长期泵。

2005 年，我和 William Cohn 医生用两个连续流泵完成了实验动物的全心脏置换[14]。我们重复做了很多次这些实验，发现接受连续流泵植入的动物表现良好，生长正常，而且在跑步机上有正常的活动；许多动物能够长期存活。我们于 2012 年开始与澳大利亚的一名研发人员 Daniel Timms 一起工作，他设计了一种连续流的全人工心脏（见图 1.8）。这个泵很小，但可以产生高达 20L/min 的流量。它只有一个磁悬浮的运动部件，并且可以同时灌注肺循环和体循环。我们已经在实验动物中证实了这个泵的可行性，而且在不改变泵转速的前提下，当植入这种泵的小牛在跑步机上运动时，可以显示出类似于正常心脏的 Starling 反应。这项技术在未来前景广阔，无需心脏移植即可有效预防因失去自然心脏功能而导致的过早死亡。我相信这项技术很快就可以用于临床。

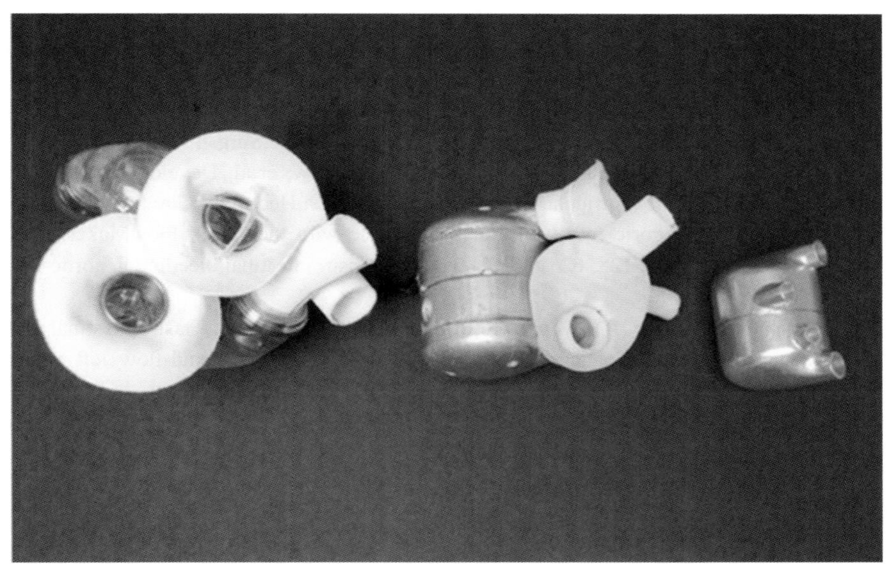

图 1.8　AbioCor 完全植入式泵（左）与 BiVACOR 离心泵（成人为中间，儿童为右边）的比较

这本书主要涉及目前广泛使用的连续流泵。它是基于超过 50 年的实验和临床工作以及 1300 多例泵植入和 1500 例心脏移植的单中心（世界上最大的中心之一）经验。2016 年，连续流泵的植入数量达到心脏移植数量的两倍，我很高兴了解到全球已有超过 40 000 个血泵植入到患者体内，为挽救生命做出了贡献。然而，在这里必须重申，这代表了哺乳动物从未遇过的一种独特的生理状态。我们有 9 年多没有脉搏的患者依然表现良好，而且还完全没有任何症状。但我们必须研究和解决该技术在短期和长期应用中所发现的并发症，从而让心衰患者最大地受益。

最后，我非常感谢 THI 成员对本书创作所做出的贡献——特别是 Jeffrey Morgan 医生，他作为我们中心的新成员，可能比我们更赞赏 30 多年来在这里进行的植入式连续流泵的工作。我很高兴有机会记录这段历史，并介绍一些该领域早期研究者的功绩。

参考文献

[1] Cooley DA, Liotta D, Hallman GL, Bloodwell RD, Leachman RD, Milam JD. Orthotopic cardiac prosthesis for two-staged cardiac replacement. Am J Cardiol. 1969; 24: 723-30.

[2] Institute of Medicine Committee to Evaluate the Artificial Heart Program of the National Heart Lung and Blood Institute. The National Academies Collection: reports funded by National Institutes of Health. In: Hogness JR, VanAntwerp M, editors. The artificial heart: prototypes, policies, and patients. Washington, DC: National Academies Press; 1991.

[3] Norman JC, Duncan JM, Frazier OH, Hallman GL, Ott DA, Reul GJ, et al. Intracorporeal (abdominal) left ventricular assist devices or partial artificial hearts: a five-year clinical experience. Arch Surg. 1981; 116: 1441-5.

[4] Hall JE. Guyton and hall textbook of medical physiology. 13th ed. Philadelphia, PA: Elsevier; 2016.

[5] Kung RT, Yu LS, Ochs B, Parnis S, Frazier OH. An atrial hydraulic shunt in a total artificial heart. A balance mechanism for the bronchial shunt. ASAIO J. 1993; 39: M213-7.

[6] Frazier OH, Bricker JT, Macris MP, Cooley DA. Use of a left ventricular assist device as a bridge to transplantation in a pediatric patient. Tex Heart Inst J. 1989; 16: 46-50.

[7] Frazier OH, Nakatani T, Duncan JM, Parnis SM, Fuqua JM. Clinical experience with the Hemopump. ASAIO Trans. 1989; 35: 604-5.

[8] Frazier OH, Wampler RK, Duncan JM, Dear WE, Macris MP, Parnis SM, et al. First human use of the Hemopump, a catheter-mounted ventricular assist device. Ann Thorac Surg. 1990; 49: 299-304.

[9] Myers TJ, Gregoric I, Tamez D, Jarvik R, Frazier O, Inman RW, et al. Development of the Jarvik 2000 intraventricular axial-flow left ventricular assist system. J Congest Heart Fail Circ Support. 2000; 1: 133-40.

[10] Frazier OH, Myers TJ, Gregoric I. Biventricular assistance with the Jarvik FlowMaker: a case report. J Thorac Cardiovasc Surg. 2004; 128: 625-6.11. Heyde EC. Gastrointestinal bleeding in aortic stenosis (letter). N Engl J Med. 1958; 259: 196.

[12] Letsou GV, Shah N, Gregoric ID, Myers TJ, Delgado R, Frazier OH. Gastrointestinal bleeding from arteriovenous malformations in patients supported by the Jarvik 2000 axial-flow left ventricular assist device. J Heart Lung Transplant. 2005; 24: 105-9.

[13] Parnis SM, Conger JL, Fuqua JM Jr, Jarvik RK, Inman RW, Tamez D, et al. Progress in the development of a transcutaneously powered axial flow blood pump ventricular assist system. ASAIO J. 1997; 43: M576-80.

[14] Frazier OH, Tuzun E, Cohn W, Tamez D, Kadipasaoglu KA. Total heart replacement with dual centrifugal ventricular assist devices. ASAIO J. 2005; 51: 224-9.

作者：Carol S. C. Lai 和 Andrew B. Civitellor

2 谁是长期MCS的候选人？选择适应证患者

MCS 介绍

心力衰竭（HF）是一种慢性和复杂的疾病，已在全世界范围内呈现蔓延之势。据估计，有 650 万美国人患有心衰，该疾病已然成为发病率和死亡率的主要原因，确诊 5 年内的死亡率高达 50%[1]。大约不足 10%的心衰患者将发展为晚期心衰。这些患者的生活质量差，住院频繁，且 1 年死亡率达 25%～50%[2,3]。晚期心衰的特征为严重的心力衰竭症状伴呼吸困难和/或静息或最小体力活动时疲劳，体液潴留，严重心功能障碍的客观证据是功能严重受损，既往 6 个月内至少有 1 次心衰住院史，尽管经过最佳治疗仍存在上述特征（见表 2.1）[4]。

表 2.1　晚期心力衰竭的定义[4]

1. 严重的心力衰竭症状伴呼吸困难和/或静息或最小体力活动时疲劳（NYHA 功能Ⅲ级或Ⅳ级）
2. 体液潴留（肺循环和/或体循环淤血，外周水肿）和/或静息时心输出量下降（外周低灌注）；
3. 严重心功能障碍的客观证据（≥1 条）：
（a）低 LVEF（< 30%）；
（b）多普勒超声心动图显示心脏功能严重异常伴假性正常化或二尖瓣流入道限制模式；
（c）高左心室 LV 充盈压（平均肺毛细血管楔压 PCWP > 16mmHg 和/或平均右心房压 RAP > 12mmHg 肺动脉插管术测得）；
（d）高 BNP 或 NT-proBNP 血浆水平，无非心脏病因。
4. 功能能力严重受损，表现为以下之一：
（a）无法运动；
（b）女性和/或≥75 岁的老年患者的 6 分钟步行距离 < 300 米；
（c）峰值 V_{O_2} < 12~14mL / (kg·min)。
5. 既往 6 个月内≥1 次心衰住院史；
6. 尽管经过“最佳治疗尝试”仍存在上述特征，除非存在禁忌证或药物耐受性差，最佳治疗包括使用利尿剂、RAAS 抑制剂，以及 β 受体阻滞剂的，以及 CRT，如果有适应证。

药物已无法治愈的晚期心衰患者适合接受进一步的治疗方法，包括心脏移植和机械循环支持（MCS）。心脏移植虽被认为是治疗晚期心衰的最终方法，但供体器官的短缺和长时间的等待仍然在很大程度上限制着心脏移植的实施。MCS 的发展，如左心室辅助装置（LVADs），已成为一种行之有效的治疗手段。

虽然这一领域如今发展迅速，但利用 LVAD 的治疗方案也并非能够完全避免并发症的出现，这也就让选择合适的患者成为治疗成功的关键。

一般来说，针对“经过精心挑选的，药物治疗 1 年死亡率 > 50%的终末期心衰患者”进行 LVAD 植入是比较合理的[5]。

LVAD 植入的四个主要适应证有：（1）过渡到移植（BTT），（2）终点治疗（DT），（3）过渡到恢复，以及（4）过渡到决策。对于那些等待心脏移植的晚期心衰患者，如果经过最大程度的，包括强心剂和主动脉内球囊反搏泵的治疗，仍存在血流动力学不稳定，则可以考虑 BTT 治疗方案。对于这些病人，由于血流动力学的不稳定，长时间的等待和持续增长的死亡风险，如果在此期间没有机械支持，他们往往会因病得太重而无法等到合适的供体心脏。在该人群中使用 MCS 不仅可以改善患者的生活质量，还能降低死亡率[6]。Frazier 等人在一项多中心试验中证明，相较于移植候选人进行的药物治疗，LVAD 植入的治疗方式不仅能够改善 NYHA 心功能分级，器官功能障碍，以及存活到移植的状况，而且该存活受益能够一直持续到移植后 1 年[7,8]。

过渡到移植仍然是最常见的植入适应证[9]。然而，由于晚期心衰患者群体的增加，供体器官的短缺，以及新设计装置耐久性的改进，LVAD 用于终点治疗植入的趋势越来越明确。终点治疗是为不适宜心脏移植的晚期心衰患者提供一个使用永久性装置的治疗方案。与 BTT 一样，用于 DT 的 LVAD 植入也被证明可以提高存活率。在具有里程碑意义的机械辅助用于充血性心力衰竭治疗的随机评估（REMATCH）试验中，129 例不适合心脏移植的终末期心衰患者被随机分为 LVAD（HeartMateVE 装置）治疗组与最佳药物治疗组进行比较。LVAD 治疗组表现出更显著的存活优势，其 1 年存活率为 52%，而最佳药物治疗组仅为 25%，两组的 2 年存活率分别为 23%和 8%。而且 LVAD 治疗组的生活质量也有所提高，尽管其发生感染、出血和机械失效等严重不良事件的可能性是药物组的两倍[10]。

新一代左心室辅助装置的发展进一步提升了存活率和生活质量。HeartMate Ⅱ试验随机将 200 例不适合心脏移植的难治性心衰患者分为新型连续流装置组和搏动流装置组。连续流装置组患者的存活率相对而言更高，1 年存活率为 68%，而搏动流组的存活率为 55%，且前者 2 年存活率为 58%，后者仅为 24%。虽然两组均改善了 NYHA 分级和生活质量评分，但连续流组出现的主要不良事件更少[11]。连续流泵的存活率目前已经持续提高至 1 年总存活率 90%，2 年存活率 70%[9,12,13]。存活率的提升不仅仅是因为 LVAD 技术本身的进步，也依赖于人们对心衰疾病、患者选择、手术技术以及术后护理更加深入的了解[14]。过渡到恢复的方案则被用于治疗具有潜在可逆性心衰病因的患者。LVAD 的植入能够让心肌得以休养进而让其功能恢复，其功能恢复之后即可将泵移除。最后，过渡到决策的治疗方案是针对那些因血流动力学不稳定而急需机械支持，但又不能决定是更适合过渡到移植还是终点治疗的患者，这个方案为其保留了决策余地。随着肺动脉高压的逆转、肾功能和/或肝功能的改善以及体重的减轻，MCS 在此期间让是否适合移植的这个判断有了延后甚至改变的可能。

MCS 患者选择的一般标准

在 LVAD 植入之前必须对患者进行全面的评估。患者心衰的严重程度必须通过其临床表现、心肺压力测试以及血流动力学研究来评定。心脏和解剖学因素，如右心功能，心律失常的出现，以及体型等也是需要评估的部分。非心脏方面的因素，包括同时存在的其他影响寿命的疾病、社会心理和与年龄相关的因素，也同样需要纳入评估范畴。另外，还必须针对患者的心脏移植候选资格和 LVAD 植入的手术风险进行评估。

LVAD 植入的一般适应证是基于临床试验的纳入和排除数据确立的。LVADs 适用于伴有 NYHA 功能Ⅳ级症状和左心室射血分数 < 25%，且最佳药物治疗失效的严重心衰患者。最佳药物治疗包括 β 受体阻滞剂和 ACE 抑制剂（如果是可耐受的），强心剂和主动脉内球囊反搏泵。也适应于那些可以不依赖强心剂及主动脉内球囊反搏泵、身体有能力但功能受限的患者，其表现为峰值耗氧量≤14mL / (kg·min)[15]。绝对禁忌证包括败血症或急性感染、严重的右心衰竭、未经治疗且严重的颈动脉疾病、严重的阻塞性和/或限制性肺病、不可逆的严重脑损伤、透析依赖性肾功能衰竭，肝功能衰竭引起的 INR 升高或弥散性血管内凝血，任何严重的终末器官衰竭、预计在无机械循环支持情况下也能够恢复的心衰，和存活期仅限 2 年的非心脏病。相对禁忌证包括病态肥胖、体型过小（BSA < 1.5m^2）、不依赖于透析的慢性肾功能不全、营养不良以及严重或未治疗的二尖瓣狭窄和主动脉瓣关闭不全。值得注意的是，由于新一代装置自身体积较小，能够适用于较小体型的患者，因此体型过小可能不再是禁忌证[16]。

针对 LVAD 治疗的患者选择始终是一个挑战，因为该治疗方案的成功与否很大程度上取决于装置的植入时间以及患者的选择是否恰当。挑战本身则在于需要选择具有足够严重疾病的患者以使其获益，同时，还得避免所选患者因病情过重或病程过早而导致无法获益的情况发生。而且，还必须考虑与该装置相关的并发症风险，包括血栓栓塞、胃肠道出血，以及感染等。

美国国立卫生研究院赞助的机械辅助循环支持跨机构间注册（INTERMACS）是一个美国的注册机构，该机构对于植入了 FDA 批准 MCS 装置的患者进行了相关数据的注册登记。该机构也借此创立了一个基于患者血流动力学状态的有效分级体系，并应用于预测 MCS 患者的治疗结果。该分级体系似乎比 NYHA 分级体系更明确，而且能够提供最佳的患者选择和植入时机。此外，该体系分级所需的评估也十分易于在病房进行（见表 2.2）[17]。

表 2.2 INTERMACS 分级体系[17]

水平	血流动力学状态	治疗时间
1.“崩溃和毁灭”	尽管迅速升级支持，但仍持续性低血压，最终置入 IABP，且严重脏器低灌注	几小时内
2.“强心剂依赖”	静脉内强心剂支持，血压可接受，但营养、肾功能或液体潴留持续恶化	几天内
3.“依赖性稳定”	低、中度剂量的强心剂治疗下可达稳定状态，但确认由于低血压、症状恶化或进行性肾功能不全而无法停药	几周或几个月
4.“频繁住院”	可停用强心剂，但病情反复，通常是液体潴留	几周或几个月
5.“足不出户”	活动严重受限：静息时舒适，伴一定程度容量超负荷且常伴有肾功能障碍	根据营养状态及脏器功能决定手术时机
6.“行走困难”	活动受限不太严重，无容量超负荷，易疲劳	根据营养状态及脏器功能决定手术时机
7.“轻度体力活动受限”	患者当下或近期没有不稳定的液体平衡。NYHA Ⅱ-Ⅲ级	暂不推荐进行移植或机械辅助

目前，LVADs 被 FDA 批准用于 INTERMACS 1～5 级，其中处于 1～2 级的患者是实施 LVAD 植入数量最多的[9]。

风险评分

能够筛选 LVAD 治疗候选者的单一变量并不存在。虽然 INTERMACS 分级体系已被证明可预测 MCS 治疗的预后，但其仍缺乏特异性和客观性。此外，该体系并未将多器官功能障碍的严重程度纳入考虑[18]。目前存在的几个风险评分体系均包含患者个人数据，这类风险评分体系可用于预测晚期心力衰竭的死亡率和 LVAD 治疗后的存活率。

急性生理与慢性健康评分体系（APACHE Ⅱ）是从 5815 例重症患者的多机构队列研究中发展而来的。该评分体系由 13 个变量组成，分别为体温、平均动脉压、心率、呼吸频率、动脉氧分压或氧压差、动脉 pH、血钠、血钾、血肌酐、血球压积、白细胞计数、格拉斯哥昏迷评分以及年龄。APACHE Ⅱ评分高于 20 的心衰患者有明显增加的住院死亡率[19]。针对晚期心衰患者的回顾性研究表明，APACHE Ⅱ评分体系中每一分的增加都彼此独立地预测着死亡。此外，具有中等 APACHE Ⅱ分值（11～20 分）的患者从 LVAD 植入治疗中获益最大[20]。

西雅图心衰模型（SHFM）则源于 1125 例 NYHA IIIb-IV 患者的队列研究。20 个变量按危险赋权：年龄、性别、NYHA 分级、体重、射血分数、收缩压、缺血性心肌病、每日利尿剂用量、使用血管活性药物、他汀类药物、别嘌呤醇、血管紧张素转换酶/血管紧张素受体阻滞剂、β-受体阻滞剂、 保钾利尿剂、植入式心律转复除颤器、血红蛋白、淋巴细胞百分比、血清尿酸、血清胆固醇和血清钠。SHFM 已经针对接受主动脉内球囊反搏泵和强心剂治疗的 LVAD 患者进行了特定的更新。基于数据网络的计算可将 SHFM 分数转换为死亡率估值，其中得分高于 3.53 被认为是高危，预计 6 个月存活率为 50%。SHFM 已被证明可预测从低危至高危心衰患者 1 年、2 年及 3 年的存活率[21]。SHFM 评分体系已被 Kalogeropoulos 等人用于评估适合移植的晚期心衰患者。总体而言，SHFM 可准确区分低危和高危患者。然而，就绝对风险（观察与预测的不良事件发生率）而言，该模型高估了存活率的同时也低估了风险性，特别是对黑人以及这些植入了装置的患者。这类案例中不良事件主要会导致死亡。该模型在单独评估死亡率时表现得更加准确[22]。SHFM 的一个局限性是该模型并不是从考虑使用 MCS 的患者队列中衍生出来的，但将其应用于 REMATCH 数据库中不适合心脏移植的晚期心衰患者时，SHFM 预测的药物和 LVAD 治疗组 1 年存活率与实际存活率相似[23]。此外，SHFM 能够预测 LVAD 植入后患者住院疗程的重要特征。低危患者的住院时间短、出院率高，植入 LVAD 后 60 天内出院[24]。

REMATCH 试验证明了与接受最佳药物治疗的患者相比，针对不适合心脏移植的患者使用 LVAD 治疗更能有效地提高 1 年存活率。终点治疗风险评分（DTRS）源自 REMATCH 后期的 DT 注册。在对 222 例接受搏动 LVAD 患者的分析中，9 个术前危险因素通过多变量分析被确定用来预测 90 天的院内死亡率。这些变量包括血小板计数≤148、血清白蛋白≤3.3、INR > 1.1、血管扩张剂治疗、平均肺动脉压≤25、AST > 45、血球压积≤34%、BUN > 51、无静脉强心剂使用。为每个变量分配一个加权风险评分，创建出一个从 0 到 27 的累积评分。患者可以基于 90 天死亡率的概率被分为四个风险类别。该评分体系可以很好地区分低危和高危群体，前者 1 年存活率为 69%，而后者仅为 13%。DTRS 的局限在于其缺乏普遍性，因为注册表主要由老年人群和白人男性组成。由于样本量小，机械通气、主动脉内球囊反搏泵和患者体重也并未在模型中出现。最后 DTRS 并不能应用于新一代的连续流 LVAD[25]。这是由 Teuteberg 等人验证过的，他们将 DTRS 应用于 1124 例使用连续流 LVAD 作为 BTT 和 DT 治疗的患者。DTRS 在低风险患者中表现出最弱的 90 天住院死亡率辨识能力。该评分体系虽能区分低危和高危，但无法区分低危和中等风险群体。他们对 DTRS 预测 2 年存活的能力也进行了检验。DTRS 根据风险分级可适度预测 DT 人群的存活率，但无法预测 BTT 人群的存活率[26]。

HeartMate Ⅱ风险评分体系（HMRS）是基于 HeartMate Ⅱ（HMII）BTT 或 DT 临床试验的患者数据发展出来的。该体系使用术前患者特异性因子来预测 LVAD 候选者的 90 天死亡率。在多变量分析中，年龄（每 10 年）、白蛋白、肌酐、INR 和中心容量在预测 90 天死亡率方面表现出良好的区分度和校准。患者能够分为三个风险类别。将 HMRS 与 DTRS 进行比较时，HMRS 在 DT 和 BTT 人群以及所有风险群体中显示出了更高的风险辨识能力[27]。但在 Thomas 等人的单中心研究中无法证实这一点，在对 205 例接受 HMII 作为 BTT 或 DT 治疗的患者的回顾性分析中，HMRS 对所有风险组的 90 天和 1 年存活率的辨识能力都很差[28]。

将上述风险评分体系应用于 86 例植入连续流 LVAD 患者的队列中，以确定他们预测 LVAD 植入后死亡率的能力。如果将 1～2 级的患者合并， INTERMACS 评分体系似乎是可以辨别出高危人群的。而 APACHE Ⅱ和 SHFM 评分体系成功地区分了高危和低危组。DTRS 未能显示出低危组和高危组之间存活率的差异。总体而言，SHFM 评分体系是死亡率的最佳预测指标[29]。

基于术前风险的风险评分体系的发展是患者选择的有用指南。然而，没有一个风险评分体系被证明具有决定性的预测能力，这些评分体系都必须结合患者的临床状况来使用。

肺动脉高压

肺动脉高压在晚期心衰患者中很常见，且常继发于左心疾病。肺动脉高压定义为静息时平均肺动脉压≥25mmHg，右心导管检测的肺动脉楔压（PAWP）> 15mmHg[30]。当肺血管阻力（PVR）>5Wood 单位，或肺血管阻力指数（PVRI）> 6，或跨肺压差超过 16～20mmHg 时，肺动脉高压伴升高的肺血管阻力被认为是心脏移植的禁忌证，因为该状况下移植后导致右心室衰竭的风险很高[31]。发生这种情况是因为移植后的右心在术后即刻不能耐受肺血管阻力的突然增加。心脏移植研究数据库显示，术前血管阻力是心脏移植后早期和晚期死亡率的独立风险因素[32]。

虽然肺动脉高压是心脏移植的禁忌证，但它不被认为是 LVAD 治疗的禁忌证。事实上，LVAD 的植入可以缓解肺动脉高压的严重程度，从而使移植禁忌证患者转变为候选者。大量研究表明，LVAD 植入被用于过渡到移植治疗时是安全且有效的[33-35]。Tsuashita 等进行了一项大规模的研究，评估连续流 LVADs 对 LVADs 过渡到移植患者的肺动脉高压和接受移植后结果的影响。该研究发现，LVAD 植入后 PVR 显著下降。在被认为患有严重难治性肺动脉高压的患者中也观察到了这种情况。因此，该队列中 66%的不适合移植患者可以逆转并进行心脏移植。尽管植入后 PVR 有所改善，但 LVAD 植入前高 PVR 患者移植后的院内死亡率仍然增加了。该发现的一个可能解释是肺血管系统经历异源的或不完全重塑，易受术后早期损伤的影响，包括心肌缺血、代谢性酸中毒、低氧血症、炎症反应或输血。然而，LVAD 植入前高 PVR 患者的移植后长期存活率又与低 PVR 患者的相似[36]。

右心室衰竭

LVAD 植入后的右心室衰竭（RVF）是严重并发症和死亡率的一个因素。它导致住院时间延长、输血需求增加、再次手术的需要和终末器官损伤[37]。因右心衰而同时放置右心室辅助装置（RVAD）已被确定为植入后死亡的最重要危险因素[38]。LVAD 植入后 RVF 有几种机制。左心室卸载引起的心输出量增加导致右心室静脉回流增加，从而加剧了先前存在的右心室功能障碍。左心室减压也导致室间隔向左移位，减少室间隔对右心室收缩的贡献[39]。

RVF 的发生率为 9.4%～44%，具体取决于 RVF 的定义[40]。INTERMACS 将右心衰竭定义为具有以下两种特征的持续性右心室衰竭：（1）证实为中心静脉压升高（CVP）；（2）表现为中心静脉压升高。CVP 升高可以被直接测得（例如，右心导管术）或通过右心房压力（RAP）> 16mmHg、超声心动图显示下腔静脉扩张、吸气变异消失；或临床表现颈静脉怒张等间接判断。CVP 升高临床表现为外周性水肿、体格检查或诊断成像出现腹水或可触及的肝肿大或肝肾功能恶化。RVF 的严重程度可进一步分为轻度、中度、重度和严重急性 RVF（见表 2.3）[41]。

表 2.3 右心衰竭严重程度评分[41]

轻度	VAD 植入术 7 天后，不再继续应用强心剂、吸入一氧化氮，或静脉血管扩张剂
	VAD 植入术 7 天后，不再继续使用强心剂
中等	VAD 植入术 7～14 天，继续应用强心剂、吸入一氧化氮或静脉血管扩张剂
重度	中心静脉压或右心房压 > 16mmHg
	VAD 植入 14 天后，继续应用正性肌力药、吸入一氧化氮或静脉血管扩张剂
急性重度	中心静脉压或右心房压 > 16mmHg
	在 VAD 植入后任何时候需要右心室辅助装置
	VAD 植入住院期间死亡，RHF 是引起死亡的主要原因

预测患者在 LVAD 植入后出现右心衰的风险将改善患者的选择，也提示临床医生实施避免 RVF 的治疗策略。一些研究已经确定了植入后 RVF 的发生率（见表 2.4）[42-47]。因为这些研究之间没有达成共识，预测 RV 对 LVAD 植入的反应仍然具有挑战性，并且数据受到每个试验中使用的 RVF 定义的限制。

Matthews 等人根据 RVF 的独立预测因子制定了 RVF 风险评分体系（RVFRS）。每个变量按优势比赋权：血管加压药物的需要（4 分）、AST≥80（2 分）、胆红素≥2（2 分）、肌酐≥3.0（3 分）。RVFRS 计算为每个术前变量的总和。得分≥5.5 的患者发生 RVF 的风险

表 2.4 RVF 的术前风险因素

研究者（第一作者）	*n*	VAD 类型	RVF 的定义	RVF 发生率	术前危险因素
Ochai	245	搏动泵	RVAD 植入	9%	女性（或 4.5）
					术前循环支持（或 5.3）
					非缺血性病因（或 3.3）
Dang	108	搏动泵	RVAD 植入	38.9%	女性
			强心剂/肺血管扩张剂治疗≥14 天		术中 CVP 升高（或 1.2）
Drakos	175	搏动泵（86%）连续流泵（14%）	RVAD 植入	44%	目标疗法（或 3.3）
			强心剂治疗>14 天		IABP（或 3.9）
			吸入 NO≥48 小时		PVR≥4.3WR（或 4.1）
					PVR 2.8～4.2Wu（或 3.0）
					RAP 升高
					LV 舒张末期直径增加
					血小板下降
					胆红素增高
Fitzpatrick	266	搏动泵（98%）连续流泵（2%）	RVAD 植入	37%	心脏指数 < 2.2L / (min·m^2)（或 5.7）
					RVSWI < 0.25mmHg / (L·m^2)（或 5.1）
					严重的 VAD 植入前 RV 功能障碍（或 5.0）
					Cr≥1.9（或 4.8）
					心脏手术病史（或 4.5）
					SBP≤96mmHg（或 2.9）
Matthews	194	搏动泵（86%）连续流泵（14%）	RVAD 植入	35%	需要血管加压剂（或 3.9）
			正性肌力药无治疗 > 14 天		AST≥80（或 2.1）
			吸入 NO≥48 小时		胆红素≤2（或 2.4）
			出院时应用强心剂		Cr≥2.3（或 2.9）
Kormos	484	连续流泵	RVAD 植入	20%	CVP / PCWP > 0.63（或 2.3）
			植入后强心剂治疗 > 14 天		术前心室支持（或 5.5）
			植入后 14 天开始强心剂治疗		BUN > 39（或 2.1）

注：AST 表示天冬氨酸氨基转移酶；BUN 表示血尿素氮；CVP 表示中心静脉压；Cr 表示肌酐；IABP 表示主动脉内球囊反搏；LV 表示左心室；NO 表示一氧化氮；PCWP 表示肺毛细血管楔压；PVR 表示肺血管阻力；RAP 表示右心房压；RV 表示右心室；RVSWI 表示 RV 每搏指数；SBP 表示收缩压。

比得分≤3.0 的患者高 15 倍。与 RVF-RVWSI 的常用预测因子、跨肺压差、PVR、RAP 和 PASP 相比，RVFRS 明显更优[46]。

有创血流动力学监测也在预测 RVF 中起作用。CVP 升高、低肺动脉收缩压（PASP）、低 RV 每搏指数、低心脏指数和 PVR 升高都被证明是 RVF 的预测因子。有趣的是，与心脏移植不同，低 PASP 而不是高 PASP 是 RVF 的预测因子。必须注意的是血流动力学参数在使用强心剂的不稳定患者中可能会有所波动。

已经发现一种新的血流动力学标志物肺动脉搏动指数（PAPi），可以用来识别下壁心肌梗死后发生严重 RVF 的高风险患者[48]。PAPi 定义为［（肺动脉收缩压 – 肺动脉舒张压）/中心静脉压］。回顾性地观察连续血流 LVAD 受试者，较高的 PAPi（> 2.0）与较低的 RVAD 植入率相关。有趣的是，相较于停用时的情况，当血流动力学参数是在使用强心剂的情况下测得时，PAPi 能够更强烈地预测早期 RVAD 需求。此外，无论右心导管术和 LVAD 植入术的间隔多长（最大间隔时间为 6 个月），PAPi 的预测能力均有效[49]。在另一组连续流 LVAD 的患者中，PAPi 最初在术后即刻下降。但是，在没有 RVF 的患者中，PAPi 在 24 小时后又显著增加。因此，PAPi 也可用作 LVAD 植入后右心室恢复的一个指标[50]。

也尝试过通过超声心动图识别 RVF 的预测因子。但由于右心室的胸骨后位置及其复杂的几何形状，以及缺乏超声心动图方案的标准化，这种做法很具有挑战性[40]。在小型单中心研究中发现三尖瓣环状平面收缩期偏移（TAPSE）< 7.5mm[51]，右心室分数变化面积减少（< 35%）[52]，短轴与长轴比率≥0.6，三尖瓣关闭不全加重[53]可以用来预测 RVF。然而，这些参数无法在后续研究中得到验证，这可能是因为这些与负荷有关的数值是在有严重血流动力学压力的患者中测得的。

应变、应变率和斑点追踪是大有前景的 RVF 预测因子。与标准超声心动图预测因子不同，应变成像对负荷条件不太敏感，可以合理评估右心室收缩功能。应变成像被应用于接受 LVAD 植入的患者。右心室长轴应变是 RVF 的独立预测因子，其中右心室游离壁应变<–9.6%预测 RVF 具有 68%的敏感性和 76%的特异性。当与上述 RVF 评分结合使用时，为预测能力提供了增量值[54]。采用左心室辅助装置后针对右心室功能（RFV-LVAD）的研究前瞻性地用标准超声心动图参数和应变成像来评估 LVAD 候选者。标准超声心动图参数包括 TAPSE、脉冲组织多普勒峰值收缩期速度、右心室心肌功能指数和右心室分数区域变化。初步研究结果显示右心室长轴应变是 RVF 最重要的预测指标[55]。

临床医生的目标应该是针对 RVF 的可用预测风险因素，在植入 LVAD 之前优化患者条件以及在植入期间和术后严格监测相关指标[56,57]。在术前阶段，有右心室功能障碍的患者应进行积极治疗以减少右心室壁应力，目标是将右心房压降低至 < 12mmHg。降低肺动脉压和肺血管阻力的益处仍然不确定，因为它们已被证明是 RVF 的不固定预测因子。尽管 PDE5 抑制剂可能会降低它们，但这尚未被证明具有明显的临床益处。那些尽管经过医学优化仍然处于高风险的患者应该考虑有计划的双心室支持或全人工心脏，因为选择性的 RVAD 植入与紧急植入相比，具有更好的长期存活可能[58]。术中纠正三尖瓣反流在理论上可以改善右心室功能，但仍然存在争议。回顾 2000 例接受 LVAD 植入术的患者，同时纠正中度至重度三尖瓣关闭不能减少早期死亡或右心室辅助装置的需求。事实上，这与较差的术后早期结果相关，包括肾功能衰竭、透析、再次手术、输血需求和更长的住院时间[59]。在 LVAD 植入期间的手术止血对于最小化血液产品输注是至关重要的，从而防止右心室容量超负荷[57]。由于右心室的前负荷增加，术后即刻的强心剂是必不可少的。肺血管扩张剂也可用于减少右心室后负荷。泵速的优化也可以避免室间隔过度向左移位，从而减少静脉回流。如果采取了这些措施，仍存在右心功能不全，且无法保持足够的 LVAD 流量，那么此时必须植入右心室辅助装置。

肾和肝功能障碍

肾功能不全在心力衰竭住院的患者中很常见。急性肾损伤（AKI），定义为肌酐至少上升 0.3mg / dL，已在 50%确诊急性失代偿性心衰患者以及 70%的心源性休克患者中被观察到[60]。对于全因死亡率、心脏特异性死亡率、泵失效死亡和心衰患者住院率增加，AKI 是一个独立的风险因素[61,62]。由于源自慢性合并证和心肾综合征的内在疾病，心衰患者中肾功能不全的病因是多因素的。在心肾综合征中，心输出量不足导致肾脏灌注不良。静脉充血也被认为是导致肾功能不全的原因之一，它通过激活肾素-血管紧张素系统和肾动脉血管收缩来维持肾小球滤过率（GFR）。当自动调节能力无法持续时 GFR 最终会下降。血流动力学变化也会导致 GFR 降低，继发炎症、内皮功能障碍和贫血[63]。

不足为奇的是，术前肾功能不全与 LVAD 植入后的并发症和死亡率有关。虽然肾功能不全是 LVAD 的相对禁忌证，透析依赖仍是绝对禁忌证，但肾功能已被证明在 LVAD 植入后会有所改善。这是由于肾灌注的改善和对神经内分泌失调的修正。研究表明，与 GFR 毫无改善的患者相比，GFR 有所恢复的患者存活率略有升高。事实上，GFR 恢复到 60mL / min / 1.73m^2 以上的患者，植入后的存活率与肾功能正常的患者相当。肾功能改善的正性预测因素包括无糖尿病、植入前心脏指数低、低体重指数和使用主动脉球囊反搏泵。负性预测因子包括高龄、使用血管紧张素转换酶抑制剂 / 血管紧张素受体阻滞剂。然而，这些变量尚未被外部验证[64-66]。

虽然 LVAD 植入后大多数患者的肾功能有所改善，但仍有一部分患者可能进展为 AKI，这使患者的 1 年死亡风险增加了三倍[67]。急性失血、容量变化、心律失常和多种血管活性药物等因素可能会对肾血流动力学产生负面影响。在这种情况下，管理则应侧重于优化患者的容量状态、维持目标平均动脉压、平衡正性肌力药和血管加压药、优化右心室收缩功能[68]。如果肾功能继续下降，肾脏替代治疗的适应证与没有接受 LVADs 治疗的患者相同。然而，肾脏替代治疗的类型、血液透析与腹膜透析、血管通路和透析期间的血流动力学监测仍然具有挑战性[69]。

心衰患者肝功能不全的病因包括心源性肝硬化或充血性肝病一直到缺血性肝炎。心源性肝硬化是由慢性和进行性右心室功能障碍引起的。如前所述，肝功能被用于预测右心室衰竭的各种风险评分体系中。但另一方面，缺血性肝炎是由心源性休克或其他可导致肝细胞坏死的血流动力学紊乱而引起的。肝功能障碍与并发症和死亡率的增加有关。它与凝血病也相关，该病可导致出血、血管扩张和营养不良。

终末期肝病模型（MELD）评分是一种评分系统，使用肌酐、总胆红素和国际标准化比率（INR）监测肝功能障碍的进程。MELD 评分体系已被证明能够成功地对患者进行分级，并预测心衰患者的 1 年死亡率[70]。如前所述，AST 和胆红素的增高也与 LVAD 植入后的不良预后相关。

与肾功能不全一样，LVAD 植入后的肝功能也有所改善。Russel 等的研究表明，连续流 LVAD 植入后，患者的 AST、ALT 和总胆红素均有所下降。在植入前肝功能超常的患者中，这些值下降得更明显[71]。肝功能中这类值的降低可在 1 个月时观察到，并持续至植入后的 1 年[72]。

患者体型的注意事项

数据显示，体重指数（BMI）的两个极端均与 LVAD 植入后的不良结果相关。心源性恶液质，定义为 BMI<20kg / m^2 或 < 80%的理想体重，是心衰患者的常见并发症，预示着预后不良。这种状态的特点是营养不良和低蛋白血症，这是一个与心衰死亡风险增加有关的独立风险因素[73]。心脏移植前的恶病质也与移植后的并发症与死亡率增加有关[74]。营养不良会增加，如感染和功能性能力不良的术后并发症的风险。有趣的是，研究表明，体重过轻的患者在接受 LVAD 植入后的存活率，与 BMI 正常的患者的存活率相比并没有差异。然而，体重过轻的患者中出血和手术失败的风险却显著增高[75,76]。不管怎样，所有 LVAD 治疗候选人都应接受营养评估，以制定针对每位患者的策略[77]。

体型小，定义为体表面积（BSA）< 1.5m^2，被认为是 LVAD 植入的相对禁忌证。这是因为老一代的搏动流 LVAD 体型较大，只能放置在 BSA> 1.5m^2 的患者中。这种限制导致体型较小的成年、妇女和儿童不能接受该治疗。新一代连续流 LVAD 要小很多。事实上，Heartmate Ⅱ只有 HeartMate ⅩⅤE 体积的 1/7、重量的 1/4[78]。因此，HeartMate Ⅱ已被批准植入 BSA 下限为 1.2 m^2 及以上的患者。在体型较小的患者中植入 LVAD 的数据仍然很有限，因为针对 BSA < 1.5m^2 的患者研究很少。Ono 等人发现，在一组 104 例日本患者的队列中，LVAD 植入前 BSA < 1.5m^2 的患者与 BSA > 1.5m^2 患者相比，1 年的存活率并无差异。两组均出现 NYHA 分级的显著下降。两组之间的血栓栓塞率也并无差异；但经皮导线感染的风险在 BSA <1.5m^2 的患者中有所增加[79]。

病态肥胖，定义为体重指数（BMI）> 35kg / m^2，是 LVAD 植入的相对禁忌证，因为它与植入后的不良结果有关。在对 3856 例接受 LVAD 植入作为移植到过渡治疗的患者的回顾性分析中，发现所有 BMI 组的死亡率均无差异。但是，在 BMI 较高的患者中趋向于存在更高的感染和血栓栓塞风险[80]。另一项研究也表明，LVAD 植入后 1 年和 2 年存活率在所有 BMI 组中没有差异，但肥胖患者有更高的败血症、器械相关感染的发生率，以及更高的再住院率。更高的经皮导线感染发生率可能继发于腹部过多的脂肪组织，这导致经皮导线区域的局部供血不足，因而造成切口的愈合不良。

病态肥胖也是心脏移植的相对禁忌证，因为它与移植后的不良结果相关。因此，在心脏移植分析列表前，建议将体重减至 BMI≤35kg / m^2[82]。一项小型研究评估了 19 例晚期心力衰竭肥胖患者的以“过渡到减重”为目的的 LVAD 植入案例，大多数肥胖患者在植入后完成了明显的减重，也因此使他们重新适合于进行心脏移植[83]。然而，一项更大的研究推翻了这一点，在这项研究中，只有 15%的肥胖患者能够减重并被归入低 BMI 组[80]。

年龄

心脏移植的年龄限制因各移植中心而异，通常认为 70 岁以下的患者应考虑心脏移植，年龄超过 70 岁的患者也可考虑移植，但他们必须经过仔细的筛选[82]。老年人群植入 LVAD 后的存活率数据仍然十分有限。虽然 LVAD 植入没有明确的年龄限制，但 LVAD 植入后的结果在患者选择中起着重要作用，特别是接受 LVAD 治疗的高龄患者越来越多。

在 55 例接受 HeartMate Ⅱ 作为过渡到移植或终点治疗患者的回顾性分析中，36 个月的存活率在＜70 岁与≥70 岁的患者组之间差不多。两组患者的生活质量均有提高，住院时长相似，不良反应无显著差异[84]。另一项回顾分析评估了 128 例接受连续流 LVAD 作为过渡到移植或终点治疗患者的结果。他们被分为＜65 岁和≥65 岁两组。在过渡到移植组中，≥65 岁的患者在 ICU 中停留的时间更长。但是，两组在 1 年存活率和 30 天不良事件方面均无差异，不良事件包括感染、再次探查止血、缺血性或出血性中风以及肾衰竭。在终点治疗组中，≥65 岁的患者中风发病率更高。但在 2 年存活率、住院时间和其他不良事件方面没有显著差异。在其他研究中，6 个月和 12 个月存活率在更年长的人群中有下降趋势，虽然这些研究还没有达到统计学意义。尽管如此，两个年龄组的不良事件仍旧相当[85,86]。这些研究建议，单单年龄这一点，不应作为 LVAD 治疗排除的一个标准。

相较于年龄来说，患者的衰弱程度似乎更适合作为 LVAD 治疗患者选择的参量，因为年龄本身并未被证明与不良结果有关。虽然衰弱程度与高龄相关，但并不局限于老年人。同样，高龄并不等同于衰弱。衰弱被定义为“生理储备的下降以及对内部和外部压力的反应减弱——不论是身体或心理上的，还是社交上的 ”[87]。衰弱的标志包括去脂体重、力量、耐力、平衡、步行能力的下降，以及低活动力。对于心力衰竭、冠心病和经皮冠状动脉介入治疗干预的患者，衰弱已被证明可预测近期和远期死亡率、失能和住院治疗率[88]。

虽然有几种可用于识别衰弱的筛选工具，但由于不存在绝对的标准，因而仍存在困难。可能使用最广泛的识别衰弱的标准是 Fried 衰弱测评表。该标准是基于对老年人进行性虚弱和活动减少的观察而制定的。衰弱由以下三个或多个标准判定：（1）体重减轻，（2）虚弱，（3）耐力差，（4）行走速度慢，（5）身体活动量不足（见表 2.5）。Fried 衰弱测评表已被证明可预测跌倒、住院率、失能和死亡率[89]。

Rockwood 指数是另一种诊断衰弱的筛查工具。该筛查工具利用了多个领域的参量，包括失能、合并证、营养状况、认知功能和身体表现。虽然有效，但该工具太复杂而难以应用于临床[90]。一个更简单的工具是使用步速作为衰弱的单一检测指标。与 Fried 标准、Rockwood 指数相比，单独的步速是冠状动脉疾病患者 6 个月死亡率的最强预测因子[91]。

衰弱参量被应用于 99 例接受 LVAD 植入作为终点治疗的患者中。衰弱由“缺陷指数”界定，该指数包括 31 项障碍、失能以及合并证。根据缺陷指数患者被分为三类，范围从衰弱、中度衰弱到不衰弱。该研究观察到随着缺陷指数的增加，1 年死亡率逐步增加。事实上，相较于不衰弱的患者，那些衰弱程度最高的患者死亡率增加了 3 倍。LVAD 植入前的衰弱程度也与再住院风险的增加有关[92]。

表 2.5 Fried 衰弱测评表[89]

体重下降	比上一年体重下降＞10 磅或比前一年体重下降≥5%
衰弱	握力低于基准值 20%，根据性别和 BMI 进行调整
耐力和精力差	自我报告体力耗尽
步速慢	＞6～7s 步行 15 英尺
身体活动量低	每周消耗的能量为千卡量级

衰弱被定义为符合以上三个或更多标准。

社会心理学评价

心衰患者的社会心理并发症很常见，其中抑郁症是最常见的问题，患病率在15%～36%之间[93]。该人群中抑郁症的风险因素包括女性性别、独居和社会支持不良[94]。抑郁症与死亡率的增加有关。Vaccarino 等的研究表明，抑郁症严重的患者在 6 个月时，要么有更高的功能下降率要么有更高的死亡率。虽然医疗依从性差会导致死亡率上升，但它似乎并非不重要因素。更准确地说，抑郁症可以通过直接的生理机制恶化心衰的预后[95]。其他精神疾病包括焦虑、自杀倾向、毒品或酒精依赖，或康复病史，之前的精神病住院治疗也与存活率低有关[96]。

心脏移植后的情绪和焦虑障碍也很常见，特别是移植后的第一年。移植后功能不良的预测因素包括心脏移植时的身体功能差、移植前精神疾病病史、社会支持不良、应对策略差，自控能力差以及不够乐观。总的来说，这与死亡率增加、急性和慢性移植物排斥和移植物失功有关[97]。

LVAD 植入前的心理评估对于患者选择至关重要。由于治疗的复杂性，LVAD 的候选人必须具有认知和社会心理能力，以保证其在接受 LVAD 治疗后能够很好地照顾自己。这里建议 LVAD 植入的社会心理选择标准应遵循心衰移植指南[98]。

结构性心脏病

（1）左心室结构和功能

扩张的心室似乎更适合于 LVAD 的植入。因为扩张的心室可以让入口管置于左心室的长轴上，从而避免入口管与室间隔或游离壁的接触[16]。然而限制型或肥厚型心肌病患者在 LVAD 试验里并没有被作为典型代表来研究，因此相关数据有限。Topilsky 等表示，在这类人群中进行 LVAD 植入可能也是可行的。该研究对 8 例接受了 LVAD 植入治疗的限制型或肥厚型心肌病患者进行了评估。这类患者在进行 LVAD 植入时切除了部分心肌组织，以便能够完成入口管的置入。该类患者的 1 年存活率与扩张型心肌病患者相比并没有差异，但限制型或肥厚型心肌病患者术后右心功能障碍的发生率更高，表现为右心房压力增高、泵流量减少和使用强心剂的时间延长。针对这一发现的一个可能的解释是右心室心肌病，原先就存在肺动脉高压。另一种解释是，入口管和室间隔的接触导致“吸壁”事件的增加。最后需要注意的一点是，“吸壁”事件可能会因心肌太硬而无法被检测到。有趣的是，这组患者的存活率，相较于没有接受 LVAD 治疗的限制型或肥厚型心肌病患者的存活率，仅仅只是略有改善[99]。

（2）心脏瓣膜病

机械瓣膜是 LVAD 植入的相对禁忌证。主动脉瓣的固定性会导致瓣膜附近的血流停滞，从而增加了血栓形成以及血栓栓塞的风险[16]。建议在 LVAD 植入时用生物瓣膜替换机械瓣膜或用心包片修补人工瓣膜，但哪种方法更优并没有达成共识。一小组病例显示，用生物瓣膜替换机械瓣膜并未减少血栓的形成，因此修补人工瓣膜可能更有益处[100,101]。另一小组病例研究了 LVAD 植入后机械瓣膜和生物瓣膜的结果，结果显示两组血栓栓塞的发生率均较低且相当[102]。在其他小型研究中也观察到类似结果，而且存活率与没装机械瓣膜患者的近似[103-105]。

由于 LVAD 的流量不依赖于通过主动脉瓣的血流，所以主动脉瓣狭窄并不需要外科手术的介入[56]。但另一方面，轻度以上的主动脉反流是需要在 LVAD 植入时解决的。因为 LVAD 植入后，左心室压力的降低会产生更大的跨瓣压差，进而恶化主动脉瓣的反流，且反流形成的血流闭环，会抵消该装置对血流动力学的支持。此外在 LVAD 植入后，甚至可以观察到主动脉瓣关闭不全的进一步加重[106]。由于 LVAD 植入后，通过主动脉瓣的血流减少，导致瓣膜自身活动的减少，进而造成瓣膜闭合线的融合，最终导致主动脉瓣关闭不全的进一步恶化[107]。目前修正主动脉瓣关闭不全的策略包括缝闭主动脉瓣、成形和生物瓣置换。在一个针对接受了主动脉瓣手术的主动脉瓣关闭不全患者的回顾性分析中显示，缝闭主动脉瓣与最高的 1 年死亡率有关，其次是置换术，然后是成形。缝闭主动脉瓣的患者对泵功能失效更敏感，因其心脏血流的输出完全依赖于泵[108]。

中度至重度二尖瓣狭窄的患者应该在 LVAD 植入时，用人工瓣膜替换自身的瓣膜。LVAD 植入后的二尖瓣狭窄会导致左心室充盈减少，进而导致 LVAD 流量减少。肺动脉压的持续升高，更增加了右心衰竭的风险。但另一方面，二尖瓣反流通常是不需要外科手术介入的。LVAD 植入后会使左心室压力降低，从而减弱反流的严重程度。生物或机械二尖瓣置换不是 LVAD 植入的禁忌证，这被证实并不会增加血栓形成的风险[109]。

显著的三尖瓣反流已被证明是 LVAD 植入后右心衰竭的预测因子。在 LVAD 植入时，通过成形术或置换术对中度或更严重的三尖瓣反流进行修正，可以降低术后右心衰竭的风险。Maltais 等人表示，针对中、重度三尖瓣反流进行的三尖瓣成形手术（TVP）可以改变右心室几何形态，使其重塑并改善右心室功能[110]。

植入 LVAD 同时接受三尖瓣成形术的临床受益已经在有显著三尖瓣反流且植入连续流 LVAD 的患者中被证实。植入 1 个月后的超声心动图显示，与单独接受 LVAD 治疗的组相比，植入 LVAD 的同时接受 TVP 的组的三尖瓣反流和右心室容积均减小，而且 TVP 组术后的右心衰竭也有所减弱。另一方面，两组在住院时间、再住院率和 30 天或 1 年死亡率方面均无差异[111]。但这一结果无法在其他研究中被复制。Saeed 等人指出，同时接受 TVP 和只接受 LVAD 植入的患者在右心衰竭发生率及长期存活率方面无差异[112]。但 TVP 另外被证明与术后肾功能衰竭的风险增加、输血需求的增加、再次手术、通气时间延长、ICU 时间延长以及住院时间延长有关。这些不一致可能反映了在右心衰风险方面对患者进行术前优化所采用的管理策略的不同[59]。另外，还有证据表明，LVAD 的植入可能改善一部分患者的三尖瓣反流现象，减少左心室的负荷并改善肺动脉压力[113,114]。总而言之，同期 TVP 并没有表现出显著的存活益处，尽管 TVP 改善了三尖瓣反流的严重程度，但数据并未显示出临床获益，TVP 的风险和获益应在 LVAD 植入前仔细评估。

（3）先天性心脏病

心内分流包括卵圆孔未闭和房间隔缺损，应在 LVAD 植入时闭合。植入后左心室充盈的减少可导致由右向左的分流，从而形成血栓栓塞[115,116]。

尽管没有确定的结果，但 LVAD 在成人先天性心脏病患者中的使用是有限的。而且，在该人群中植入 LVAD 本身也许就是不可能的，因其复杂的解剖结构、肺动脉高压和双心室心力衰竭以及以前的心脏手术。对于心房水平调转术后伴有体循环右心室衰竭的患者，将 VAD 置入右心室被证明是成功的。然而，这在技术上具有挑战性，因为右心室心尖没有像左心室心尖发育得那么好。此外，肌小梁和调节束可阻塞入口管，必须小心切除[117,118]。

感染

活动性感染是 LVAD 植入的禁忌证。感染风险的评估必须在植入 LVAD 之前进行。这包括对白细胞增多症或白细胞减少症、近期感染、BMI > 40kg / m^2、口腔检查、留置导尿管和营养不良（前白蛋白 < 15mg / dL 和 BMI < 20kg / m^2）的评估[119]。

感染是 LVAD 植入后最常见的不良事件之一。经皮导线感染是最常见的与 LVAD 相关的感染。感染严重的可以从经皮导线或泵囊袋感染发展到败血症。

转向心力衰竭不严重患者

LVAD 植入最初用于血流动力学不稳定和难治性的心衰患者，其中大多数患者被分类为 INTERMACS 1 和 2 级。然而，该组的 12 个月死亡率也是最高的[9]。在 HeartMate Ⅱ的批准后研究中，那些 INTERMACS 分级 1～3 的患者的 24 个月存活率显著低于 INTERMACS 分级 4～7 的患者[120]。当植入 LVAD 的患者根据 INTERMACS 分级时，与危重且 INTERMACS 分级低的患者相比，更多具有更高 INTERMACS 分级的患者存活至出院。他们的住院时间也更短[18]。早期植入还具有其他优点，如院内感染的减少以及植入前功能性能力的改善[14]。此外，LVAD 治疗可在所有 INTERMACS 分级患者中显著改善其生活质量[121]。

这导致了向不太严重的心衰患者提供机械循环支持的趋势。一些研究已经表明，对于强心剂依赖的患者来说，LVAD 植入治疗的结果比最佳药物治疗的结果更优[10,122]。然而，在 INTERMACS 分级 4～7 的患者中植入 LVAD 的治疗结果还不太成熟。ROADMAP 研究是一项针对非强心剂依赖患者（INTERMACS 分级 4～7）的，可与最佳药物治疗和 LVAD 植入治疗的前瞻性、非随机性、观察性研究进行对比。LVAD 植入组的一年存活率明显高于药物治疗组。然而，这确实还没达到统计学意义上的意向性治疗结果。LVAD 组的生活质量也有明显的改善。但正如预期的一样，不良事件在 LVAD 组中也更为常见。出血是 LVAD 组的主要影响因素，而心衰的恶化是药物治疗组的主要影响因素[123]。早期植入也许可以产生存活收益、提高生活质量，但却是以不良事件（主要是出血）的增加为代价。

参考文献

[1] Benjamin EJ, Blaha MJ, Chiuve SE, et al. Heart disease and stroke statistics—2017 update: a report from the American Heart Association. Circulation. 2017; 135(10): e146–603.

[2] Metra M, Carubelli V, Ravera A, et al. Heart failure 2016: still more questions than answers. Int J Cardiol. 2017; 227: 766-77.

[3] Gustafsson F, Rogers JG. Left ventricular assist device therapy in advanced heart failure: patient selection and outcomes. Eur J Heart Fail. 2017; 19(5): 595-602.

[4] Metra M, Ponikowski P, Dickstein K, et al. Advanced chronic heart failure: a position statement from the Study Group on Advanced Heart Failure of the Heart Failure Association of the European Society of Cardiology. Eur J Heart Fail. 2007; 9: 684-94.

[5] Pleura JL, Colvin-Adams M, Francis GS, et al. Recommendations for the use of mechanical circulatory support: device strategies and patient selection. A scientific statement from the American Heart Association. Circulation. 2012; 126: 2648-67.

[6] Frazier OH, Rose EA, McCarthy P, et al. Improved mortality and rehabilitation of transplant candidates treated with long-term implantable left ventricular assist system. Ann Surg. 1995; 222: 327-38.

[7] Frazier OH, Rose EA, Oz MC, et al. Multicenter clinical evaluation of the HeartMate vented electric left ventricular assist system in patients awaiting heart transplantation. J Thorac Cardiovasc Surg. 2001; 122: 1186-95.

[8] Pagani FD, Miller LW, Russell SD, et al. Extended mechanical circulatory support with a continuousflow rotary left ventricular assist device. J Am Coll Cardiol. 2009; 54: 312-21.

[9] Kirklin JK, Naftel DC, Pagani FD, et al. Seventh INTERMACS annual report: 15,000 patients and counting. J Heart Lung Transplant. 2015; 34: 1495-504.

[10] Rose EA, Gelijns AC, Moskowitz AJ, et al. Longterm use of a left ventricular assist device for endstage heart failure. N Engl J Med. 2001; 345: 1435-43.

[11] Slaugther MS, Rogers JG, Milano CA, et al. Advanced heart failure treated with continuousflow left ventricular assist device. N Engl J Med. 2009; 361: 2241-51.

[12] Starling RC, Naka Y, Boyle AJ, et al. Results of the post-U.S. Food and Drug Administration-approval study with a continuous flow left ventricular assist device as a bridge to heart transplantation: a prospective study using the INTERMACS (Interagency Registry for Mechanically Assisted Circulatory Support). J Am Coll Cardiol. 2011; 57: 1890-8.

[13] Williams ML, Trivedi JR, McCants KC, et al. Heart transplantation vs left ventricular assist device in heart-transplant-eligible patients. Ann Thorac Surg. 2011; 91: 1330-3.

[14] Miller LW, Guglin M. Patient selection for ventricular assist devices. J Am Coll Cardiol. 2013; 61: 1209-21.

[15] Center for Medicare & Medicaid Services. Medicare national coverage determinations manual. 2010. http://www.cms.gov/manuals/downloads/ncd103c1_part1.pdf. Accessed September 27, 2016.

[16] Khazanie P, Rogers JG. Patient selection for left ventricular assist device. Congest Heart Fail. 2011; 17: 227-34.

[17] Alba AC, Rao V, Ross HJ, et al. Usefulness of the INTERMACS scale to predict outcomes after mechanical assist device implantation. J Heart Lung Transplant. 2009; 28: 827-33.

[18] Boyle AJ, Ascheim DD, Russo MJ, et al. Clinical outcomes for continuous-flow left ventricular assist device patients stratified by pre-operative INTERMACS classification. J Am Coll Cardiol. 2013; 61: 313-21.

[19] Knaus WA, Draper EA, Wagner DP, et al. APACHE II: a severity of disease classification system. Crit Care Med. 1985; 13: 818-29.

[20] Gracin N, Johnson MR, Spokas D, et al. The use of APACHE II scores to select candidates for left ventricular assist device placement. Acute Physiology and Chronic Health Evaluation. J Heart Lung Transplant. 1998; 17: 1017-23.

[21] Levy WC, Mozaffarian D, Linker DT, et al. The Seattle Heart Failure Model: prediction of survival in heart failure. Circulation. 2006; 113: 1421-33.

[22] Kalogeropoulos AP, Gerogiopoulou VV, Giamouzis G, et al. Utility of the Seattle heart failure model in patients with advanced heart failure. J Am Coll Cardiol. 2009; 120: 835-42.

[23] Levy WC, Mozaffarian D, Linker DT, et al. Can the Seattle Heart Failure Model be used to risk-stratify heart failure patients for potential left ventricular assist device therapy? J Heart Lung Transplant. 2009; 28: 231-6.

[24] Ketchum ES, Moorman AJ, Fishbein DP, et al. Predictive value of the Seattle Heart Failure Model in

patients undergoing left ventricular assist device placement. J Heart Lung Transplant. 2010; 29: 1021-5.

[25] Lietz K, Long JQ, Kfoury AG, et al. Outcomes of left ventricular assist device implantation as destination therapy in post-REMATCH era: implications for patient selection. Circulation. 2007; 116: 497-505.

[26] Teuteberg J, Ewald G, Adamson R, et al. Risk assessment for continuous flow left ventricular assist devices: does the destination therapy risk score work? J Am Coll Cardiol. 2012; 60: 44-51.

[27] Cowger J, Sundareswaran K, Rogers JG, et al. Predicting survival in patients receiving continuous flow left ventricular assist devices. J Am Coll Cardiol. 2013; 61: 313-21.

[28] Thomas SS, Nahumi N, Han J, et al. Pre-operative mortality risk assessment in patients with continuous-flow left ventricular assist devices: applications of the HeartMate II risk score. J Heart Lung Transplant. 2014; 33: 675-81.

[29] Schaffer JM, Allen JG, Weiss ES, et al. Evaluation of risk indices in continuous-flow left ventricular assist device patients. Ann Thorac Surg. 2009; 88: 18889-96.

[30] Galie N, Humbert M, Vachiery JL, et al. 2015 ESC/ERS Guidelines for the diagnosis and treatment of pulmonary hypertension: The Joint Task Force for the Diagnosis and Treatment of Pulmonary Hypertension of the European Society of Cardiology (ESC) and the European Respiratory Society (ERS): Endorsed by: Association for European Paediatric and Congenital Cardiology (AEPC), International Society for Heart and Lung Transplantation (ISHLT). Eur Heart J. 2016; 37: 67-119.

[31] Mehra MR, Kobashigawa J, Starling R, et al. Listing criteria for heart transplantation: International Society for Heart and Lung Transplantation guidelines for the care of cardiac transplant candidates—2006. J Heart Lung Transplant. 2006; 25: 1024-42.

[32] Bourge RC, Naftel DC, Costanzo-Nordin MR, et al. Pretransplantation risk factors for death after heart transplantation: a multiinstitutional study. The Transplant Cardiologists Research Database Group. J Heart Lung Transplant. 1993; 12: 549-62.

[33] Martin J, Siegenthaler MP, Friesewinkel O, et al. Implantable left ventricular assist device for treatment of pulmonary hypertension in candidates for orthotopic heart transplant—a preliminary study. Eur J Cardiothorac Surg. 2004; 25: 971-7.

[34] Salzberg S, Lachat ML, Harbou KV, et al. Normalization of high pulmonary vascular resistance with LVAD support in heart transplantation candidates. Eur J Cardiothorac Surg. 2005; 27: 222-5.

[35] Knutty RS, Parameshwar J, Lewis C, et al. Use of centrifugal left ventricular assist device as bridge to candidacy in severe heart failure with secondary pulmonary hypertension. Eur J Cardiothorac Surg. 2013; 43: 1237-42.

[36] Tsuashita M, Takayama H, Takeda K, et al. Effect of pulmonary vascular resistance before left ventricular assist device implantation on short-and long-term post-transplant survival. J Thorac Cardiovasc Surg. 2015; 150: 1352-60.

[37] Kavarana MN, Pessin-Minsley MS, Urtecho J, et al. Right ventricular dysfunction and organ failure in left ventricular assist device recipients: a continuing problem. Ann Thorac Surg. 2002; 73: 745-50.

[38] Deng MC, Edwards LB, Hertz MI, et al. Mechanical circulatory support device database of the International Society for Heart and Lung Transplantation: third annual report—2005. J Heart Lung Transplant. 2005; 24: 1182-7.

[39] Lampert BC, Teuteberg JJ. Right ventricular failure after left ventricular assist device. J Heart Lung Transplant. 2015; 34: 1123-30.

[40] Hayek S, Sims DB, Markham DW, et al. Assessment of right ventricular function in left ventricular assist device candidates. Circ Cardiovasc Imaging. 2014; 7: 379-89.

[41] Interagency Registry for Mechanically Assisted Circulatory Support (INTERMACS). Appendix A: Adverse event definitions: adult and pediatric patients. 2013. https://www.uab.edu/medicine/intermacs/images/protocol_4.0/protocol_4.0_MoP/Appendix_A_INTERMACS_AE_Definitions__05152013.docx. Accessed September 28, 2016.

[42] Ochiai Y, McCarthy PM, Smedira NG, et al. Predictors of severe right ventricular failure after implantable left ventricular assist device insertion: analysis of 245 patients. Circulation. 2002; 106: I192-202.

[43] Dang NC, Topkara VK, Mercando M, et al. Right heart failure after left ventricular assist device implantation in patients with chronic congestive heart failure. J Heart Lung Transplant. 2006; 25: 1-6.

[44] Drakos SG, Janicki L, Horne BD, et al. Risk factors predictive of right ventricular failure after left ventricular assist device implantation. Am J Cardiol. 2010; 105: 1030-5.
[45] Fitzpatrick JR 3rd, Frederick JR, Hsu VM, et al. Risk score derived from pre-operative data analysis predicts the need for biventricular mechanical circulatory support. J Heart Lung Transplant. 2008; 27: 1286-92.
[46] Matthews JG, Koelling TM, Pagani FD, et al. The right ventricular failure risk score. J Am Coll Cardiol. 2008; 51: 2163-72.
[47] Kormos RL, Teuteberg JJ, Pagani FD, et al. Right ventricular failure in patients with HeartMate II continuous-flow left ventricular assist device: incidence, risk factors, and effect on outcomes. J Thorac Cardiovasc Surg. 2010; 139: 1316-24.
[48] Korabathina R, Heffernan KS, Paruchuri V, et al. The pulmonary artery pulsatility index identifies severe right ventricular dysfunction in acute inferior myocardial infarction. Catheter Cardiovasc Interv. 2012; 80: 593-600.
[49] Kang G, Ha R, Banerjee D. Pulmonary artery pulsatility index predicts right ventricular failure after left ventricular assist device implantation. J Heart Lung Transplant. 2016; 35: 67-73.
[50] Morine KJ, Kiernan MS, Pham DT, et al. Pulmonary Artery Pulsatility Index is associated with right ventricular failure after left ventricular assist device surgery. J Card Fail. 2016; 22: 110-6.
[51] Puwanant S, Hamilton KK, Klodell CT, et al. Tricuspid annular motion as a predictor of severe right ventricular failure after left ventricular assist device implantation. J Heart Lung Transplant. 2008; 27: 1102-7.
[52] Raina A, Seetha Rammohan HR, Gertz ZM, et al. Postoperative right ventricular failure after left ventricular assist device placement is predicted by preoperative echocardiographic structural, hemodynamic, and functional parameters. J Card Fail. 2013; 19: 16-24.
[53] Potapov EV, Stepanenkko A, Dandel M, et al. Tricuspid incompetence and geometry of the right ventricle as predictors of right ventricular function after implantation of a left ventricular assist device. J Heart Lung Transplant. 2008; 27: 1275-81.54. Grant AD, Smedira NG, Starling RC, et al. Independent and incremental role of quantitative right ventricular evaluation for the prediction of right ventricular failure after left ventricular assist device implantation. J Am Coll Cardiol. 2012; 60: 521-8.
[55] Kalogeropoulos AP, Al-Anbari R, Pekarek A, et al. The right ventricular function after left ventricular assist device (RVF-LVAD) study: rationale and preliminary results. Eur Heart J Cardiovasc Imaging. 2016; 17: 429-37.
[56] Feldman D, Pamboukian SV, Teuteberg JJ, et al. The 2013 International Society for Heart and Lung Transplantation Guidelines for mechanical circulatory support: executive summary. J Heart Lung Transplant. 2013; 32: 157-87.
[57] Romano MA, Cowger J, Aaronson KD, et al. Diagnosis and management of right-sided heart failure in subjects supported with left ventricular assist devices. Curr Treat Options Cardiovasc Med. 2010; 12: 420-30.
[58] Fitzpatrick JR, Frederick JR, Hiesinger W, et al. Early planned institution of biventricular mechanical circulatory support results in improved outcomes compared with delayed conversion of a left ventricular assist device to a biventricular assist device. J Thorac Cardiovasc Surg. 2009; 137: 971-7.
[59] Robertson JO, Grau-Sepulveda MV, Okada S, et al. Concomitant tricuspid valve surgery during implantation of continuous-flow left ventricular assist devices: a Society of Thoracic Surgeons database analysis. J Heart Lung Transplant. 2014; 33: 609-17.
[60] Zannad F, Mabazaa A, Juilliere Y, et al. Clinical profile, contemporary management and one-year mortality in patients with severe acute heart failure syndromes: the EFICA study. Eur J Heart Fail. 2006; 8: 697-705.
[61] Smith GL, Lichtman JH, Bracken MB, et al. Renal impairment and outcomes in heart failure: systemic review and meta-analysis. J Am Card Coll. 2006; 47: 1987-96.
[62] Damman K, Navis G, Voors AV, et al. Worsening renal function and prognosis in heart failure: systematic review and meta-analysis. J Card Fail. 2007; 13: 599-608.
[63] Damman DK, Testani JM. The kidney in heart failure: an update. Eur Heart J. 2015; 36: 1437-44.
[64] Butler J, Geisberg C, Howser R, et al. Relationship between renal function and left ventricular assist device

use. Ann Thorac Surg. 2006; 81: 1745-51.

[65] Sandner SE, Zimpfer D, Zrunek P, et al. Renal function and outcome after continuous flow left ventricular assist device implantation. Ann Thorac Surg. 2009; 87: 1072-8.

[66] Hasin T, Topilsky Y, Schirger JA, et al. Changes in renal function after implantation of continuous-flow left ventricular assist devices. J Am Coll Cardiol. 2012; 59: 26-36.

[67] Genovese EA, Dew MA, Teuteberg JJ, et al. Early adverse events as predictors of 1-year mortality during mechanical circulatory support. J Heart Lung Transplant. 2010; 29: 981-8.

[68] Coffin ST, Waquespack DR, Haglund NA, et al. Kidney dysfunction and left ventricular assist device support: a comprehensive perioperative review. Cardiorenal Med. 2015; 5: 48-60.

[69] Patel AM, Adeseun GA, Ahmed I, et al. Renal failure in patients with left ventricular assist devices. Clin J Am Soc Nephrol. 2013; 8: 484-96.

[70] Kim MS, Kato TS, Wu C, et al. Hepatic dysfunction in ambulatory patients with heart failure: a application of the MELD scoring system for outcome prediction. J Am Coll Cardiol. 2013; 61: 2253-61.

[71] Russel SD, Rogers JG, Carmelo AM, et al. Renal and Hepatic function improve in advanced heart failure patients during continuous-flow support with the HeartMate II left ventricular assist device. Circulation. 2009; 120: 2352-7.

[72] Deo SV, Sharma V, Altarabsheh SE, et al. Hepatic and renal function with successful long-term support on a continuous flow left ventricular assist device. Heart Lung Circ. 2014; 23: 229-33.

[73] Horwich TB, Kalantar-Zadeh K, MacLellan RW, et al. Albumin levels predict survival in patients with systolic heart failure. Am Heart J. 2008; 155: 883-9.

[74] Lietz K, John R, Burke EA, et al. Pretransplant cachexia and morbid obesity are predictors of increased mortality after heart transplantation. Transplantation. 2001; 72: 277-83.

[75] Brewer RJ, Lanfear DE, Sai-Sudhaker CB, et al. Extremes of body mass index do not impact midterm survival after continuous-flow left ventricular assist device implantation. J Heart Lung Transplant. 2012; 31: 167-72.

[76] Musci M, Loforte A, Potapov EV, et al. Body mass index and outcome after ventricular assist device placement. Ann Thorac Surg. 2008; 86: 1236-42.

[77] Holdy K, Dembitsku W, Eaton LL, et al. Nutrition assessment and management of left ventricular assist device patients. J Heart Lung Transplant. 2005; 24: 1690-6.

[78] John R. Current axial-flow devices—the HeartMateII and Jarvik 2000 left ventricular assist devices. Semin Thorac Cardiovasc Surg. 2008; 20: 264-72.

[79] Ono M, Sawa Y, Nakatani T, et al. Japanese multicenter outcomes with the HeartMate II left ventricular assist device in patients with small body surface area. Circ J. 2016; 80: 1931-6.

[80] Clerkin KJ, Naka Y, Mancini DM, et al. The impact of obesity on patients bridged to transplantation with continuous-flow left ventricular assist devices. JAAC Heart Fail. 2016; 4: 761-8.

[81] Raymond AL, Kfoury AG, Bishop CJ, et al. Obesity and left ventricular assist device driveline exit site infection. ASAIO. 2010; 56: 57-60.

[82] Mehra MR, Canter CE, Hannan MM, et al. The 2016 International Society for Heart Lung Transplantation listing criteria for heart transplantation: a 10-year update. J Heart Lung Transplant. 2016; 35: 1-23.

[83] Dhesi P, Simsir SA, Daneshvar D, et al. Left ventricular assist devices as "bridge to weight loss" prior to transplantation in obese patients with advanced heart failure. Ann Transplant. 2011; 16: 5-13.

[84] Adamson RM, Stahovich M, Chillcott S, et al. Clinical strategies and outcomes in advanced heart failure patients older than 70 years of age receiving the HeartMate II left ventricular assist device: a community hospital experience. J Am Coll Cardiol. 2011; 57: 2487-95.

[85] Sandner SE, Zimpfer D, Zrunek P, et al. Age and outcome after continuous-flow left ventricular assist device implantation as bridge to transplantation. J Heart Lung Transplant. 2009; 28: 367-72.

[86] Huang R, Deng M, Rogers JG, et al. Effect of age on outcomes after left ventricular assist device placement. Transplant Proc. 2006; 38: 1496-8.

[87] Sieber CC. Frailty—from concept to clinical practice. Exp Gerontol. 2017;87(Pt B):160-7.

[88] Flint KM, Matlock DD, Lindenfeld J, et al. Frailty and the selection of patients for destination therapy left ventricular assist device. Circ Heart Fail. 2012; 5: 286-93.

[89] Fried LP, Tangen CM, Walston J, et al. Frailty in older adults: evidence for a phenotype. J Gerontol A Biol Sci Med Sci. 2001; 56: 146-57.
[90] Rockwood K, Stolee P, McDowell I, et al. J Am Geriatr Soc. 1996; 44: 578-82.
[91] Purser JL, Kuchibhatla MN, Fillenbaum GG, et al. Identifying frailty in hospitalized older adults with significant coronary artery disease. J Am Geriatr Soc. 2006; 54: 1674-81.
[92] Dunlay SM, Park SJ, Joyce LD, et al. Frailty and outcomes after implantation of left ventricular assist device as destination therapy. J Heart Lung Transplant. 2014; 33: 359-65. 93. Konstam V, Moser DK, De Jong MJ. Depression and anxiety in heart failure. J Card Fail. 2005; 11: 455-63.
[94] Tsuchihashi-Makaya M, Kato N, Chishaki A, et al. Anxiety and poor social support are independently associated with adverse outcomes in patients with mild heart failure. Circ J. 2009; 73: 280-7.
[95] Vaccarino V, Kasl SV, Abramson J, et al. Depressive symptoms and risk of functional decline and death in patients with heart failure. J Am Coll Cardiol. 2001; 38: 199-205.
[96] Owen JE, Bonds CL, Wellisch DK. Psychiatric evaluations of heart transplant candidates: predicting post-transplant hospitalizations, rejection episodes, and survival. Psychosomatics. 2006; 47: 213-22.
[97] Cupples S, Des MA, Grady KL, et al. Report of the Psychosocial Outcomes Workgroup of the Nursing and Social Sciences Council of the International Society for Heart and Lung Transplantation: present status of research on psychosocial outcomes in cardiothoracic transplantation: review and recommendations for the field. J Heart Lung Transplant. 2006; 25: 716-25.
[98] Eshelman AK, Mason S, Nemeh H, et al. LVAD destination therapy: applying what we know about psychiatric evaluation and management from cardiac failure and transplant. Heart Fail Rev. 2009; 14: 21-8.
[99] Topilsky Y, Pereira NL, Shah DK, et al. Left ventricular assist device therapy in patients with restrictive and hypertrophic cardiomyopathy. Circ Heart Fail. 2011; 4: 266-75.
[100] Rose AG, Connelly JH, Park SJ, et al. Total left ventricular outflow tract obstruction due to left ventricular assist device-induced sub-aortic thrombosis in 2 patients with aortic valve bioprosthesis. J Heart Lung Transplant. 2003; 22: 594-9.
[101] Pelletier MP, Chang CP, Vagelos R, et al. Alternative approach for use of a left ventricular assist device with a thrombosed prosthetic valve. J Heart Lung Transplant. 2002; 21: 402-4.
[102] Mokashi SA, Schmitto LS, James LD, et al. Ventricular assist device in patients with prosthetic heart valves. Artif Organs. 2010; 34: 1030-4.
[103] Swartz MT, Lowdermilk GA, Moroney DA, et al. Ventricular assist device support in patients with mechanical heart valves. Ann Thorac Surg. 1999; 68: 2248-51.
[104] Tisol WB, Mueller DK, Hoy FB, et al. Ventricular assist device use with mechanical heart valves: an outcome series and literature review. Ann Thorac Surg. 2001; 72: 2051-4.
[105] Rao V, Slater JP, Edwards NM, et al. Surgical management of valvular disease in patients requiring left ventricular assist device support. Ann Thorac. 2001; 71: 1448-53.
[106] Holley CT, Fitzpatrick M, Roy SS, et al. Aortic insufficiency in continuous-flow left ventricular assist device support patients is common but does not impact long-term mortality. J Heart Lung Transplant. 2017;36(1):91-6.
[107] Letsou GV, Connely JH, Delgado RM, et al. Is native aortic valve commissural fusion in patients with long-term left ventricular assist devices associated with clinically important aortic insufficiency? J Heart Lung Transplant. 2006; 25: 395-9.
[108] Robertson JO, Naftel DC, Myers SL, et al. Concomitant aortic valve procedures in patients undergoing implantation of continuous-flow left ventricular assist devices: an INTERMACS database analysis. J Heart Lung Transplant. 2015; 34: 797-805.
[109] Wang TS, Hernandez AF, Felker M, et al. Valvular heart disease in patients supported with left ventricular assist devices. Circ Heart Fail. 2014; 7: 215-22.
[110] Maltais S, Topilsky Y, Tchantchaleishivili V, et al. Surgical treatment of tricuspid valve insufficiency promotes early reverse remodeling in patients with axial-flow left ventricular devices. J Thorac Cardiovasc Surg. 2012; 143: 1370-6.
[111] Piacentino V 3rd, Ganapathi AM, Stafford-Smith M, et al. Utility of concomitant tricuspid valve procedures for patients undergoing implantation of a continuous-flow left ventricular device. J Thorac

Cardiovasc Surg. 2012; 144: 1217-21.

[112] Saeed D, Kidambi T, Shalli S, et al. Tricuspid valve repair with left ventricular assist device implantation: is it warranted? J Heart Lung Transplant. 2011; 30: 530-5.

[113] Atluri P, Fairman AS, MacArthur JW, et al. Continuous flow left ventricular assist device implant significantly improves pulmonary hypertension, right ventricular contractility, and tricuspid valve competence. J Card Surg. 2013; 28: 770-5.

[114] Lee S, Kamdar R, Madlon-Kay R, et al. Effects of the HeartMate II continuous-flow left ventricular assist device on right ventricular function. J Heart Lung Transplant. 2010; 29: 209-15.

[115] Loforte A, Violini R, Musumeci F. Transcatheter closure of patent foramen ovale for hypoxemia during left ventricular assist device support. J Card Surg. 2012; 27: 528-9.

[116] Bartoli CR, McCants KC, Birks EJ, et al. Percutaneous closure of a patent foramen ovale to prevent paradoxical thromboembolism in a patient with a continuous-flow LVAD. J Invasive Cardiol. 2013; 25: 154-6.

[117] Wiklund L, Svensson S, Berggren H. Implantation of a left ventricular assist device, back-to-front, in an adolescent with a failing mustard procedure. J Thorac Cardiovasc Surg. 1999; 118: 755-6.

[118] Menachem JN, Swaminathan AC, Bashore TM, et al. Initial experience of left ventricular assist device support for adult patients with transposition of the great vessels. Congenit Heart Dis. 2015; 10: 382-6.

[119] Halbreiner MS, Soltesz E, Starling R, et al. Current practice in patient selection for long-term mechanical circulatory support. Curr Heart Fail Rep. 2015; 12: 120-9.

[120] Jorde UP, Kushwaha SS, Tatooles AJ, et al. Results of the destination therapy post-food and drug administration approval study with continuous flow left ventricular assist device: a prospective study using the INTERMACS registry. J Am Coll Cardiol. 2014; 63: 1751-7 121. Grady KL, Naftel D, Stevenson L, et al. Overall Quality of life improves to similar levels after mechanical circulatory support regardless of severity of heart failure before implantation. J Heart Lung Transplant. 2014; 33: 412-21.

[122] Rogers JG, Butler J, Lansman SL, et al. Chronic mechanical circulatory support for inotropedependent heart failure patients who are not transplant candidates: results of the INTrEPID Trial. J Am Coll Cardiol. 2007; 50: 741-7.

[123] Estep JD, Starling RC, Horstmanshof DA, et al. Risk assessment and comparative effectiveness of left ventricular assist device and medical management in ambulatory heart failure patients: results from the ROADMAP study. J Am Coll Cardiol. 2015; 66: 1747-61.

作者：Salman Gohar, Samar Sheth 和 Reynolds Delgado III

3 LVAD植入前右室功能的优化

介绍

心力衰竭（HF）持续给当前的医疗保健系统带来沉重的负担。2012 年，HF 的直接医疗费用总额为 209 亿美元，预计到 2030 年将增加到 531 亿美元（增长 2.5 倍）。这些费用大部分与住院治疗有关[1]。左心室辅助装置（LVAD）为终末期心力衰竭患者提供了等待心脏移植（BTT）的机会，或者作为提高不适合心脏移植患者生存率的目标治疗（DT）。治疗充血性心力衰竭的机械辅助随机评估（REMATCH）试验报告显示，使用 HeartMate XVE LVAD 治疗晚期心力衰竭与药物治疗比较可以降低 48%的死亡风险，机械循环辅助装置治疗 NYHA ⅢB / Ⅳ级 D 级心力衰竭的数量呈指数增长[2]。HeartMate Ⅱ研究报告称连续血流心室辅助装置（CF-VAD）在 BTT 治疗中比搏动装置具有显著生存优势，开启了 CF-VAD 时代并成为目前的标准化治疗[3]。

自 2001 年以来，已有超过 15 000 个 LVAD 植入人体，其中超过 12 000 个为 CF-VAD。目前 CF-VADs 的 1 年和 2 年生存率分别为 80%和 70%。目前 DT 患者的生存率仍然很低，其 1 年和 3 年的生存率分别为 76%和 57%[4]。降低风险的一种方法是及时处理围手术期并发症。因此，一旦患者被选为 LVAD 的候选者，必须优化患者以防止围手术期并发症。LVAD 植入后右心衰（RVF）是一个严重并发症，与 ICU 滞留和住院时间增加有关[5]，需要右心辅助（RVAD）的患者在 1 年内死亡率为 50%。第七次 INTERMACS 登记显示，RVF 与死亡的直接危害有关；然而，到 3 个月时死亡率急剧下降，突出了术后即刻预防 RVF 的必要性[4]。虽然 LVAD 设计已经从搏动设备转变为连续血流设备，临床上 RVF 没有显著减少[6]。目前报道的 LVAD 植入后 RVF 的发生率仍然在 20%～50%，取决于患者情况，并且与总体不良临床结果相关。

本章旨在讨论目前 LVAD 植入后 RVF 的定义及其预测因子、结果和治疗。然后，我们将讨论如何根据机械支持开发和临床研究历史中的经验教训，以及我们在得克萨斯心脏研究所的经验来优化 RV 功能。

正常 RV 解剖

右心室在高顺应性、高容量和低压系统中泵送血液。它大约是左心室（LV）质量的六分之一，有薄如纸的游离壁和与 LV 共用的室间隔。与圆锥形 LV 不同，RV 在冠状面是三角形的结构，横断面呈月牙形[7]。它分为肌小部体（窦）和平滑漏斗流出道（见图 3.1）。室间隔（IVS）也影响 RV 形状。在正常负荷和电传导条件下，IVS 在心脏收缩期和心脏舒张期均凹向左室（见表 3.1）。

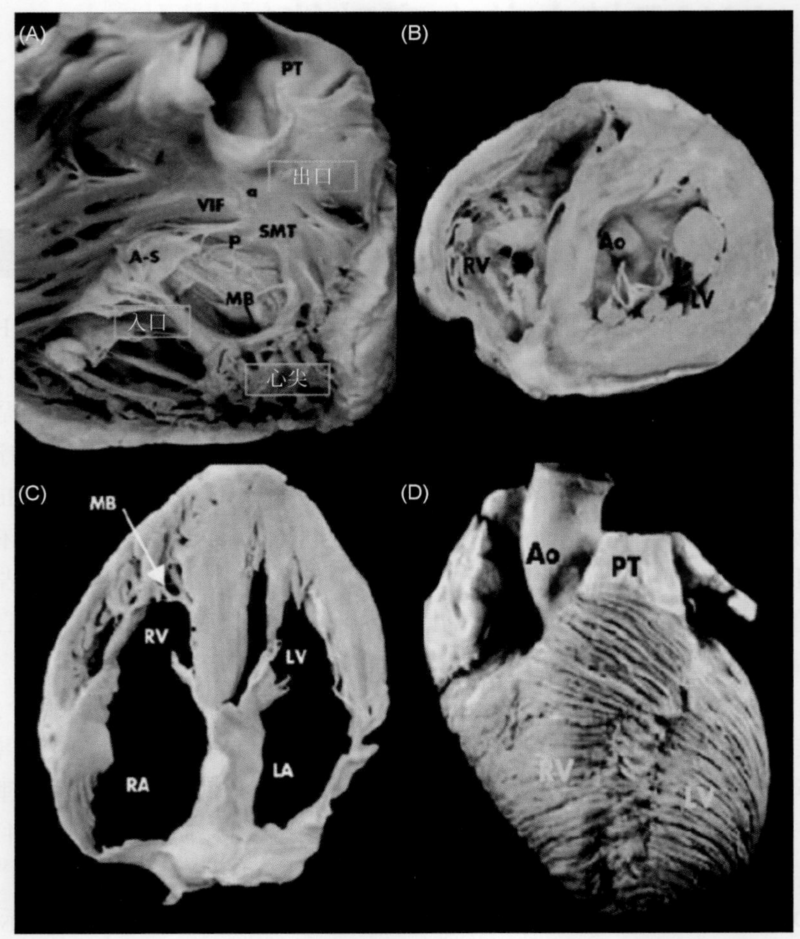

图 3.1 （A）RV 流入道，心尖小梁心肌和漏斗部。三尖瓣和肺动脉瓣由心室漏斗褶（VIF）分开。（B）RV 的短轴平面展示其新月形状。（C）心脏的四腔解剖显示调节束及三尖瓣向心尖插入更深。（D）RV 浅层心肌（由 Damian Sanchez-Quintana 解剖，埃斯特雷马杜拉大学，西班牙）。SMT 显示其前臂（a）和后臂（P）的小梁部隔缘；A-S 为三尖瓣的前上叶，PT 为肺动脉干，A 为主动脉，RA 为右心房，LA 为左心房（Reproduced with permission from Ho SY, Nihoyannopoulos P. Anatomy, echocardiography, andnormal right ventricular dimensions. Heart. Copyright ©2006, BMJ Publishing Group Ltd）

RV 心肌由两层组成：浅层为平行于房室沟的环形纤维，深层心肌从基底向心尖纵向排列。这不同于 LV，LV 浅层为斜行心肌，纵行心肌位于心内膜下，环形心肌位于其间。室间隔与 LV 共享且结构相似，在两者之间有密切的解剖和功能关系，这是心室相互依存的基础。多项研究表明，室间隔对 RV 心输出量非常重要，在 20%～60%[8,9]。Hoffman 证明了这一点，在未扩张的右室，即使用非收缩材料（涤纶补片）替换游离壁，室间隔也能保证足够的 RV 心输出量以维持血流动力学稳定[10]。

表 3.1 异常 RV 的结构特征

特征	标准	解释
扩张	容量 > 101mL / m^2	容量过负荷
	RV 最大 SAX > 43mm	压力过负荷
	RVEDA/LVEDA > 2/3	原发性心肌病
D 型左室	[a]离心指数 > 1	RV 压力或容量过负荷
		舒张期 D 形 LV 表明 RV 容量超负荷
		收缩期 D 形 LV 表明 RV 压力过负荷
心肌肥厚	质量 > 35 g/ m	压力超负荷
	RV 梗死壁 > 5mm	RV 肥厚型心肌病浸润性疾病，不包括 RV 双腔心
动脉瘤	局部 RV 扩张	AVRD，RVMI，局部心包缺如
TV 隔瓣下移	隔瓣下移 > 1cm 或 8mm / m	考虑 Ebstein 畸形
增强延迟	MRI 中造影剂排空延迟	表明心肌纤维化
脂质渗透	MRI 显示高密度信号	考虑 ARVD

Haddad, F., et al., Circulation, 2008, 117(11), 1436-48. [7]

RV max SAX 表示 RV 最大短轴直径，RVEDA / LVEDA 指 RV 与 LV 舒张末期面积比，ARVD 表示致心律失常性 RV 发育不良，RVMI 表示 RV 心肌梗死，TV 表示三尖瓣。

[a] 离心指数测量室间隔位移的程度，定义为平行于室间隔的 LV 短轴直径与垂直直径的比值。

正常的 RV 生理学

RV 收缩有三个独立机制，第一个是游离壁向内运动，随后是深层纵向肌纤维收缩将三尖瓣环拉向心尖，最后牵引游离壁从 LV 收缩产生前向搏出。正常基线 RV 射血分数（RVEF）的范围为 40%～76%，并根据负荷条件而变化[7]。

与 LV 一样，RV 功能受到前负荷、后负荷及收缩力的影响。压力-容量曲线的变化可以很好地说明这种复杂关系。当 RV 压力遇到低肺动脉压时，肺动脉瓣在收缩早期就开放，因而 RV 压力-容积环更接近三角形。由于等容收缩期时间短，因此与正方形 LV 容积环相比，RV 环为三角形。这也暗示了 RV 主要靠容积变化输出功[11]（见图 3.2）。

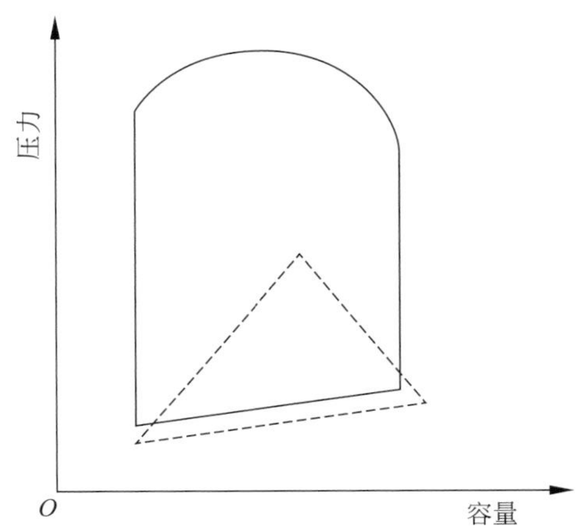

图 3.2 LV（实线）的方形压力-容量环和 RV（虚线）的三角形压力-容量环

收缩末期压力-容量关系的斜率称为心室弹性，是一种相对负荷无关的心室收缩力测量。Dell'Italia 证明正常的最大 RV 弹性为（1.3 ± 0.84）mmHg / mL，比 LV 低 4 倍。因此，RV 比 LV 更加后负荷敏感[12]，这在急性病例（如大范围肺栓塞）中得到证实，RV 搏出量因肺动脉压的突然增加而显著降低。

与 LV 类似，基于 Frank-Starling 原理，在正常 RV 当前负荷增加会改善收缩力。然而，在右心衰时曲线变平并向下和向右移动，展示了 RV 输出随着前负荷的增加而下降（见图 3.3）。

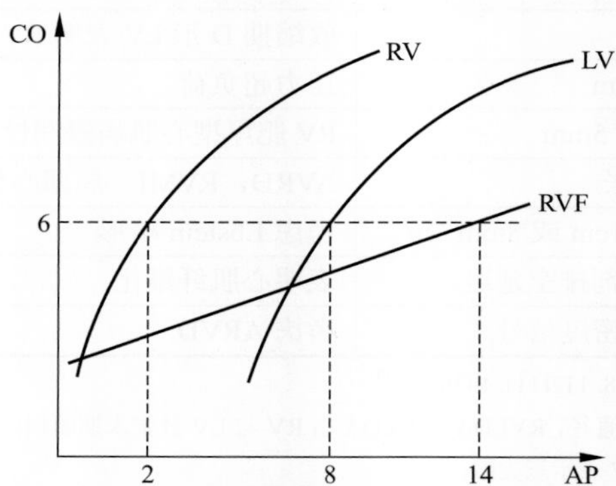

图 3.3 RV 和 LV Starling 曲线的比较。LV 需要更高的心房充盈压（AP）以产生相等的心输出量（CO）。在右心衰（RVF）时，曲线向下和向右移动

心包包住两个心室，在正常情况下是心室过度扩张和病原体入侵重要保护屏障。此外，它还对两个心室产生舒张相互依赖效应[13,14]。Bernheim 首先假设了心室间关系的重要性[15]。Henderson 和 Price 后来证明一个心室的容量和压力负荷减少了另一个心室的输出[16]。1956 年 Dexter 临床证实了房间隔缺损患者发生 RV 压力和体积超负荷后 LV 功能恶化。Bernheim 提出一种称为“Bernheim 逆效应”的现象，他假定室间隔向左移位导致 LV 充盈受损[17]（见图 3.4）。

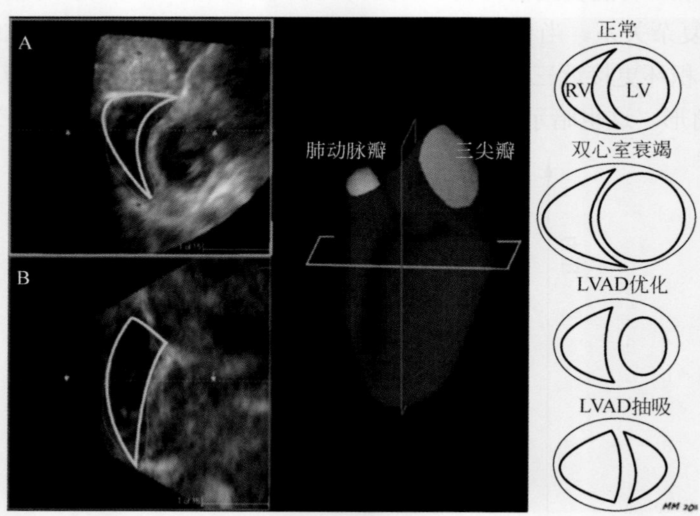

图 3.4 RV 大小和功能。显示从三尖瓣[TV]到肺动脉瓣[PV] 的右心室三维食道超声重建的两个垂直部分。横断面[A]显示新月形状，冠状面[B]显示三角形。不同临床情况下收缩期左右心室取决于室间隔位置（经 Meineri M, Van Rensburg AE, Vegas A 许可转载。Right ventricular failure after LVAD implatation: prevention and treatment. Best pract Res Clin Anaesthesiol. 2012）

测量正常 RV 功能

临床上已经使用多种方法来测量 RV 功能。心脏 MRI 是评估 RV 舒张和收缩容量以及 RVEF 最准确的工具[7]。MRI 显示 RVEF 范围为 47%～76%。不经常使用的技术是放射性核素血管造影术，RVEF 通常为 40%～45%。超声在评估中最不准确但临床上最常用。可以使用 Simpson 规则的二维超声评估，其与 MRI 关联性较好，这取决于图像的质量。四腔心切面可以测量 RV 分数变化区域并结合到大多数超声报告中。三尖瓣环平面收缩期偏移（TAPSE）是 RV 收缩功能的另一种有用的定量测量[18,19]。RV 心肌性能指数，等容时间间隔与心室射血时间的比率，不涉及心室几何形状，并且是与负荷无关的 RV 功能测量。组织多普勒成像也允许定量 RV 评估；心肌应力和斑点追踪分析也可用于评价 RV 功能[20,21]（见表 3.2）。

表 3.2 RV 功能超声心动图指数，RV 收缩性指数

功能参数	正常值	负荷依赖 [a]	临床使用
RVEF, %	61% ± 7% (47%～76%)	+++	临床验证，广泛接受
	> 40%～45%		心肺疾病的预后价值
RVFAC, %	> 32%	+++	与 RVEF 有很好的相关性
			MI 和旁路手术的预后价值
TATSE, mm	> 15	+++	测量简单，不受心内膜边界识别的限制：与 RVEF 有良好的相关性
Sm 环形，cm / s	> 12	+++	RVEF < 50%时敏感性和特异性均很好
应力	基部: 19 ± 6	+++	与每搏量相关
	中：27 ± 6		
	顶端：32 ± 6		
应力率，S-1	基础：1.50 ± 0.41	++	与收缩力相关
	中：1.72 ± 0.27		
	顶端：2.04 ± 0.41		
RVMPI	0.28 ± 0.04	++	非几何指数，收缩和舒张功能指数，PH 和 CHD 的预后价值
d*P* / d*t* max，mmHg / s	100～250	++	不是可靠的收缩指数
			评估前负荷变化趋势方向变化更有用
IVA, m / s^2	1.4 ± 0.5	+	有希望的新的无创性收缩指数，用于 CHD 的研究
最大 RV 弹性，mmHg / mL	1.30 ± 0.84	+	最可靠的收缩指数

Haddad, F., et al., Circulation, 2008. 117(11): p.1436-48. [7]

RVFAC 表示 RV 分数面积变化；MI 表示心肌梗死；TAPSE 表示三尖瓣环平面收缩期偏移，Sm 表示三尖瓣环水平组织多普勒最大收缩速度；RVMPI 表示 RV 心肌灌注指数；PH 表示肺动脉高压；CHD 表示先天性心脏病。

[a] 表示负荷依赖的一般指标。

有创血液动力学检测是评估 RV 功能的金标准，并且可以从慢性 RV 功能障碍中梳理出急性 RVF。直接测量 RA、RV 和 PA 压力可以明确不确定的非侵入性数据。RV 每搏指数（RVSWI），肺动脉搏动指数（PAPi）、RA 与肺毛细血管楔压比均已用于测量 RV 功能[22]并预测 LVAD 植入后的右心衰。在得克萨斯心脏研究所，我们常规使用无创参数，包括 TAPSE、

组织多普勒成像（TDI）、PAPi 和 RA / PCWP 比率以帮助临床决策（见表 3.3）。

表 3.3 使用血液动力学参数评估正常 RV 性能

参数	公式	理想值
RV 大小	N / A	RVEDV < 200mL, RVESV < 177mL
中心静脉压（CVP）	N / A	< 15mmHg, 5mmHg < PCWP
肺动脉压差（TPG）	MPAP – CVP	< 15mmHg
肺血管阻力（PVR）	MPAP – CVP / CO	> 4WU
RV 每搏指数（RVSWI）	MPAP – CVP × (CI / h)	> 300～600mmHg mL / m^2
肺动脉压力指数（PAPi）	PASP – PADP / CVP	> 2
右房压与肺毛细血管楔压比	CVP / PCWP	< 0.7

注：MPA 表示平均肺动脉压，CO 表示心输出量，RVEDV 表示 RV 舒张末期容积，RVESV 表示 RV 收缩末期容积，PASP 表示肺动脉收缩压，PADP 表示肺动脉舒张压。

右心衰竭定义

由于在不同出版物中使用不一致的标准，RVF 的定义仍然模糊不清。一些作者将 RVF 描述为术后 14 天需要静脉注射正性肌力药物或肺血管扩张剂治疗和/或需要 RVAD，而其他人则将其定义为需要 RVAD。也有人仍然使用以下两个以上血流动力学参数来定义 RVF：中心静脉压大于 16mmHg，平均动脉压低于 55mmHg，心脏指数小于 2.0L / (min·m^2)，正性肌力药物 > 20 单位，混合静脉饱和度低于 55%，均无心包填塞[23-28]。

INTERMACS 建议右心衰诊断需要有临床症状，即发现中心静脉压升高（右心导管检查右心房压力> 16mmHg，下腔静脉显著扩张，超声心动图无吸气变异，颈静脉压升高）和 CVP 升高（表现为外周水肿，体检或影像检查提示腹水和肝肿大、肝脏总胆红素恶化的实验室证据> 2.0mg / dL、肾功能不全或肌酐 > 2.0mg / dL）[29]，如表 3.4 所示。

表 3.4 机械辅助循环支持的机构间定义的右心室衰竭

机构间辅助循环支持定义右心室衰竭	
RVF 定义	持久性 RVF 的症状或发现具有以下两个特征：
	- 右心导管检查提示右房压 > 16mmHg
	- 下腔静脉显著扩张，超声心动图无吸气变异
	- 颈静脉压升高
	CVP 升高的表现为：
	- 周围水肿（> 2+）
	- 体检或诊断成像时的腹水或肝肿大
	- 肝功能恶化（总胆红素 > 2.0mg / dL）或肾功能不全（肌酐 > 2.0mg / dL）
严重程度	
轻度	患者符合 RVF 的两个标准加上：
	- VAD 植入术 7 天后不再应用正性肌力药物、吸入一氧化氮或静脉血管扩张剂
	- VAD 植入术 7 天后不再继续使用正性肌力药物

续表

机构间辅助循环支持定义右心室衰竭	
中度	患者符合 RVF 的两个标准加上：
	- VAD 植入术后第 7 天至术后第 14 天持续应用正性肌力药物、吸入一氧化氮或静脉血管扩张剂，并符合下述 RVF 的两个标准：
	- CVP 或右心房压力 > 16mmHg
	- VAD 植入后 14 天以上，需要正性肌力药物、吸入一氧化氮或静脉血管扩张剂
重度	患者符合 RVF 的两个标准：
	- CVP 或右心房压力 > 16mmHg
	- VAD 植入后任何时候需要右心室辅助装置
严重急性	VAD 植入住院期间以 RVF 为主要原因的死亡

右心衰的原因很多，与 LV 类似可以是收缩期和舒张期。RV 可以适应前负荷增加，但它对后负荷增加和 PA 压力升高很敏感[29,30]。由于左侧功能恶化引起 PA 压力增加，肺动脉瓣开放延迟，导致 RV 做功和氧耗增加，进而导致 RV 进行性扩张、室壁应力和冠状动脉灌注压受损。随着扩张加重、几何形状变化导致三尖瓣环扩张、瓣叶对合不良引起功能性三尖瓣反流。室间隔运动异常也会影响 IVS 功能[29,30]。随着时间的推移，如果心力衰竭仍未得到治疗，心肌细胞应激和肥大会导致不可逆转的细胞凋亡[29]。

阻塞性冠状动脉疾病引起的 RV 梗死是另一种机制，虽然 MI 后右室梗死发生率较低且通常是由于孤立的下壁 MI 引起的，但可导致 RVF。与缺血性 LV 衰竭相比，缺血性 RV 衰竭发生率较低的原因可能是心肌数量少、RV 壁应力和每搏做功小，需要较低的静息冠状动脉血流和氧摄取[31]。

LVAD 植入术后右心衰竭的病理生理学研究

LVAD 植入后右心衰是由潜在风险因素导致的一系列复杂事件引起的。有多种机制与其相关，LV 减压和心输出量增加使 RV 静脉回流增加；包括输血在内的术中容量复苏使 RV 前负荷增加导致 RV 失代偿加重[32]；在 LVAD 高转速下室间隔过度向左移位会导致室间隔（IVS）形态异常，由于 IVS 对 RV 输出的贡献丧失也会使 RV 功能恶化[33]。

体外循环时间延长、冠状动脉缺血和/或未行冠状动脉旁路移植或冠状动脉栓塞导致的缺血性损伤是另一种机制。晚期 HF 患者中有 30%～64%会伴有三尖瓣关闭不全，LV 减压后会有所改善[34,35]。然而，扩张的三尖瓣环或瓣膜关闭不全在 LV 减压和增加前负荷后会使 TR 加重。严重的 TR 因右侧容量超负荷和 RV 射血减少进一步导致右心衰。虽然 LV 减压后肺动脉压力改善，但是围手术期与缺血相关的肺动脉内皮损伤和与输血相关的肺损伤通常反过来增加肺血管阻力而导致右心衰。

LVAD 植入术后超过 20%的患者出现室上性心律失常，可以使右心衰发生风险增加 2 倍[36]。类似于心室颤动的恶性心律失常可以使心输出量下降 32%。因此，术后反复室速会对 LVAD 患者的 RV 功能产生不良影响，应尽可能避免[37]。

预测 LVAD 植入术后右心衰竭

在过去的 30 年中，许多机构致力于确定法则和风险评分以预测 LVAD 植入后的 RVF。早期识别高危患者仍然很重要，因为它允许制定避免右心衰的策略。不幸的是，大多数风险评分来自回顾性、小型单中心经验，提供了预测因子的可变范围，包括血流动力学、超声心动图、生化、术中和术后参数，没有可靠预测 RVF 的单一模型。许多早期研究在 BTT 队列中纳入了搏动装置，因此没有准确反映当前 CF-VAD 时代的结果。此外，许多评分在实际应用中显示可靠性不高[38]。在我们的研究中心，我们注意到与白细胞增多症和血小板减少症相关的术前全身性炎症综合征可能导致右心衰。

血液动力学模型

Fukamachi 等报道在 HeartMate ⅩⅤE 搏动 LVAD 植入术后，100 名患者中有 11 名需要 RVAD 支持。在小 BSA 的年轻和女性患者及心肌炎患者中，RVAD 的使用显著增加。术前心脏指数、RV 射血分数或右心房压力不同组间无显著差异。术前平均肺动脉压（PAP）和 RV 每搏指数（RVSWI）低与术后 RVAD 的需求相关。RVAD 组的移植存活率较低，为 27%，无 RVAD 组为 83%。应用连续血流 LVAD（CF-LVAD）后，右心衰的发生率和根本机制发生了变化[39]。

采用右心室衰竭风险评分（RVFRS）评估了 197 名接受 HM Ⅱ CF-LVAD 植入的患者。68 例（35%）并发术后右心衰。需要血管加压药物、天冬氨酸氨基转移酶升高（> 80IU / L）、胆红素（> 2.0mg / dL）和肌酐（> 2.3mg / dL）都是右心衰的独立预测因子。RVFRS 为 3.0，4.0～5.0 和 5.5 患者发生右心衰的比率为 0.49（95%置信区间[CI]，0.37～0.64）、2.8（95%CI，1.4～5.9）和 7.6（95%CI，3.4～17.1），180 天的生存率分别为 90% ± 3%、80% ± 8%和 66% ± 9%（$P < 0.0045$）[40]。表 3.5 列出了不同的研究和右心衰风险模型。

HeartMate Ⅱ风险模型是针对 484 名患者的唯一大型多中心研究模型，他们都接受了 CF-LVADs，其结果适用于当代。试验中的 RVF 分为三组：第 1 组术后需要 RVAD 支持，第 2 组需要使用正性肌力药物支持少于 14 天，第 3 组植入后需要正性肌力药物多于 14 天。第 1 组和第 2 组一起构成“早期 RVF”队列，第 3 组定义为“晚期 RVF”。RVF 的累积发生率为 20%，13%的患者是早期 RVF，晚期 RVF 的发生率为 7%。采用该模型发现 CVP / PCWP > 0.63、术前呼吸机支持和 BUN > 39mg / dL 是 RVF 的独立预测因子。无 RVF 患者 1 年生存率（79%）优于需要 RVAD 的患者（第 1 组，59%；*P* 1/4 0.004）或正性肌力药物服用者（第 2 组，56%；*P* 1/4 0.007），而晚期使用正性肌力药物的患者没有差异（第 3 组，75%；*P* 1/4 0.81）。早期 RVF 患者生存率下降在分组 Kaplan-Meier 生存曲线中很明显（见图 3.5）。需要 RVAD 的患者住院时间长于没有 RVF 的患者（32 天对 22 天，$P < 0.001$）。那些在 LVAD 植入后使用正性肌力药物超过 14 天和晚期需要药物支持患者的平均停留时间分别为 35 天和 32 天。因此，RVF 导致住院时间明显长于没有 RVF 的患者（$P < 0.001$）[26]。该试验表明，以静息 RAP 与 LAP 高比率为特征的术前 RV 功能障碍的患者，在 LVAD 植入后 RVF 风险更高，因此需要更密切的监测。此外，具有确定的急性器官功能障碍，尤其是与全身性炎症综合征相关的患者，也是非常高风险的 LVAD 候选者。

表 3.5 评估 LVAD 植入后右心衰的血流动力学参数的临床试验（经许可转载[47]）

研究	N	VAD 类型	RVF 定义	RVF 率	风险因素/分数	结果
Ochai [27]	245	100% 搏动泵	需要 RVAD	9%	术前循环支持（OR 5.3）	
1991—2001					女性（OR 4.4）	
BTT 98%					非缺血性病因（OR 3.3）	
Drakos[40]	175	86% 搏动泵	需要 RVAD；正性肌力药物≥14 天；iNO 吸入≥48 小时	44%	（每项 1 分）	LVAD 后 365 天生存率：
1993—2008		14% 连续泵			目的疗法（OR 3.31）	≤5.0 = 83%
单中心					正性肌力药物依赖（OR 2.47）	5.5～8.0 = 77%
回顾性分析					肥胖（BMI≥30kg / m^2）（OR 1.99）	8.5～12.0 = 71%
BTT 58%					IABP（OR 3.88）	≥12.5 = 61%
					PVR	RVF 风险评分：
					1.8～2.7Wu（OR 1.95）	≤5.0 = 11%
					2.8～4.2Wu（OR 3.01）	5.5～8.0 = 37%
					≥4.3Wu（OR 4.14）	8.5～12.0 = 56%
					ACE 或 ARB（OR 0.49）	≥12.5 = 83%
					β-受体阻滞剂（OR 1.60）	
Fitzpatrick[41]	266	98% 搏动泵	需要 RVAD	37%	心脏指数（≤2.2 L / (min·m^2)）（OR 5.7）分数 18	总分≥50 预测需要 BiVAD
1995—2007		2% 连续泵			RSWI≤0.25 mmHg / (L·m^2)（或 5.1）分数 18	
单中心					VAD 植入前重度 RV 功能障碍（OR 5.0）分数 16	
回顾性分析					术前肌酐≥1.9 mg/dL（OR 4.8）分数 17	
					有过心脏手术（OR 4.5）分数 16	
					SBP≤96 mmHg（OR 2.9）分数 13	
Dang[23]	108	100% 搏动泵	需要 RVAD；正性肌力药物和/或肺血管扩张剂≥14 天	39%	术中升高（OR 1.2）	
1996—2004						
BTT 73%						
Matthews [25]	197	86% 搏动泵	需要 RVAD/ECMO；正性肌力药物≥14 天；iNO 吸入≥48 小时或出院使用正性肌力药物	35%	使用血管增压药物（OR 3.9）分数 4	术后 180 天评估 RVFRS
RVFRS		14% 连续泵			AST≥80 IU/L（OR 2.1）分数 2	总计：
1996—2006					胆红素≥2 mg/dL（OR 2.4）分数 2.5	≥5.5 = 66 ± 9%
单中心					肌酐≥2.3 mg/dL（OR 2.9）分数 3	4.0～5.0 = 80 ± 8%
回顾性分析						3.0 = 90 ± 3%
BTT 94%						

续表

研究	N	VAD 类型	RVF 定义	RVF 率	风险因素/分数	结果
Alturi [28] 2003—2011 CRITT 评分	218	59% 搏动泵 41% 连续泵	需要 RVAD	23%	（每项 1 分）	分数 0～1：仅用 LVAD
					CVP > 15（OR 2.0）	分数 2～3：药物支持下仅用或需要 RVAD
					RV 重度功能障碍（OR 3.7）	分数 4～5：需要 BiVAD
					术前机械通气（OR 4.3）	
					重度三尖瓣关闭不全（OR 4.1）	
					心率 > 100 次 / min（OR 2.0）	
Kormos [26] 多中心 2005—2008 回顾性分析 HM II BTT 试验 BTT 100%	484	100% 连续泵	需要 RVAD，正性肌力药物≥14 天，术后 14 天后持续使用正性肌力药物	20%	CVP/PCWP > 0.63（OR 2.3）	365 天生存率
				早期 RVF13%	术前机械通气（OR 5.5）	无 RVF = 78%
					BUN > 39 mg/dL（OR 2.1）	早期 RVF = 59%

CRITT 评分[C] CVP [R] RV 功能障碍[I]术前气管插管[T]三尖瓣反流[T]心动过速；RVFRS 表示右心衰风险评分；ACEI / ARB 表示血管紧张素转换酶抑制剂/血管紧张素受体阻滞剂；iNO 表示吸入一氧化二氮；RSWI。

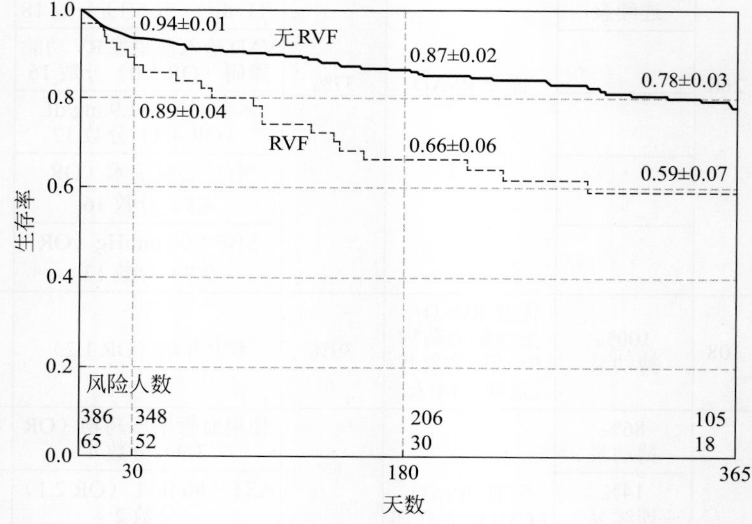

图 3.5 采用 HeartMate Ⅱ LVAD 显示 RVF 患者 1 年生存率（修改自 Kormos 等[26]）

超声心动图模型

与血液动力学参数类似，多个超声心动图模型用于预测 LVAD 后 RHF。Fitzpatrick 等人将术前超声 RV 功能分级为无、轻度、中度或重度。他指出除了右心室每搏指数（RSVWI）

外，严重的术前 RV 功能障碍是 BiVAD 植入的最强预测指标之一[41]。但由于检测者之间可能存在显著差异，因此超声心动图 RV 功能的半定量评估很难再现。三尖瓣环平面收缩期偏移（TAPSE）是右心室功能的有效参数。Puwanant 等回顾了 33 例患者的术前超声参数，指出 TAPSE < 7.5mm 与 RVF 风险增加有关，特异性为 91%，敏感性为 46%。鉴于样本数量少且一半以上是搏动式设备，CF-VAD 的结果外推仍然有限[42]。RV / LV 直径比可以替代不成比例的 RV 重塑，类似于 CVP / PCWP 比率。在一项涉及 115 名 CF-VAD 患者的研究中，在经食道超声心动图上测量了 RV-LV 舒张直径（*R* / *L*）比值。*R* / *L* 比值为 0.72（$P < 0.0001$）的患者发生 RVF 的优势比为 11.4[24]（见图 3.6）。另一项使用经胸超声心动图的试验显示当 *R* / *L* 直径比≥0.75 时 RVF 增加 5 倍。*R* / *L* 直径比≥0.75（AUC = 0.68）与 Matthews（AUC = 0.69）[25]和 Kormos（AUC = 0.63）[26]风险评分系统一样适合单独预测 RVF 以及 RVF 与死亡的复合结果[43]。

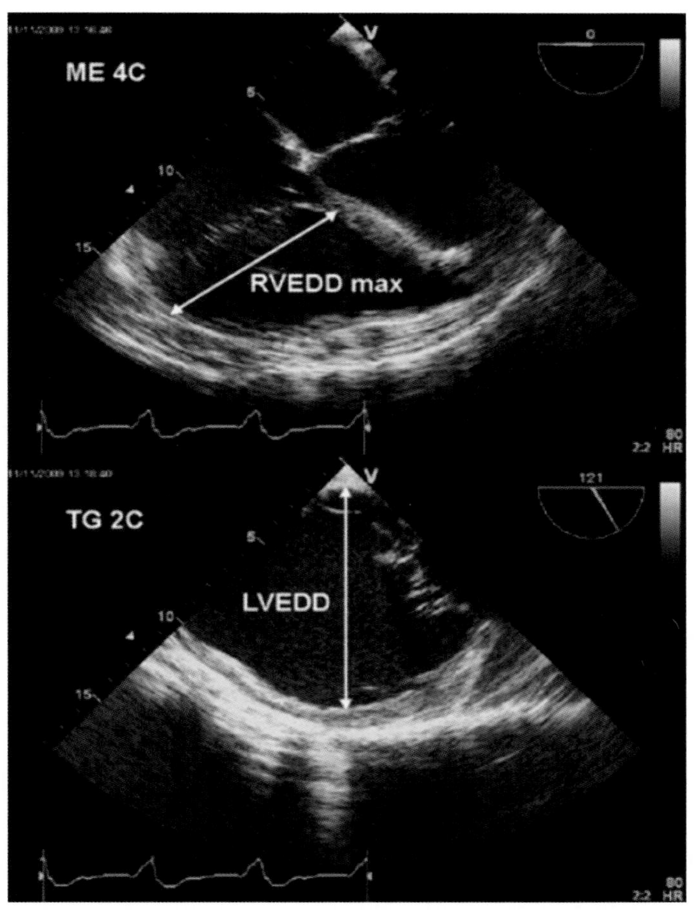

图 3.6 上图：食管中段（ME）四腔视图用于测量右心室最大舒张末期直径（RVEDD max）。下图：用于测量左心室舒张末期直径（LVEDD）的经胃（TG）双腔视图。两个参数都用于 *R* / *L* 比率计算。*R* / *L* 比率>0.72 与 RVF 相关（经 Kukucka M 等人[24]许可转载）

应变成像是一种与负载无关的测量 RV 功能的技术。尽管数据有限，但许多小型研究表明根据 RV 峰值及游离壁纵向应力降低可能预测 RVF[21]。在一项小型研究中对 19 名患者使用斑点跟踪超声心动图评估 LVAD 植入前后的 RV 性能，发现植入前应变值最低的患者植入后功能较差[44]。定量 3D 超声心动图（3DE）是用于 LVAD 前 RV 评估的有前途的方法。与 RVF 相关的超声心动图指数包括 3DE 指数 RV 舒张末期和收缩末期容积（RVEDVI 和 RVESVI）、RV 射血分数（RVEF）。在一项小型研究中，发现术前 RV 容量与连续血流 LVAD 受者的 RVF 相关，独立于 RV 功能（RVSWI）的血流动力学相关因素[45]。

预防右心衰竭

基于对 RV 生理学的理解，许多机构已经制定了预防 LVAD 后 RHF 的策略。这些策略是多因素的，因为与患者选择相关的变量决定了手术前医疗计划的需要和类型。这可以认为是优化患者进行 LVAD 植入的评估。接下来是我们在得克萨斯心脏研究所（THI）的实践，本章前面的大部分讨论都已经提到，它不应被视为指南或标准治疗，而是对医务人员治疗这些复杂患者的建议。

前负荷优化

在 Cordtz 等人的一项研究中，LVAD 植入后导致 RVF 的病理生理学变化是在术后早期开始的，因为 RVF 发生与植入后即刻心脏指数有关[46]。基于前面提供的数据和我们的临床经验，我们制定了统一流程以优化 LVAD 植入前的 RV 功能。

对于有 RVF 风险的患者，建议采用肺动脉导管进行术前血流动力学评估和容量优化。RV 容量依赖心室，优化中心静脉压（CVP）是降低 RVF 风险的关键。积极利尿及必要时血滤的容量优化是治疗的主要方法。CVP> 16 mmHg 与术后 RVF 有关[25,40,47,48]。在我们的机构采用积极的利尿方案，包括袢利尿剂输注联合噻嗪类利尿剂，以多目标方法阻断肾小管。

除了增加尿量外，还应尝试通过在手术前纠正凝血功能障碍来限制手术期间的血液输入以减少与 SIRS 相关的 PVR 升高。单中心研究显示，使用搏动性 LVADs，术前给予维生素 K 可减少出血和血液输入的需要[49,50]。对已知的凝血功能障碍，应在术前结合临床病理会诊意见纠正出血倾向。

降低后负荷

对 RV 后负荷的优化可以进一步改善血液动力学并帮助脱离体外循环和关胸。如前所述，RV 对后负荷非常敏感，有些报道表明 LVAD 植入后敏感性会进一步增加[51,52]。在 LVAD 植入之前尝试降低 PVR 可以降低 RVF 的发生率并且有可能获益[48,49]。包括吸入一氧化二氮（iNO）和磷酸二酯酶-5 抑制剂在内的肺血管扩张剂已用于术中和术后 RV 后负荷优化。一项前瞻性、随机、双盲、安慰剂对照、多中心试验表明，iNO 从停用心肺转流术（CPB）开始持续应用到 LVAD 植入后 48 小时可降低平均肺动脉压（mPAP）并增加 LVAD 血流，但并未降低 RVF 的发生率。最大的益处见于停用 CPB 期间平均肺动脉压较高且泵流量较低的患者[53]。西地那非是磷酸二酯酶-5A（PDE5）抑制剂，具有肺动脉血管扩张特性。与对照组患者相比，在植入 LVAD 后持续性肺动脉高压患者中，使用西地那非可显著降低 PVR[54,55]。最近的全面评价指出，PDE5 抑制剂可减少 LVAD 植入后 RV 衰竭的支持证据不足[56]。最后，应在围术期和术后早期采取避免肺血管阻力突然升高的策略，包括缺氧、高碳酸血症或严重酸中毒。在 THI，对我们所有患者采用术中 iNO，术前大多数患者口服磷酸二酯酶抑制以优化 PVR，并持续到术后。

正性肌力药物支持

对于疲劳、扩张的 RV，围术期正性肌力药物支持对于预防术后 RV 衰竭非常重要。米力农和多巴酚丁胺是两种批准用于心脏支持的正性肌力药物。米力农是一种静脉注射 PDE3 抑制剂，通过提高心肌细胞内 cAMP 水平来改善心输出量。它的半衰期长，对心率影响小。它对体肺血管床的血管舒张可导致大剂量时的低血压，限制其在许多情况下的使用。由于毒性风险，肾功能不全患者需要调整剂量。多巴酚丁胺是一种半衰期短的 β-1 激动剂，它会增加心肌收缩力和心率，伴有一些低血压。对于没有使用正性肌力药物的稳定患者，由于负性肌力作用，我们研究所建议在围术期避免使用 β 受体阻滞剂。

血管加压剂在 LVAD 植入后的特定情境如低血压和术后血管麻痹条件下应审慎应用。肾上腺素和多巴胺是两种常用于 LVAD 植入后血管扩张性休克药物。它们还具有一些正性肌力特性，并通过小动脉和内脏血管收缩来增加血压。我们试图限制正性肌力药物使用的总持续时间，因为临床试验中其与死亡率增加有关。在得克萨斯心脏研究所（THI）的正性肌力药物停用策略首先是停用血管加压剂。在此期间积极利尿，同时上调 PDE5。一旦达到临床满意容量（BUN / Cr 比率增加且 MvO2 > 60%），在几天内完成停用正性肌力药物。

窦性心律和 AV 同步在右心室功能中很重要。缺乏窦性心律导致 RV 机械功能不理想[7]。有强有力的证据表明，在适当的患者群体（LBBB，QRS > 150，NYHA Ⅲ-Ⅳ级）中进行心脏再同步治疗可改善 LV 和 RVEF 以及 NYHA 症状。

临时机械循环支持

尽管 LVAD 植入后采取了所有必要的预防措施，仍可能发生 RVF。在这种情况下，及时识别和手术支持对于改善长期结果至关重要。与急诊植入相比，选择性 RVAD 植入与更好的长期生存相关[57]。小型研究显示，在 LVAD 植入同时植入 RVAD 可以提高移植的存活率[58]。

经皮心室辅助装置（pVAD）是 THI 药物治疗的重要辅助手段。在我们的机构，LVAD 植入前常规应用机械循环支持优化血液动力学和终末器官功能。主动脉内球囊反搏（IABP）与术后心源性休克时 RV 功能障碍的改善有关[59]，它还可以改善 RV 压力超负荷患者的 LV 和 RV 血流动力学[60,61]。我们利用球囊泵作为选择性持久性 LVAD 植入和患有慢性进行性心源性休克重症 ICU 患者的决策过渡。我们的经验类似于之前发表的文章[49]，IABP 改进了 MPAP、PCWP 和 RV 几何形态。

严重的双心室心力衰竭仍然是一个困难的情况，需要在 VAD 时代进行复杂的管理。在一项小型单中心研究中，Ntalianis 等在 15 名高危患者（INTERMACS Ⅰ或Ⅱ）中证明无鞘股动脉 IABP 的延长使用（平均持续时间为 73 天）可以改善 RAP、PAP 和心脏指数以及 RVF 超声心动图指数（RVSWI ，TAPSE）。过渡到 LVAD 植入的 6 名患者（40%）中没有一人发生植入后 RVF，其中 3 名停用 IABP 的患者在 IABP 移除后 6 个月保持了令人满意的 RV 功能。一项有趣的发现指出，早期休克患者似乎从 IABP 中获益最多[62]。在圣路易斯华盛顿大学，54 名在 LVAD 植入之前患有心源性休克的患者在 IABP 辅助下临床稳定，VAD 植入后的结果与没有植入并需要升级治疗的患者相比有所改善[63]。

入口简单、血管口径匹配，股动脉穿刺 IABP 在紧急情况下有用但还有明显的局限性。由于需要肢体固定，对患者行走的限制经常导致显著失调。另一种方法是腋动脉或锁骨下动脉（SCA）IABP 插入。在芝加哥大学单中心研究中，Tanaka 等人证明了锁骨下（SCA）IABP 的益处。70 例接受 SCA IABP 治疗的患者中有 90%接受了移植、LVAD 或恢复[60]。中位使用 21 天的 CVP、肺动脉压、楔压、肾功能以及心脏指数的统计学显著改善。此外，使用腋动脉球囊泵，患者能够走动并保持肌肉张力。在我们机构 INTERMACS Ⅱ级患者广泛使用 IABP。Imamura 等人还描述了在 LVAD 植入前一周，在所有 INTERMACS Ⅱ患者中插入 IABP 的类似实践。他们证明与匹配的对照组相比，接受 IABP 治疗的患者 ICU 停留时间更短、灌注标志物改善，并且治疗成本更低[64]。

对于不适合 IABP 或急性严重休克患者我们使用 Impella pVAD（Abiomed）设备作为决策过渡或 LVAD 过渡。Impella 可以降低 PA 压力，因此可以给 RV 提供一段时间预适应流量。Impella RP（Abiomed） 是一种小型微轴经皮插入式泵，专为短期 RV 支持而设计，可协助决定长期持久支持，无需进行植入手术[65]（见图 3.7）。Impella CP 是一种左侧 pVAD，经主动脉瓣插入 LV 以优化 LV 舒张末期压力。鉴于该装置提供全心输出量的能力有限，其在 RVF 中的效用是值得怀疑的。

Impella 5.0（Impella）是一种更大的 pVAD，可以提供高达 5L / min 的流量并且对心源性休克患者提供全心脏支持。其主要限制仍然是需要进行手术/血管移植物植入。在一项涉及 90 名患有肾功能异常或临界 RV 功能患者的研究中，40 名患者接受了 Impella5.0 pVAD，其中 75%存活至移植或 LVAD。在存活到植入 LVAD 的人中，87%存活至出院[66]。Hall 等人在达拉斯贝勒大学医疗中心和 Ochsner 诊所使用 Impella5.0 作为心源性休克和高 MELD 评分患者的首选设备。他们的数据显示改善的血流动力学和终末器官功能，而且得到改善的 MELD 评分证实[66,67]。

类似于腋动脉 IABP[68]，如果血管口径足够，可通过腋动脉使用外科血管移植插入 pVAD[69]（见图 3.8）。在 THI，我们利用 Impella 5.0 作为决策过渡和移植过渡。对于进行性心源性休克和多器官功能衰竭的患者，我们还经常将 IABP 的支持升级为腋动脉 Impella 5.0。

对于难治性休克和需要升级的治疗，CentriMag（Thoratec，Pleasanton，CA）[70]和 TandemHeart（CardiacAssist Inc.，Pittsburgh，PA）[65]已成功用于临时 RV 支持。两者都需要手术植入。长期耐用的双心室支持选项包括 Thoratec PVAD 和 Syncardia Total Artificial Heart 作为 BTT 策略的救助选项。TAH 作为移植桥梁的使用表明，在一项小型观察性前瞻性研究中，移植的存活率为 79%，未接受 TAH 的患者为 46%[71]。目前这尚未批准用于目标治疗，关于 RVAD 耐久性的详细讨论将在后面继续讨论。

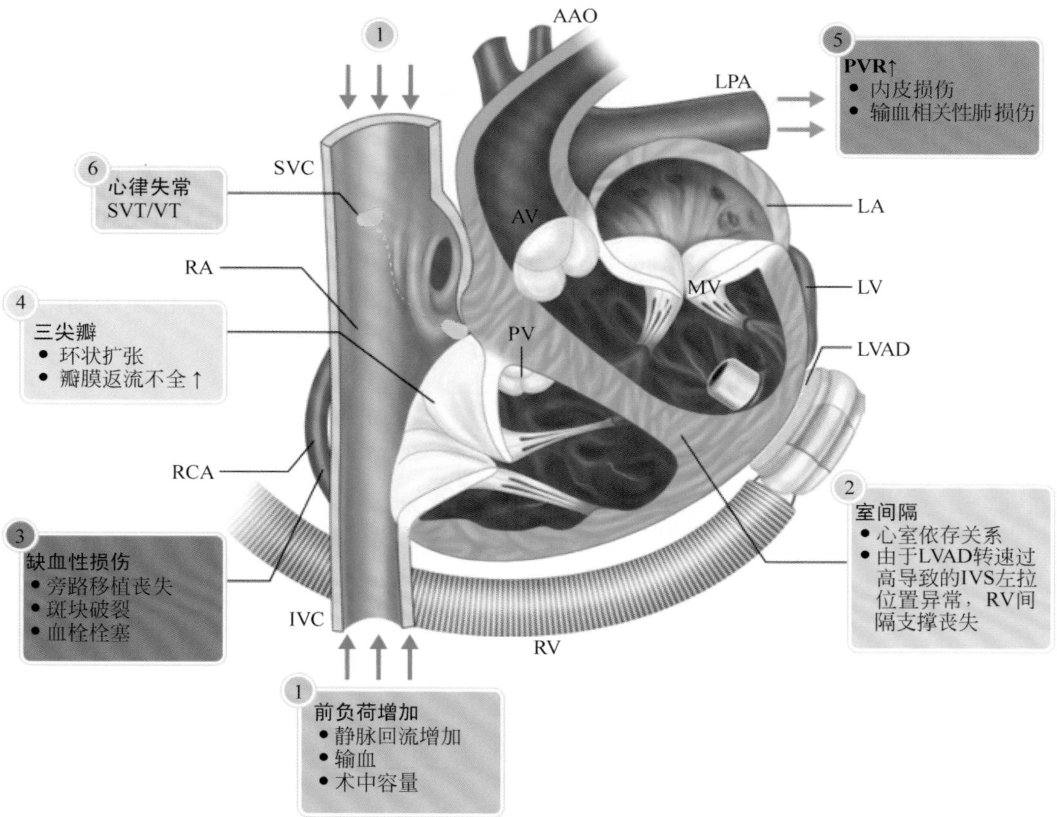

图 3.7 LVAD 植入后 RV 衰竭的病理生理状况

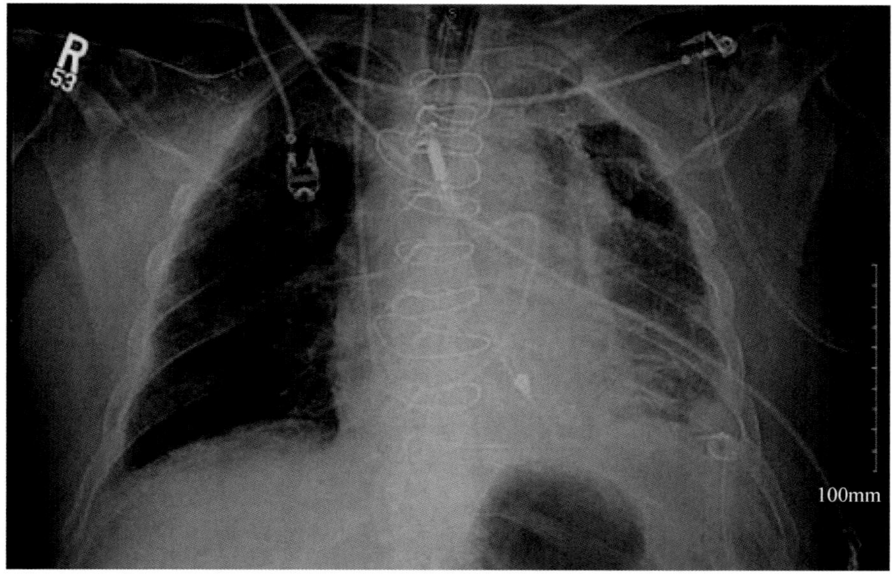

图 3.8 患者的胸部 X 光片显示经主动脉瓣插入左心室的 Impella 5.0 泵，以及从右腋动脉出来的驱动电缆（经许可转载 Ann Thorac Surg. 2008，85（4）：1468-1470）

结论

在 LVAD 植入之前优化右心室功能是重要的，并且应该针对每个患者进行个体化优化。早期识别高风险患者仍然是避免 RV 衰竭的关键。不幸的是，大多数 RVF 风险评分来自小型单中心回顾性试验，这类试验提供了可变范围的预测因子，但没有单一模型可靠地预测 RVF。CVP / PCWP 比率 > 0.63、术前呼吸机支持和 BUN> 39mg / dL、超声心动图检查 TAPSE < 7.5mm 可能是 RVF 的最强预测因子。RV 衰竭围手术期处理包括前负荷优化、降低后负荷和正性肌力药物支持。尽管采取了所有必要的预防措施，RVF 仍然可以发生，快速识别比早期 RVAD 植入有助于改善长期预后（见图 3.9）。

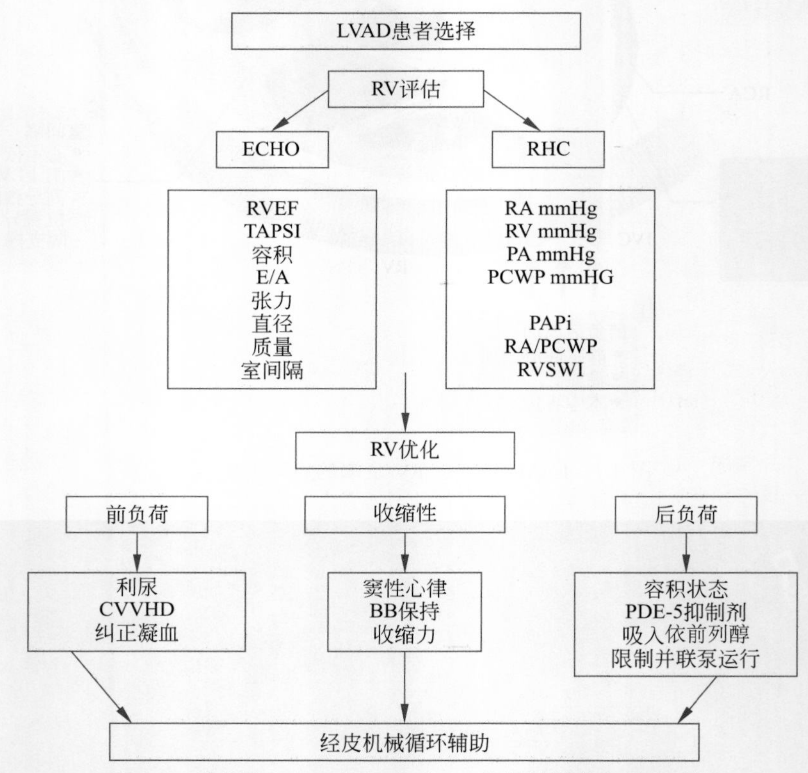

图 3.9 推荐的 LVAD 植入术后 RV 衰竭的预防和治疗法则

在未来可期待的是微创手术和非体外 pVAD 植入以减少右心衰竭问题。心力衰竭的机械支持将持续进步并通过临床研究和实践以改善结果并推动创新。预计该领域的机构间合作将进一步推动这一增长。结合该领域快速的发展创新，相信未来可能会显著改善 RVF 的相关结果。

参考文献

[1] Heidenreich PA, Albert NM, Allen LA, et al. Forecasting the impact of heart failure in the United States: a policy statement from the American Heart Association. Circ Heart Fail. 2013; 6(3): 606-19.

[2] Rose E, Gelijns A, Moskowitz A, et al. Long-term mechanical left ventricular assistance for end-stage heart failure. N Engl J Med. 2001; 345: 1435-43.

[3] Miller LW, Pagani FD, Russell SD, et al. Use of a continuous-flow device in patients awaiting heart transplantation. N Engl J Med. 2007; 357: 885-96.

[4] Kirklin JK, Naftel DC, Pagani FD, Kormos RL, Stevenson LW, Blume ED, Myers SL, Miller MA, Baldwin JT, Young JB. Seventh INTERMACS annual report: 15,000 patients and counting. J Heart Lung Transplant. 2015; 34(12): 1495-504.

[5] Takeda K, et al. Outcome of unplanned right ventricular assist device support for severe right heart failure after implantable left ventricular assist device insertion. J Heart Lung Transplant. 2014; 33(2): 141-8.

[6] Kirklin JK, et al. Second INTERMACS annual report: more than 1,000 primary left ventricular assist device implants. J Heart Lung Transplant. 2010; 29(1): 1-10.

[7] Haddad F, et al. Right ventricular function in cardiovascular disease, part I: anatomy, physiology, aging, and functional assessment of the right ventricle. Circulation. 2008; 117(11): 1436-48.

[8] Santamore WP, Dell'Italia LJ. Ventricular interdependence: significant left ventricular contributions to right ventricular systolic function. Prog Cardiovasc Dis. 1998; 40(4): 289-308.

[9] Santamore WP, Gray L Jr. Significant left ventricular contributions to right ventricular systolic function. Mechanism and clinical implications. Chest. 1995; 107(4): 1134-45.

[10] Hoffman D, Sisto D, Frater RW, Nikolic SD.Left-to- right ventricular interaction with a noncontracting right ventricle. J Thorac Cardiovasc Surg. 1994; 107: 1496-502.

[11] Leo G. Kevin, Matthew Barnard; right ventricular failure. Contin Educ Anaesth Crit Care Pain. 2007; 7(3): 89-94.

[12] Dell'Italia LJ, Walsh RA. Application of a time varying elastance model to right ventricular performance in man. Cardiovasc Res. 1988; 22: 864-74.

[13] Feneley MP, Gavaghan TP, Baron DW, Branson JA, Roy PR, Morgan JJ. Contribution of left ventricular contraction to the generation of right ventricular systolic pressure in the human heart. Circulation. 1985; 71: 473-80.

[14] Klima UP, Lee MY, Guerrero JL, et al. Determinants of maximal right ventricular function: role of septal shifts. J Thorac Cardiovasc Surg. 2002; 123: 72-80.

[15] Bernheim D. De l'asystolie veineuse dans rhyper trophie due coer gauche par stenose concomitante du ventricule droit. Rev Med. 1910; 39: 785.

[16] Henderson Y, Prince AL. The relative systolic discharges of the right and left ventricles and their bearing on pulmonary congestion and depletion. Heart. 1914; 5: 217-22.

[17] Dexter L.Atrial septal defect. Br Heart J. 1956; 18: 209.

[18] Lang RM, et al. Recommendations for cardiac chamber quantification by echocardiography in adults: an update from the American Society of Echocardiography and the European Association of Cardiovascular Imaging. J Am Soc Echocardiogr. 2015; 28(1): 1-39.e14.

[19] Lang RM, et al. Recommendations for chamber quantification: a report from the American Society of Echocardiography's Guidelines and Standards Committee and the Chamber Quantification Writing Group, developed in conjunction with the European Association of Echocardiography, a branch of the European Society of Cardiology. J Am Soc Echocardiogr. 2005; 18(12): 1440-63.

[20] Cameli M, et al. Evaluation of right ventricular function in the management of patients referred for left ventricular assist device therapy. Transplant Proc. 2015; 47(7): 2166-8.

[21] Grant AD, et al. Independent and incremental role of quantitative right ventricular evaluation for the prediction of right ventricular failure after left ventricular assist device implantation. J Am Coll Cardiol. 2012; 60(6): 521-8.

[22] Morine KJ, et al. Pulmonary artery pulsatility index is associated with right ventricular failure after left ventricular assist device surgery. J Card Fail. 2016; 22(2): 110-6.

[23] Dang NC, Topkara VK, Mercando M, et al. Right heart failure after left ventricular assist device implantation in patients with chronic congestive heart failure. J Heart Lung Transplant. 2006; 25: 1-6.

[24] Kukucka M, Stepanenko A, Potapov E, Krabatsch T, Redlin M, Mladenow A, et al. Right-to-left ventricular end-diastolic diameter ratio and prediction of right ventricular failure with continuous-flow left ventricular assist devices. J Heart Lung Transplant. 2011; 30: 64-9.

[25] Matthews JC, Koelling TM, Pagani FD, et al. The right ventricular failure risk score a pre-operative tool for assessing the risk of right ventricular failure in left ventricular assist device candidates. J Am Coll Cardiol. 2008; 51: 2163-72.

[26] Kormos RL, Teuteberg JJ, Pagani FD, et al. Right ventricular failure in patients with the HeartMate II continuous-flow left ventricular assist device: incidence, risk factors, and effect on outcomes. J Thorac Cardiovasc Surg. 2010; 139: 1316-24.

[27] Ochiai Y, McCarthy PM, Smedira NG, et al. Predictors of severe right ventricular failure after implantable left ventricular assist system insertion: analysis of 245 patients. Circulation. 2002; 106(12 Suppl 1): I198-202.

[28] Atluri P, Goldstone AB, Fairman AS, et al. Predicting right ventricular failure in the modern, continuous flow left ventricular assist device era. Ann Thorac Surg. 2013; 96: 857-64.

[29] Interagency Registry for Mechanically Assisted Circulatory Support (INTERMACS). Appendix A: adverse event definitions: adult and pediatric patients; 2013.

[30] Dandel M, Krabatsch T, Falk V. Left ventricular vs. biventricular mechanical support: decision making and strategies for avoidance of right heart failure after left ventricular assist device implantation. Int J Cardiol. 2015; 198: 241-50.

[31] Ondrus T, et al. Right ventricular myocardial infarction: from pathophysiology to prognosis. Exp Clin Cardiol. 2013; 18(1): 27-30.

[32] Farrar DJ, Compton PG, Hershon JJ, et al. Right heart interaction with the mechanically assisted left heart. World J Surg. 1985; 9: 89-102.

[33] Moon MR, Bolger AF, DeAnda A, et al. Septal function during left ventricular unloading. Circulation. 1997; 95: 1320-7.

34. Morgan JA, Paone G, Nemeh HW, et al. Impact of continuous-flow left ventricular assist device support on right ventricular function. J Heart Lung Transplant. 2013; 32: 398-403.

[35] Piacentino V 3rd, Williams ML, Depp T, GarciaHuerta K, Blue L, Lodge AJ, Mackensen GB, Swaminathan M, Rogers JG, Milano CA. Impact of tricuspid valve regurgitation in patients treated with implantable left ventricular assist devices. Ann Thorac. 2011; 91: 1342-7.

[36] Brisco M, Sundareswaran K, Milano, et al. The incidence, risk, and consequences of atrial arrhythmias in patients with continuous-flow left ventricular assist devices. J Card Surg. 2014; 29: 572-80.

[37] Cantillon DJ, Saliba WI, Wazni OM, Kanj M, Starling RC, Tang WH, Wilkoff BL. Low cardiac in continuous-flow LVAD recipients with a concomitant ICD (LoCo VT study). J Heart Lung Transplant. 2014; 33(3): 318-20.

[38] Kalogeropoulos AP, et al. Validation of clinical scores for right ventricular failure prediction after implantation of continuous-flow left ventricular assist devices. J Heart Lung Transplant. 2015; 34(12): 1595-603.

[39] Fukamachi K, McCarthy PM, Smedira NG, Vargo RL, Starling RC, Young JB. Preoperative risk factors for right ventricular failure after implantable left ventricular assist device insertion. Ann Thorac Surg. 1999; 68(6): 2181-4.

[40] Drakos SG, Janicki L, Horne BD, et al. Risk factors predictive of right ventricular failure after left ventricular assist device implantation. Am J Cardiol. 2010; 105: 1030-5.

[41] Fitzpatrick JF 3rd, Frederick JR, Hsu VM, et al. Risk score derived from preoperative data analysis predicts the need for biventricular mechanical circulatory support. J Heart Lung Transplant. 2008; 27: 1286-92.

[42] Puwanant S, Hamilton KK, Klodell CT, et al. Tricuspid annular motion as a predictor of severe right ventricular failure after left ventricular assist device implantation. J Heart Lung Transplant. 2008; 27: 1102-7.

[43] Vivo RP, Cordero-Reyes AM, Qamar U, et al. Increased right-to-left ventricle diameter ratio is a strong predictor of right ventricular failure after left ventricular assist device. J Heart Lung Transplant. 2013; 32: 792-9.

[44] Cameli M, Lisi M, Righini FM, et al. Speckle tracking echocardiography as a new technique to evaluate right ventricular function in patients with left ventricular assist device therapy. J Heart Lung Transplant. 2013; 32: 424-30.
[45] Kiernan MS, French AL, DeNofrio D, Parmar YJ, Pham DT, Kapur NK, Pandian NG, Patel AR. Preoperative three-dimensional echocardiography to assess risk of right ventricular failure after left ventricular assist device surgery. J Card Fail. 2015; 21(3): 189-97.
[46] Cordtz J, et al. Right ventricular failure after implantation of a continuous-flow left ventricular assist device: early haemodynamic predictors. Eur J Cardiothorac Surg. 2014; 45(5): 847-53.
[47] Lampert BC, Teuteberg JJ. Right ventricular failure after left ventricular assist devices. J Heart Lung Transplant. 2015; 34(9): 1123-30.
[48] Van Meter CH Jr. Right heart failure: best treated by avoidance. Ann Thorac Surg. 2001; 71(3): S220-2.
[49] Argiriou M, et al. Right heart failure post left ventricular assist device implantation. J Thorac Dis. 2014; 6(Suppl 1): S52-9.
[50] Kaplon RJ, et al. Vitamin K reduces bleeding in left ventricular assist device recipients. J Heart Lung Transplant. 1999; 18(4): 346-50.
[51] Houston BA, et al. Right ventricular afterload sensitivity dramatically increases after left ventricular assist device implantation: a multi-center hemodynamic analysis. J Heart Lung Transplant. 2016; 35(7): 868-76.
[52] Marzec LN, Ambardekar AV. Preoperative evaluation and perioperative management of right ventricular failure after left ventricular assist device implantation. Semin Cardiothorac Vasc Anesth. 2013; 17(4): 249-61.
[53] Potapov E, Meyer D, Swaminathan M, et al. Inhaled nitric oxide after left ventricular assist device implantation: a prospective, randomized, double-blind, multicenter, placebo-controlled trial. J Heart Lung Transplant. 2011; 30(8): 870-8.
[54] Tedford RJ, Hemnes AR, Russell SD, et al. PDE5A inhibitor treatment of persistent pulmonary hypertension after mechanical circulatory support. Circ Heart Fail. 2008; 1(4): 213-9.
[55] Klodell CT Jr, et al. Effect of sildenafil on pulpmonary artery pressure, systemic pressure, and nitric oxide utilization in patients with left ventricular assist devices. Ann Thorac Surg. 2007; 83(1): 68-71; discussion 71.
[56] Baker WL, Radojevic J, Gluck JA. Systematic review of phosphodiesterase-5 inhibitor use in right ventricular failure following left ventricular assist device implantation. Artif Organs. 2016; 40(2): 123-8.
[57] Fitzpatrick JR, Frederick JR, Hiesinger W, et al. Early planned institution of biventricular mechanical circulatory support results in improved outcomes compared with delayed conversion of a left ventricular assist device to a biventricular assist device. J Thorac Cardiovasc Surg. 2009; 137: 971-7.
[58] Morgan JA, John R, Lee BJ, et al. Is severe right ventricular failure in left ventricular assist device recipients a risk factor for unsuccessful bridging to transplant and post-transplant mortality. Ann Thorac Surg. 2004; 77: 859-63.
[59] Boeken U, et al. Intraaortic balloon pumping in patients with right ventricular insufficiency after cardiac surgery: parameters to predict failure of IABP support. Thorac Cardiovasc Surg. 2009; 57(6): 324-8.
[60] Tanaka A, et al. The subclavian intraaortic balloon pump: a compelling bridge device for advanced heart failure. Ann Thorac Surg. 2015; 100(6): 2151-2157; discussion 2157-8.
[61] Darrah WC, et al. Intraaortic balloon counterpulsation improves right ventricular failure resulting from pressure overload. Ann Thorac Surg. 1997; 64(6): 1718-23; discussion 1723-4.
[62] Ntalianis A, et al. Prolonged intra-aortic balloon pump support in biventricular heart failure induces right ventricular reverse remodeling. Int J Cardiol. 2015; 192: 3-8.
[63] Sintek MA, et al. Intra-aortic balloon Counterpulsation in patients with chronic heart failure and cardiogenic shock: clinical response and predictors of stabilization. J Card Fail. 2015; 21(11): 868-76.
[64] Imamura T, et al. Prophylactic intra-aortic balloon pump before ventricular assist device implantation reduces perioperative medical expenses and improves postoperative clinical course in INTERMACS profile 2 patients. Circ J. 2015;79(9): 1963-9.
[65] Kapur NK, Paruchuri V, Korabathina R, et al. Effects of percutaneous mechanical circulatory support device for medically refractory right ventricular failure. J Heart Lung Transplant. 2011; 30: 1360-7.

[66] Lima B, et al. Effectiveness and safety of the Impella 5.0 as a bridge to cardiac transplantation or durable left ventricular assist device. Am J Cardiol. 2016; 117(10): 1622-8.

[67] Bansal A, et al. Using the minimally invasive Impella 5.0 via the right subclavian artery cutdown for acute on chronic decompensated heart failure as a bridge to decision. Ochsner J. 2016; 16(3): 210-6.

[68] Wang Y, et al. Decision tree for adjuvant right ventricular support in patients receiving a left ventricular assist device. J Heart Lung Transplant. 2012; 31(2): 140-9.

[69] Schibilsky D, et al. Impella 5.0 support in INTERMACS II cardiogenic shock patients using right and left axillary artery access. Artif Organs. 2015; 39(8): 660-3.

[70] Bhama JK, Kormos RL, Toyoda Y, et al. Clinical experience using the Levitronix CentriMag system for temporary right ventricular mechanical support. J Heart Lung Transplant. 2009; 28: 971-6.

[71] Copeland JG, Smith RG, Arabia FA, et al. Cardiac replacement with a total artificial heart as a bridge to transplantation. N Engl J Med. 2004; 351: 859.

作者：Samar Sheth, Salman Bandeali 和 Joggy George

4 使用IABP、Impella和TandemHeart的过渡治疗策略

引言

随着对终末期心力衰竭远期结果认识的提高，我们开始推动为这些心脏衰竭患者寻求持久的解决方案。这些解决方案包括左心室辅助装置（LVAD）植入作为终极目标治疗或作为移植的过渡，以及等待心脏移植。

由于患者在 LVAD 植入前存在复杂的血流动力学和多种并发症，因此有多个风险评分旨在对 LVAD 植入后患者的风险分级并预测结果。几个最常用评分包括机械辅助循环支持登记机构（INTERMACS）分级和 Heart Mate 风险评分[1,2]。随着该领域的不断发展，全国各地的心力衰竭计划目前正致力于更好地阐明这些风险，并在植入前对患者进行优化。

早期的植入（早期是指非住院治疗的心衰患者）目前正在进行评估，ROADMAP 研究的数据（对早期心衰患者应用左心室辅助装置和药物治疗的风险评估和疗效比较）证明，早期 Heart Mate II LVAD 植入是相对于最佳药物治疗有益的关键。然而，与稳定的门诊心力衰竭患者相比，仍有许多早期患者因心力衰竭和心源性休克而入院。这一部分患者包括长期 HF 患者，尽管进行了一段时间的最佳药物治疗仍出现心功能恶化或因急性心肌梗死（AMI）或急性心肌病继发的心源性休克。这类患有难治性心源性休克的患者，俗称“定时炸弹”[3,4]，一旦稳定可以从持久的 LVAD 植入中受益。

来自第七次 INTERMACS 报告的数据表明分级为 1 级的患者接受 LVADs 植入占患者总数 15%，自 2003 年以来一直保持稳定[5]。2 级由 43%变为 37%，而 3 级从 22% 增加到 28%。数据显示，INTERMACS 分级较低的患者植入后死亡风险高且住院时间长[5,6]。登记数据还显示，作为抢救治疗的 LVAD 总数保持不变，但总体趋势表明，在这种情况下应该减少使用。这类患者的死亡率高达 60%～84%[7,8]。较差的结果可以解释为什么较少的难治性休克患者（1 级）被考虑应用 LVADs。

Heart Mate 风险评分是对所有 INTERMACS 分级进行风险分层的方法。在这种评分体系中，INTERMACS 分级高的死亡风险可能与 INTERMACS 分级较低的死亡风险相似甚至更高，具体取决于 Heart Mate 风险评分[1]。因此，尽管结果不佳的风险较高，但 INTERMACS 分级低不能也不应被视为 LVAD 植入的禁忌证。

我们在得克萨斯心脏研究所选择用于 LVAD 植入的大量患者是 INTERMACS 1 级或 2 级。

如第 3 章所述，我们是在得克萨斯心脏研究所使用临时经皮机械循环支持（pMCS）的支持者。尽管 pMCS 作为持久性 LVAD 或心脏移植过渡的术后结果的风险分级数据稀缺[9]，但我们采用这种策略来评定这些患者，希望在持久 LVAD 植入/心脏移植前改善终末器官功能。

本章我们将讨论对难治性休克患者的方法以及使用 pMCS 作为过渡治疗的策略。

背景

心源性休克被定义为在循环容量充足的情况下因心输出量不足而导致的器官灌注不充分。在 SHOCK（我们应该紧急血运重建冠状动脉休克的冠状动脉）试验中定义的心源性休克的临床和血液动力学参数是非常被接受和使用的。血流动力学参数包括：（a）无支持性措施的心脏指数 < 1.8 L /(min·m^2) 或支持性措施<2.2 L /(min·m^2)，（b）肺毛细血管楔压 > 15mmHg，（c）收缩压 < 90mmHg 至少 30 分钟或支持措施下 SBP > 90mmHg[10]。除血液动力学参数外，还需要至少有下列之一的肺水肿和器官功能受损的临床症状：精神状态改变、皮肤和四肢冰冷、少尿或血清乳酸>2.0mmol / L[11]。心输出量减少导致循环量的补偿性增加。随着心脏中的充盈压力增加，心室壁的延伸进一步恶化了泵功能开始失代偿循环。随着心输出量的进一步减少，多脏器功能衰竭和乳酸酸中毒的迹象随之而来。Kapur 博士写道："此时，心源性休克已经从一个潜在的可逆性问题转变为一个更复杂的"血液代谢"问题，传统治疗可能无效"[12]。这种多脏器功能障碍与 LVAD 植入后的不良预后相关。事实上，与全身炎症反应和生物标记物（APACHE，SAPSII，SOFA，IL-6）相关的休克评分系统在预测结果方面比 CHF 的基本血液动力学参数更好[13-15]。

心源性休克最常见的原因是 AMI（急性心肌梗死），发病率为 10%[16,17]。来自第七次 INTERMACS 登记处的数据显示，多达 50%的 LVAD 患者属于心源性休克[5]。这类患者的治疗缺乏大型临床试验，主要基于机构经验和实践。尽管采用了新的血运重建技术和治疗方法，但这些患者的发病率和死亡率仍然很高[18]。虽然正性肌力药物和血管加压药物可能有助于改善血液动力学，但它们会增加心肌需氧量，多项试验表明这与死亡率和发病率增加有关。在这种情况下，MCS 可以帮助降低心肌需求并改善终末器官灌注以及可能的逆转损伤。

长久的使用 LVAD 作为难治性心源性休克的挽救疗法已经减少；然而，这已经转化为 pMCS 设备作为稳定患者和防止不可逆多器官衰竭的手段。

最近的指南建议，将经皮 MCS 作为治疗高风险 PCI 和心源性休克的选择。鉴于指南中的方法有限，2015 年心血管造影和干预学会（SCAI）提出了关于 MCS 使用的共识文件[19]。虽然 LVAD 患者的使用数据有限，但 INTERMACS 1 类和 2 类的患者使用非持久 MCS 是合理的[19]。然而，在这些患者中是否启动血液动力学支持装置的研究尚未完成。应该注意的是，MCS 的大部分数据和评估的血流动力学效应都在左心室，我们讨论的患者经常出现双心室衰竭和 MOSF，这使得整体血流动力学效应难以预测。有趣的是，最近的数据显示继发于 MI 的心源性休克患者早期使用 MCS 可提高生存率[20]。事实上，植入装置越早，即使在使用正性肌力药物之前，结果也越好。

在得克萨斯心脏研究所®我们对于心源性休克患者开展了迅速升级使用非耐久性 MCS，以改善终末器官功能的研究。此外，对于那些患有难治性休克或考虑 LVAD 放置的患者，我们利用 MCS 来稳定这些患者并做出 BTB 决策。

目前，我们的经皮 MCS 选项包括主动脉内球囊反搏（IABP）、Impella、TandemHeart 和 ECMO。

主动脉内球囊反搏泵（IABP）

IABP 是最古老和最常用的血液动力学支持装置。它是一种脉动装置，可以通过腋动脉或股动脉插入以增加脉动流量。它有两个主要部件，气囊导管和泵控制台。导管是一个 7.5-8F 装置，有两个管腔：一个密闭的氦气腔和电线/压力管腔。使用氦是因为除了在破裂的情况下可以迅速吸收到血液中的能力之外，它还能快速进出球囊。通过 ECG 或压力触发器在心脏舒张期间触发球囊膨胀，收缩期开始球囊迅速放气[12,19,21]。心动过速和/或心律失常引起无效触发或快速放气，影响泵功能的有效作用而使其无效[22,23]。心脏舒张期充气可使主动脉内的血液逆流从而导致主动脉根部压力增加，增加冠状动脉灌注[21]。应该注意的是，在具有固定狭窄病变的冠状动脉中，动脉血流没有改善[21,24]。在心脏收缩期该装置快速放气导致压力下降，从而减少 LV 后负荷并增加 LV 输出。

放置 IABP 的禁忌证包括中度或更严重的主动脉瓣关闭不全以及严重的外周血管疾病。主要并发症是肢体缺血、中风或入路问题。由于球囊膜上的血小板沉积或与肝素抗凝有关的血小板减少症，如果选择股动脉 IABP，长期使用可导致与制动相关的并发症。

小试验已经确定了在 LVAD 放置之前使用 IABP 作为过渡治疗的安全性[25,26]。最近的文献表明，LV 功能严重不全的患者，使用 IABP 获益越少[27]。在各种 IABP 试验中看不到总体效益可能是因为最有益的亚种群尚未确定。在一项特定研究中，10 名接受 LVAD 置入的患者放置了 IABP。在那些被认为有反应的患者中，心脏指数增加 20%、SVR 降低、右房压降低[28]。在另一项小型研究中，27 例非缺血性心肌病心源性休克患者接受了 IABP 治疗。在被认为是有反应的患者（67%）中，在最初的 24 小时内，他们的尿量增加。反应者和非反应者的乳酸水平均有所改善[29]。有趣的是，高胆红素或高 C-反应蛋白（全身炎症或终末器官功能障碍的标志物）患者更可能是无反应者，这表明在休克级联中存在一个点，此时 IABP 将不再有效。在另一项具有类似设计的研究中，在 LVAD 之前放置 IABP，那些表现出进一步失代偿的患者（需要增加血管加压剂和正性肌力药物）植入 LVAD 的结果更差[27,30]。当作者评估两个人群的差异时，他们指出，LV 和 RV 功率指数定义的收缩储备患者是最有可能对 IABP 有反应的患者。这些试验表明，在 LVAD 放置前早期使用 IABP 对选定的患者有益。

如第 3 章所述，IABP 已经被证明可以改善 RV 和 LV 功能，并且可以预防性地用于 INTERMACS 2[30]患者，从而改善预后。但如上所述，那些重度心源性休克患者的整体益处值得商榷。我们在得克萨斯心脏病研究所的方法是使用 IABP 作为早期心源性休克患者的一线过渡治疗以改善血液动力学并减少血管加压剂/正性肌力药物的使用。如果患者的临床状态没有改善或恶化，则下一步是升级为更强的 pMCS 支持。

Impella (ABOMED Inc., Danvers, MA)

Impella 是一种基于阿基米德螺旋泵的非脉动连续轴流装置，可以驱动植入腔内的血液[31]。与 IABP 不同，ECG 或压力不会触发该装置。事实上，产生的血流与心室功能无关。目前有三种版本的 Impella 泵用于左心室支持：Impella LP 2.5 （低功率）， Impella CP（心脏功率）和 Impella 5.0。Impella 2.5 是一种通过股动脉放置的 12F 装置，已被广泛研究。FDA 已批准用于心源性休克和高风险经皮冠状动脉介入治疗，如 PROTECT 和 PROTECT2 研究所示。ISAR-SHOCK 试验（心源性休克 Impella LP 2.5 与 IABP 相比）显示，Impella LP 2.5 心脏指数和平均动脉压增加更多、乳酸显著下降；但 Impella2.5 和 IABP 组之间的死亡率和主要不良事件没有差异[32]。Impella CP 是一种 14F 装置，文献资料有限，但能够提供 3～4L 的血流量（与 Impella LP 2.5 的 2.5L 相比）。Impella 5.0 通常由外科在腋动脉缝合人工血管后植入，也可以通过股动脉放置。

虽然 Impella 2.5 泵是最初在试验中研究并获得 FDA 批准的设备，但我们机构的使 用正在减少。这主要是因为 Impella CP 和 Impella 5.0 都能提供更多的心输出量。此外，最近 FDA 批准了 Impella CP 用于高风险 PCI 和心源性休克患者，导致大多数操作者使用该装置而不是 Impella 2.5。

评估 Impella CP 的试验是有限的。最近发表于 2016 年 10 月的 IMPRESS（Impella CP 与 IABP 在急性心肌梗死并发心源性休克）的试验比较了 Impella CP 与 IABP 用于继发于 AMI 的心源性休克患者的结果。这和 Impella 2.5 与 IABP 进行的比较研究有一些有趣的相似之处。在 30 天和 6 个月时没有看到死亡率的差异。需要注意的是，在 pMCS 植入前有 92%的患者因心脏骤停需要复苏，这可能影响了整体结果[33]。在一项小型单中心试验中，ImpellaCP 泵被置于 28 例急性冠状动脉综合征为病因的难治性心源性休克患者，基于 SOFA 评分的估计死亡率为 87.1%；此组 36%的患者存活，提示植入 Impella CP 是有益的[34]。

Impella 5.0 需要手术植入，通常使用腋动脉入路，可以允许走动。Impella 5.0 已经用于小组患者作为过渡治疗，其中最大的一个来自得克萨斯州达拉斯的 Hall 博士小组。他们检查了 40 名患有双心室衰竭的患者，其中 66%为 INTERMACS 2 级，植入 Impella 5.0 过渡治疗。其中 75%存活至下一疗程（13 例心脏移植，15 例持久性 LVAD，2 例收缩功能恢复）[35]。该研究证明了使用 Impella 5.0 装置作为决定 LVAD 植入是否获益的决策过渡是有效的，包括 INTERMACS 1 级患者。德国的一项单中心研究也证明了 Impella 5.0 作为 INTERMACS 2 级患者过渡治疗的可行性和益处[36]。在 Ochsner 诊所进行的一项小型试验中，Impella 5.0 被用作 MELD 评分（接受 VAD 支持的标志）以确定患者的决策过渡治疗。植入前 MELD 评分为 21，植入后改善至 14，表明改善了终末器官灌注。此外，在决策过程中成功率为 70%，出院时存活率为 63%，与心源性休克的历史结果相比有显著改善[37]。所有这些试验和研究都使 Impella 泵成为 FDA 批准用于治疗心源性休克和高风险 PCI 的唯一 pMCS 泵。

放置 Impella 的禁忌证包括严重外周血管疾病、机械主动脉瓣或存在左心室血栓。常见并发症包括入路出血和肢体缺血。超过 10%的患者在最初 24 小时发生溶血，重新放置后缓解[38]。持续性溶血可导致 AKI 并且是移除的指征。虽然 IABP 已被证明可以改善右心室功能，但 RV 改善的数据受到 Impella 的限制，因此 LV 由 Impella 支持时必须警惕 RV 功能。

根据我们在得克萨斯心脏研究所的经验和实践，我们对大多数 INTERMACS 2 或更高级的第一线 pMCS 是采用 IABP。但对于 INTERMACS1 级我们通常会直接使用 Impella 2.5、CP 或 5.0。在相对紧急和急症情况下，Impella 2.5 和 CP 是可能的选择，因为易于放置并且不需要手术切开或全身麻醉。经批准的 Impella 2.5 和 CP 左心室支持持续时间为 4 天。如果我们预期血流动力学支持延长，或者尽管使用 Impella 2.5 / CP 但仍需要更大的 LV 卸载，则可以选择 Impella 5.0 泵作为过渡。

TandemHeart (Tandem-Life，匹兹堡, PA)

我们的中心是国内大型 TandemHeart 应用中心之一。左侧 TandemHeart 是一种体外离心泵，可从左心房抽血并将其注入降主动脉或升主动脉。从左心房移除血液可减少左心室前负荷，直接动脉回注可使主动脉加压从而改善平均动脉压。在各种 pMCS 选项中，它是技术上最具挑战性的，因为它需要房间隔穿刺并放置大口径经房间隔流入管。系统有四个组件：流入管是通过经房间隔技术置于左心房的 21F 导管。流入管进入离心泵，如果需要可以在回路中加入氧合器，然后将其排空到主动脉。根据主动脉流出管的位置，左心室后负荷可能有两种相反的效果。如果放置在升主动脉中，后负荷会随着 LV 每搏量的增加而增加；如果放置在降主动脉，大血管、肠系膜和肾动脉的逆行灌注增加，从而减少 LV 每搏量[39]。与 Impella 类似，左侧 Tandem 与心率和自体心脏功能无关。输送的总流量受流出管（15-19 French）的影响，TandemHeart 泵可以每分钟输送 3～5L 的血流量。如果经股动脉植入大口径流出管，则需在股浅动脉中放置顺行鞘，以灌注同侧肢体和防止肢体缺血。

功能不良的右心室是使用左侧 TandemHeart 泵的相对禁忌证，因为 RV 需要将血液输送到左心房。严重的主动脉瓣关闭不全和室间隔缺损也可能限制泵的效用。左心房血栓是植入禁忌证。此外，患者必须能耐受泵运行所需的抗凝。经间隔导管的移动可导致左心房壁创伤，进而导致心脏压塞。有时经股静脉植入左心房的流入管很难固定。由于意外的患者移动或患者体位改变，插管可缩回到右心房，导致大量右向左分流和全身不饱和。

我们的中心已发表大量关于左侧 TandemHeart 使用的文章。研究了一组 117 名虽植入 IABP 仍存在难治性心源性休克的患者。与其他 pMCS 数据集一样，大多数患者因缺血而发生心源性休克。与 IMPRESS 试验相似，很大一部分患者在植入前心脏停搏，此组为 50%[40]。在这项研究中 TandemHeart 与血液动力学参数的快速改善相关，包括改善混合静脉氧合、肺毛细血管楔压和肌酐下降。TandemHeart 研究人员直接将心源性休克患者使用 TandemHeart

与 IABP 进行了比较。入组患者中有 70%为继发于 ACS 休克。本试验与 IABP 相比，楔压、肌酐和心脏功能均有所改善。然而，类似于 impella 试验，30 天存活率与 IABP 组没有统计学差异[41]。在我们中心进行的另一项研究表明，左侧 TandemHeart 是终末期心肌病患者更有效的过渡到其他目标治疗的方法[42,43]。

在得克萨斯心脏研究所，许多介入专家熟悉经间隔穿刺以及大口径入路。另外，我们有灌注师决定植入 TandemHeart 的最佳时机。但考虑到易用性，我们首选植入 Impella CP。

静脉-动脉体外膜肺氧合（VA-ECMO）

对于心血管和呼吸衰竭或患有严重双心室衰竭的患者，VA-ECMO 是循环支持的选择。与 IABP 相似，如果需要可以在没有透视引导的情况下在床边放置。该回路包括一个插入右房 18-22F 静脉流入管，该管路连接至非脉动式离心泵，然后经 15-22F 动脉流出管泵入主动脉，主动脉端有膜式氧合器，用于气体交换[12,19,21]。该设备需要全职灌注师进行管理。为了确保足够的逆向血流，需要右侧桡动脉压监测。在各种经皮 LVAD 中，VA-ECMO 是唯一增加后负荷的，通常需要第二个 LV 卸载装置（IABP 或 impella），需要肢体静脉和动脉的大孔入路。使用的套管尺寸影响流量。与 TandemHeart 一样，需要同侧动脉的顺行鞘以确保下肢灌注。

入路并发症是撤除 ECMO 的主要原因，出血很常见，通常需要血液制品，这可能会影响未来的移植选择。外周血管疾病和无法耐受抗凝是 ECMO 植入的相对禁忌证。已经使用了多种评分系统以确定 ECMO 的益处。尽管能够认可放置 VA-ECMO 的实用性，但接受该装置的患者的死亡率仍然高达 50%[44]。

缺血性心肌病和 ECMO 促进再灌注的数据已显示有希望的结果，但用于难治性心源性休克的数据有限[45,46]。在单中心试验中，87 名难治性心源性休克患者把接受体外生命支持（ECLS）作为最后一种治疗方案的选择，其中 60%继发于急性冠状动脉综合征，30%由原发性心肌病引起。值得注意的是，在这些患者中有 31%的患者在 CPR 期间植入了 ECLS [47]。在植入前或植入后 6 小时乳酸较高的患者死亡率较高。此外，pH 值接近正常范围的患者更有可能存活。总生存率为 47%，38%的患者死于 ECLS 使用中，12%的患者撤除后死亡[47]。在另一项单中心研究中，15 例患者使用 ECLS 过渡至 LVAD。这些患者中有 80%是 INTERMACS 1 级，临时心脏支持使 14 名患者改善至 INTERMACS 3 级。在研究结束时，87%的患者仍然存活且没有发生右心衰[48]。该研究有一个重要的意义，即如果不稳定的患者及时接受 VA-ECMO 植入，稳定后可以考虑使用持久 LVAD。在另一项具有类似发现的研究中，对连续 58 例接受 LVAD 植入的患者进行了评估，将其分为两组：一组在放置持久 LVAD 前需要 ECLS，另一组则不需要。ECLS 组的 APACHE Ⅲ评分较高。在 LVAD 植入期间，ECLS 组大部分患者需要临时 RVAD 放置和血液产品输注以及延长重症监护。然而，两组之间的生存率相似[49]。

在得州心脏研究所，我们使用 ECMO 治疗心源性休克的患者，并且经常需要将其添加到已经使用其他形式的 MCS（例如 IABP 或 Impella）的患者身上。我们尽量不使用 ECMO 作为 LVAD 的过渡，除非患者清醒或者已经完全同意 LVAD，因为我们支持这样一个逻辑：不应该有任何一名患者在醒来时才发现自己已经安装了 VAD。以下给出了使用各种装置的情况。

设备	禁忌证	并发症
所有设备	严重的外周血管疾病 不可逆的神经系统疾病 脓毒症*	出血 血管损伤 感染 神经损伤
IABP	中度至重度主动脉瓣关闭不全 主动脉夹层 腹主动脉瘤 抗凝治疗禁忌证*	血小板减少症 血栓形成 由于异位导致的动脉血流阻塞 主动脉破裂或夹层 空气或斑块栓塞
ECMO	机械通气>7 天 抗凝禁忌	回路血栓形成 由于逆行氧合不足引起的上半身缺氧 左室扩张 全身性气体栓塞
CentriMag	抗凝禁忌证	血栓栓塞事件 空气栓塞
TandemHeart	室间隔缺损 中度至重度主动脉瓣关闭不全 抗凝禁忌证	插管移位 因穿孔引起心包填塞 血栓栓塞 插管引起的空气栓塞 房水平分流
Impella	左室血栓	溶血
	中度至重度主动脉瓣狭窄	泵移位
	中度至重度主动脉瓣关闭不全	主动脉瓣损伤
	机械主动脉瓣	主动脉瓣关闭不全
	最近 TIA 或中风	由于 LV 穿孔而导致填塞
	主动脉异常	室性心律失常
	抗凝禁忌证	

结论

对于难治性心源性休克患者，INTERMACS 1 和 2 已被证实在 LVAD 放置后的结果较差。我们尝试通过将这些患者与经皮非持久心室辅助装置联系起来改善这些结果，这些装置可改善心输出量、改善终末器官灌注并改善 LV 负荷条件。虽然这一策略的数据有限，但我们在这种方法上取得了很大的成功，并将继续为我们最严重的患者提供经皮机械循环支持，作为进一步治疗的桥梁。

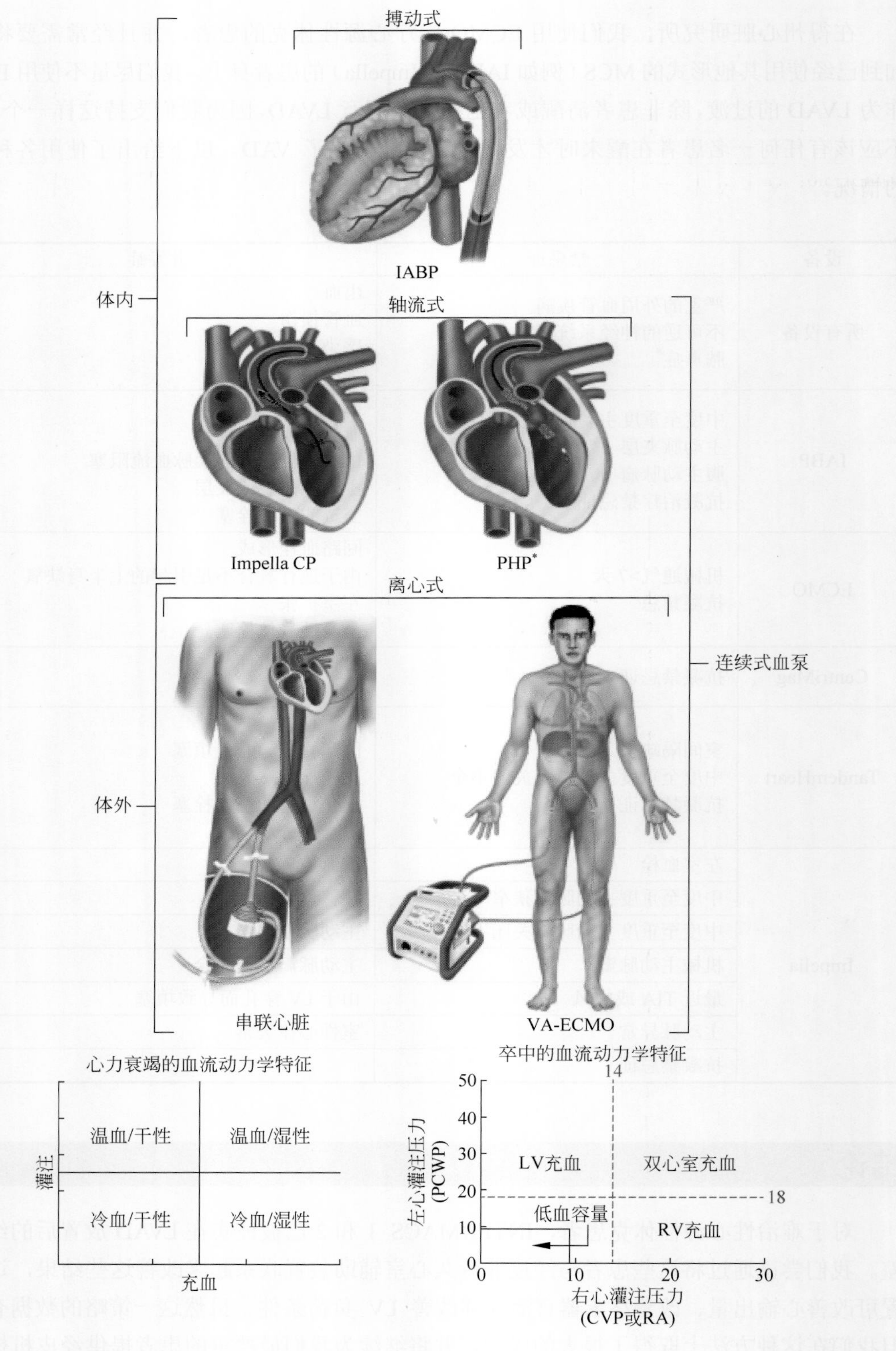
搏动式
IABP
体内
轴流式
Impella CP
PHP*
离心式
连续式血泵
体外
串联心脏
VA-ECMO
心力衰竭的血流动力学特征
温血/干性
温血/湿性
冷血/干性
冷血/湿性
灌注
充血
卒中的血流动力学特征
14
50
40
30
20
10
0
LV充血
双心室充血
18
低血容量
RV充血
0
10
20
30
左心灌注压力
(PCWP)
右心灌注压力
(CVP或RA)

	晚期心力衰竭/心源性休克（IABP 难治或≥1 种正性肌力药物）										急性 MI	
	LV 衰竭			RV 衰竭		双心室衰竭			心肺衰竭		Killip IV MI	
	复苏	决策	DT-LVAD	复苏	决策	复苏	决策	DT-LVAD	复苏	决策	LV	RV
轴流式 CP	X	X	X								X	
轴流式 5.0（腋窝）	X	X	X									
轴流式 RP（研究）				X	X							X
串联心脏 LVAD	X	X	X						X	X	X	
串联心脏 RVAD				X	X				X	X		X
VA-ECMO				X	X	X + 心室减压	X + 心室减压	X + 心室减压	X + 心室减压	X + 心室减压		

参考文献

[1] Adamo L, et al. The HeartMate Risk Score identifies patients with similar mortality risk across all INTERMACS profiles in a large multicenter analysis. JACC Heart Fail. 2016; 4(12): 950-8.

[2] Adamo L, et al. The Heartmate Risk Score predicts morbidity and mortality in unselected left ventricular assist device recipients and risk stratifies INTERMACS class 1 patients. JACC Heart Fail. 2015; 3(4): 283-90.

[3] Trachtenberg BH, Estep JD. Roads, maps, and destinations: the journey of left ventricular assist device implantation in ambulatory patients with advanced heart failure. Curr Cardiol Rep. 2016; 18(12): 132.

[4] Starling RC, et al. Risk assessment and comparative effectiveness of left ventricular assist device and medical management in ambulatory heart failure patients: the ROADMAP study 2-year results. JACC Heart Fail. 2017; 5(7): 518-27.

[5] Kirklin JK, et al. Seventh INTERMACS annual report: 15,000 patients and counting. J Heart Lung Transplant. 2015; 34(12): 1495-504.

[6] Boyle AJ, et al. Clinical outcomes for continuousflow left ventricular assist device patients stratified by pre-operative INTERMACS classification. J Heart Lung Transplant. 2011; 30(4): 402-7.

[7] Oz MC, et al. Screening scale predicts patients successfully receiving long-term implantable left ventricular assist devices. Circulation. 1995; 92(9 Suppl): II169-73.

[8] Oz MC, Rose EA, Levin HR. Selection criteria for placement of left ventricular assist devices. Am Heart J. 1995; 129(1): 173-7.

[9] Shah P, et al. Clinical outcomes of advanced heart failure patients with cardiogenic shock treated with temporary circulatory support before durable LVAD implant. ASAIO J. 2016; 62(1): 20-7.

[10] Hochman JS, et al. Early revascularization in acute myocardial infarction complicated by cardiogenic shock. Should we emergently revascularize occluded coronaries for cardiogenic shock. N Engl J Med. 1999; 341(9): 625-34.

[11] Thiele H, et al. Intraaortic balloon counterpulsation in acute myocardial infarction complicated by cardiogenic shock: design and rationale of the Intraaortic Balloon Pump in Cardiogenic Shock II (IABPSHOCK II) trial. Am Heart J. 2012; 163(6): 938-45.

[12] Esposito ML, Kapur NK. Acute mechanical circulatory support for cardiogenic shock: the "door to support" time. F1000Res. 2017; 6: 737.

[13] Mandawat A, Rao SV. Percutaneous mechanical circulatory support devices in cardiogenic shock. Circ Cardiovasc Interv. 2017; 10(5).

[14] Landis ZC, et al. Severity of end-organ damage as a predictor of outcomes after implantation of left ventricular assist device. ASAIO J. 2015; 61(2): 127-32.

[15] Werdan K, et al. Mechanical circulatory support in cardiogenic shock. Eur Heart J. 2014; 35(3): 156-67.

[16] Menees DS, et al. Door-to-balloon time and mortality among patients undergoing primary PCI. N Engl J Med. 2013; 369(10): 901-9.

[17] McNamara RL, et al. Predicting in-hospital mortality in patients with acute myocardial infarction. J Am Coll Cardiol. 2016; 68(6): 626-35.

[18] Wayangankar SA, et al. Temporal trends and outcomes of patients undergoing percutaneous coronary interventions for cardiogenic shock in the setting of acute myocardial infarction: a report from the CathPCI Registry. JACC Cardiovasc Interv. 2016; 9(4): 341-51.

[19] Rihal CS, et al. 2015 SCAI/ACC/HFSA/STS Clinical Expert Consensus Statement on the Use of Percutaneous Mechanical Circulatory Support Devices in Cardiovascular Care: Endorsed by the American Heart Assocation, the Cardiological Society of India, and Sociedad Latino Americana de Cardiologia Intervencion; Affirmation of Value by the Canadian Association of Interventional Cardiology-Association Canadienne de Cardiologie d'intervention. J Am Coll Cardiol. 2015; 65(19): e7-26.

[20] Basir MB, et al. Effect of early initiation of mechanical circulatory support on survival in cardiogenic shock. Am J Cardiol. 2017; 119(6): 845-51.

[21] Morine KJ, Kapur NK. Percutaneous mechanical circulatory support for cardiogenic shock. Curr Treat Options Cardiovasc Med. 2016; 18(1): 6.

[22] de Waha S, et al. Intra-aortic balloon counterpulsation—basic principles and clinical evidence. Vascul Pharmacol. 2014; 60(2): 52-6.

[23] Papaioannou TG, Stefanadis C. Basic principles of the intraaortic balloon pump and mechanisms affecting its performance. ASAIO J. 2005; 51(3): 296-300.

[24] Kern MJ, et al. Augmentation of coronary blood flow by intra-aortic balloon pumping in patients after coronary angioplasty. Circulation. 1993; 87(2): 500-11.

[25] Koudoumas D, et al. Long-term intra-aortic balloon pump support as bridge to left ventricular assist device implantation. J Card Surg. 2016; 31(7): 467-71.

[26] Norkiene I, et al. Intra-aortic balloon counterpulsation in decompensated cardiomyopathy patients: bridge to transplantation or assist device. Interact Cardiovasc Thorac Surg. 2007; 6(1): 66-70.

[27] Sintek MA, et al. Intra-aortic balloon counterpulsation in patients with chronic heart failure and cardiogenic shock: clinical response and predictors of stabilization. J Card Fail. 2015; 21(11): 868-76.

[28] Annamalai SK, et al. Acute hemodynamic effects of intra-aortic balloon counterpulsation pumps in advanced heart failure. J Card Fail. 2017; 23(8): 606-14.

[29] den Uil CA, et al. First-line support by intra-aortic balloon pump in non-ischaemic cardiogenic shock in the era of modern ventricular assist devices. Cardiology. 2017; 138(1): 1-8.

[30] Imamura T, et al. Prophylactic intra-aortic balloon pump before ventricular assist device implantation reduces perioperative medical expenses and improves postoperative clinical course in INTERMACS profile 2 patients. Circ J. 2015; 79(9): 1963-9.

[31] Basra SS, Loyalka P, Kar B. Current status of percutaneous ventricular assist devices for cardiogenic shock. Curr Opin Cardiol. 2011; 26(6): 548-54.

[32] Seyfarth M, et al. A randomized clinical trial to evaluate the safety and efficacy of a percutaneous left ventricular assist device versus intra-aortic balloon pumping for treatment of cardiogenic shock caused by myocardial infarction. J Am Coll Cardiol. 2008; 52(19): 1584-8.

[33] Ouweneel DM, et al. Experience from a randomized controlled trial with Impella 2.5 versus IABP in STEMI patients with cardiogenic pre-shock. Lessons learned from the IMPRESS in STEMI trial. Int J Cardiol. 2016; 202: 894-6.

[34] Lackermair K, et al. Retrospective analysis of circulatory support with the Impella CP(R) device in patients with therapy refractory cardiogenic shock. Int J Cardiol. 2016; 219: 200-3.

[35] Lima B, et al. Effectiveness and safety of the Impella 5.0 as a bridge to cardiac transplantation or durable left ventricular assist device. Am J Cardiol. 2016; 117(10): 1622-8.

[36] Schibilsky D, et al. Impella 5.0 support in INTERMACS II cardiogenic shock patients using right and left axillary artery access. Artif Organs. 2015; 39(8): 660-3.

[37] Bansal A, et al. Using the minimally invasive Impella 5.0 via the right subclavian artery cutdown for acute on chronic decompensated heart failure as a bridge to decision. Ochsner J. 2016; 16(3): 210-6.

[38] Lauten A, et al. Percutaneous left-ventricular support with the Impella-2.5-assist device in acute cardiogenic shock: results of the Impella-EUROSHOCKregistry. Circ Heart Fail. 2013; 6(1): 23-30.

[39] Kapur NK, et al. Hemodynamic effects of left atrial or left ventricular cannulation for acute circulatory support in a bovine model of left heart injury. ASAIO J. 2015; 61(3): 301-6.

[40] Kar B, et al. The percutaneous ventricular assist device in severe refractory cardiogenic shock. J Am Coll Cardiol. 2011; 57(6): 688-96.

[41] Burkhoff D, et al. A randomized multicenter clinical study to evaluate the safety and efficacy of the TandemHeart percutaneous ventricular assist device versus conventional therapy with intraaortic balloon pumping for treatment of cardiogenic shock. Am Heart J. 2006; 152(3): 469 e1-8.

[42] Idelchik GM, et al. Use of the percutaneous left ventricular assist device in patients with severe refractory cardiogenic shock as a bridge to long-term left ventricular assist device implantation. J Heart Lung Transplant. 2008; 27(1): 106-11.

[43] Bruckner BA, et al. Clinical experience with the TandemHeart percutaneous ventricular assist device as a bridge to cardiac transplantation. Tex Heart Inst J. 2008; 35(4): 447-50.

[44] Schmidt M, et al. Predicting survival after ECMO for refractory cardiogenic shock: the survival after venoarterial-ECMO (SAVE)-score. Eur Heart J. 2015; 36(33): 2246-56

[45] Abrams D, Combes A, Brodie D. Extracorporeal membrane oxygenation in cardiopulmonary disease in adults. J Am Coll Cardiol. 2014; 63(25 Pt A): 2769-78.

[46] Guenther S, et al. Percutaneous extracorporeal life support for patients in therapy refractory cardiogenic shock: initial results of an interdisciplinary team. Interact Cardiovasc Thorac Surg. 2014; 18(3): 283-91.

[47] Guenther SPW, Brunner S, Born F, Fischer M, Schramm R, Pichlmaier M, et al. When all else fails: extracorporeal life support in therapy-refractory cardiogenic shock. Eur J Cardiothorac Surg. 2016; 49: 802-9.

[48] Schibilsky D, et al. Extracorporeal life support prior to left ventricular assist device implantation leads to improvement of the patients INTERMACS levels and outcome. PLoS One. 2017; 12(3): e0174262.

[49] Marasco SF, et al. Extracorporeal life support bridge to ventricular assist device: the double bridge strategy. Artifical Organs. 2016; 40(1): 100-6.

作者：Rachel A. Beaupré, Gabriel Loor 和 Jeffrey A. Morgan

5 LVAD外科植入术：腹膜外入路

引言

随着 LVAD 植入数量的不断增加和技术的进步，方法更新和技术创新不断发展。本章的目的不仅是总结传统 LVAD 植入方法的共同步骤，而且还将探索和总结不断涌现的微创方法、不同流出管路（OG）吻合部位及收益，以及为避免使用体外循环（CPB）相关风险的“非停跳”LVAD 植入方法。

1. LVAD 插入的传统方法
2. 微创植入技术
3. 流出管路吻合部位的选择
4. 非停跳 LVAD 的植入

LVAD 插入的传统方法

使用胸骨切开术并建立体外循环的传统方法植入 LVAD 的过程有 12 个常见步骤，这些步骤介绍和总结如下。

LVAD 植入的常见步骤：

（1）皮肤切口

（2）创建腹膜前囊袋

（3）设备隧道

（4）纵膈暴露

（5）主动脉和静脉系统的插管

（6）体外循环

（7）左心室的打孔，缝线的放置，心尖插入流入管

（8）流出管吻合至升主动脉

（9）设备排气

（10）停用 CPB 和驱动 LVAD

（11）止血

（12）闭合胸部切口和腹膜前囊袋

主要切口

传统方法采用常规胸骨正中切口，上缘由胸骨上窝开始，沿胸骨正中线向下延伸至剑突。切口下缘超过剑突向下延伸并形成腹膜前囊袋，以容纳待植入特定装置，电烧止血，注意避免进入胸膜腔及腹腔。

创建腹膜前囊袋

腹膜前囊袋的创建通常使用两种方法：将 LVAD 置于腹直肌后鞘后面；将 LVAD 置于腹直肌后鞘和肌肉之间（见图 5.1）。通常需要切除一部分膈肌以适应该装置的尺寸。一旦做好囊袋，就将 LVAD 植入。

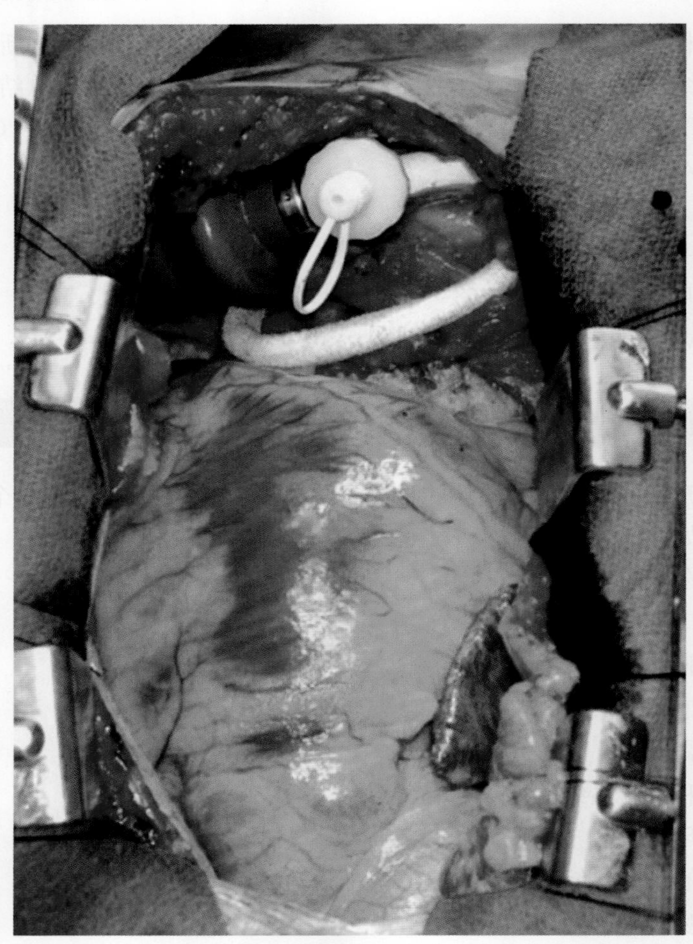

图 5.1 LVAD 在腹膜外和心包外囊袋中的植入

设备隧道

将 LVAD 与穿隧器连接，穿隧器由囊袋正中偏左侧从切口内沿筋膜穿出，最后由事先在脐和髂前棘间右上象限的切口引出穿隧器，经皮电缆带“毛毡”的部分留在皮下，LVAD

置入囊袋中。

显露纵膈

使用电刀和银夹游离胸骨后脂肪和胸腺周围组织。沿心脏右侧切开心包至膈肌水平并向左侧延伸至左心尖，上缘至主动脉心包反折。悬吊心包暴露心脏。

主动脉和静脉系统的插管

常规方式使用右心耳和升主动脉进行插管以进行植入。如果同时施行瓣膜手术或 ASD 闭合，则上、下腔静脉分别插管。肝素化至 ACT 在 400s 以上，在心包反折处进行升主动脉的插管、排气、固定套管、测试泵压。将静脉插管连接到体外循环管路。

心脏旁路

采用常规 CPB 并保温。排空心脏，术野内充满 CO_2。

左心室打孔，留置缝合线，心尖插入流入道

为了便于打孔，暴露左室心尖并使其靠近胸骨切开中线。在左前降支左侧心尖凹陷处作切口，使用打孔器向 LV 腔内（不是室间隔）打孔，切除心室腔粗大肌小梁，取出心尖血栓，在心尖切口周围用 2-0 带垫片缝线进行水平褥式缝合（见图 5.2），应用缝线将流入管缝合环固定于心尖切口（见图 5.3）。垫片及缝合环周围应用生物胶（CryoLife Inc. Kennesaw，GA）。流入管由缝合环插入并固定。心脏放回到正常位置，LVAD 植入腹膜前囊袋中。

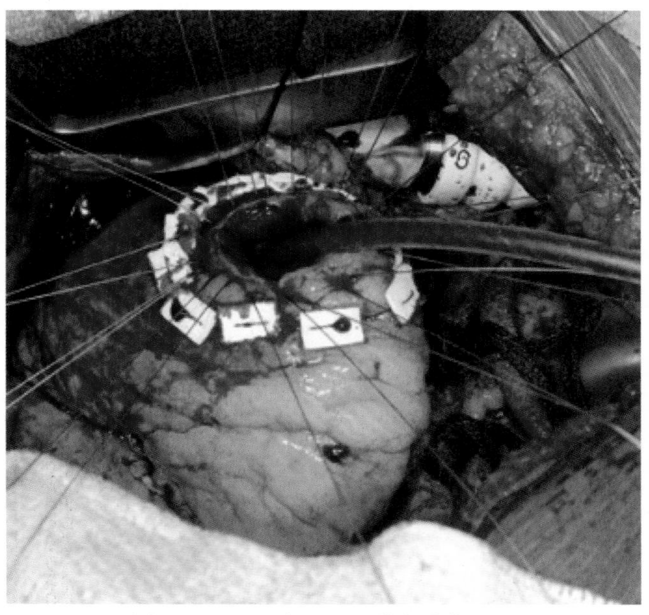

图 5.2 LV 心尖 LVAD 缝合线的位置

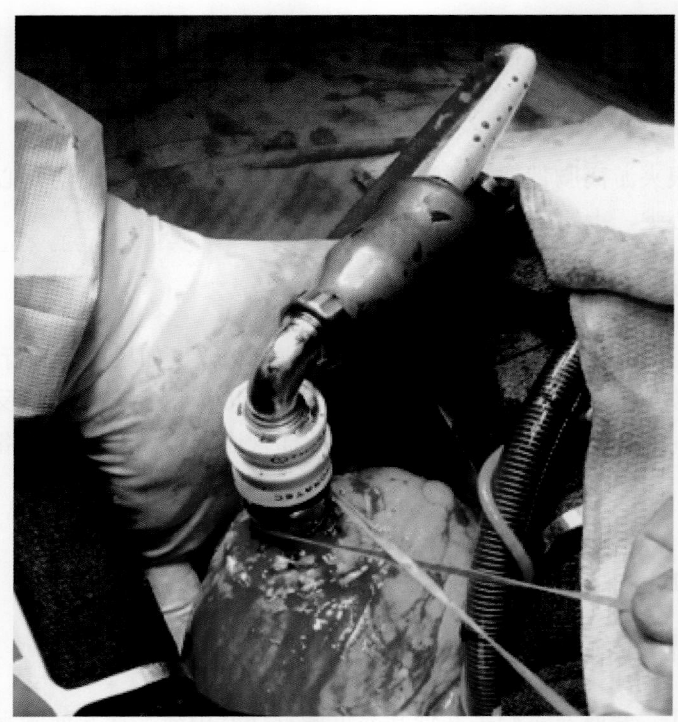

图 5.3 固定 LVAD 流入管

流出管与升主动脉吻合

将适宜长度流出管切断并剪出斜面。用侧壁钳部分夹闭主动脉，切开主动脉，带垫片缝线吻合流出管及升主动脉，单层连续缝合需要使用生物胶（CryoLife Inc. Kennesaw，GA）（见图 5.4）。夹闭流出管、排气，同时检查吻合口出血情况。

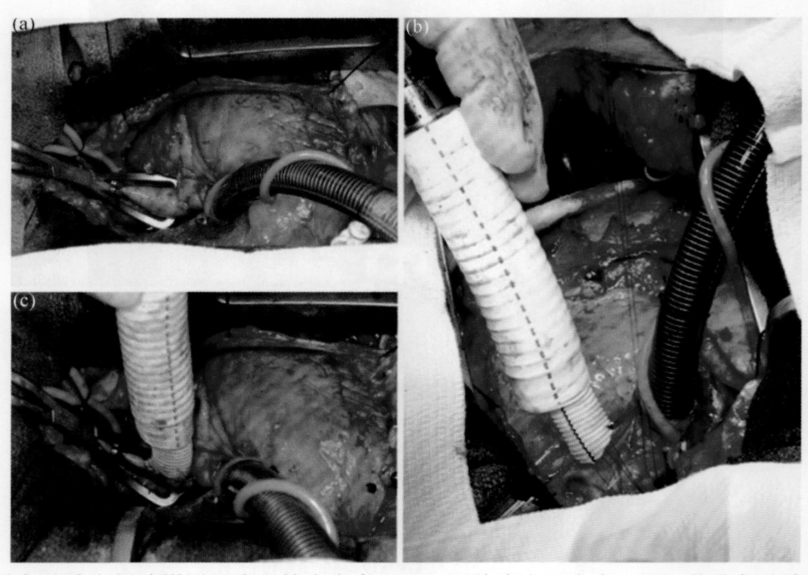

图 5.4 （a）升主动脉上侧壁钳用于流出管吻合术；（b）评估流出口吻合；（c）从升主动脉上取下侧壁钳

启动 LVAD，停用体外循环

放置 LVAD 后，开始停用 CPB。CPB 流量减少到 2L，HeartMate II 装置速度从 6000r / min 开始。开放流出道阻断钳以提供血泵前向血流。血泵转速逐渐增加到 8800～ 9600r / min，同时减停 CPB。继续通过流出管路的排气孔排气。

TEE 评估 LV 减压和二尖瓣关闭不全的程度，评估流入和流出的流量，监测主动脉瓣关闭不全的发生率，评估右心室功能，并评估和确认室间隔无膨出。通过这些监测指标调整 LVAD 转速、优化容量状态和/或增加正性肌力药物剂量。

止血

必须对所有手术、插管和吻合部位进行评估，并通过带垫片缝线止血。对于非外科出血，通过全量鱼精蛋白中和以达到基线 ACT 而完全逆转，使用止血剂可能有助于该过程。电烙术可用于软组织、LVAD 囊袋和胸骨。检查和正确控制 LVAD 囊袋出血是彻底的，并且持续进行。如果用这些方法无法控制弥漫性凝血功能障碍和过量出血，可以填塞纵膈并将布片放置在胸骨切口，计划在充分复苏和解决凝血病后 24 小时内返回手术室进行真正闭合。将 GoreTex 心包膜（Gore Medical Products, Flagstaff, AZ）缝合到心包边缘以最小化再次手术期间的损伤（Morgan）。

胸骨切口和腹膜前囊袋闭合

在纵膈和胸膜腔中放置胸管。采用常规方法闭合胸骨，采用 8 字间断法缝合腹部。常规缝闭肌层及皮肤。

HVAD 和 HeartMate 3 技术的改进

对于 HeartWare HVAD 设备和 HeartMate 3，我们不会创建腹膜前囊袋。该装置是心包内的。像 HM2 胸部切口确实需要延伸到剑突下，另外，左侧膈肌确实需要切除以适应该装置。与使用“切除和缝合”技术的 HM2 不同，对于 HVAD 和 HM3，采用“缝合和切除”技术。这包括识别 LV 真正的心尖 / 凹陷，标记并将毡环放在它上面，毡环的中心在真正的心尖上方，标记缝合环的外部，然后沿周径放置带垫片缝合线。放置所有缝合线后，将它们穿过毛毡环，缝合环落座，缝线打结剪除。LV 心尖作十字形切口，用扁桃钳扩大切口，左室打孔并切除 LV 肌小梁。插入装置并夹闭流出道。将该装置固定在缝合环适当的位置，确保泵和毛毡环之间没有间隙。对装置排气。将侧壁钳置于升主动脉上并进行近端吻合。在流出道阻断钳的远近端打孔排气。

其他技术

随着 LVAD 的使用越来越广泛，已经引入和开发了一些技术来降低手术创伤、避免胸骨切开和/或体外循环（CPB）。本章以下部分将描述和比较 LVAD 植入的多种微创方法和在微创方法中选择流出道吻合部位，并描述“非停跳”LVAD 植入以避免使用 CPB 的技术。

微创方法

与传统胸骨切开术相比，VAD 植入微创方法的出现和成功使用可改善术后恢复。需要 VAD 的心力衰竭患者通常具有许多其他合并证，例如肺功能差、糖尿病、营养不良、肥胖和功能失调，这增加了大手术的风险并延迟伤口愈合。因此，使用微创植入有可能减少恢复时间并避免胸骨切开术的压力。

此外，微创技术是避免在一次或多次胸骨切开术后重新进入胸腔或进一步保留患者胸骨切开术部位的理想选择，例如 VAD 用于移植过渡。在美国由于大多数接受 LVAD 的患者是缺血性心力衰竭，许多患者可能有一次或多次胸骨切开术用于冠状动脉旁路移植术或瓣膜修复/置换手术。微创技术可用于胸骨切开术（Frazier）手术风险高的患者。因此，微创技术可以预防由胸骨切开术引起的并发症并减少手术时间和压力。

最常见的微创手术方法包括通过左肋下切口将 VAD 植入腹膜前腔。这种方法通常与显露主动脉的右胸小切口联合使用。Makdisi 等在文献[1]综述了微创 VAD 植入切口最常见的变化。用于流入道的两个切口是膈下或左胸廓切开术，而流出道切口有胸骨上半段切口、右胸小切口、右侧胸骨上半段切口与右胸小切口联合的 J 形切口或腋下切口。当计划植入结合三尖瓣或主动脉瓣手术时，应使用胸骨上半段切口[2]。在微创手术中最常用的插管策略是股-股（Frazier[3]，Ghosizad，[4]），然而，中心插管[2]依赖于切口方法，甚至可以使用 Seldinger 技术（Anyanwu）完成。因此，微创 VAD 植入有多种切口方法和插管部位可选择。

可以针对特定的手术目标策略性地选择微创植入的方法。Popov 等人[4]使用单一左侧开胸术并标准化他们的方法，这样可以在再次手术时可以保护流出道移植物，并且通过流出道移植物到心脏侧主动脉的短路径来避免以往胸部正中切口入路从右侧房室沟游离 OG 的困难。Cohn 和 Frazier [5]使用经膈肌入路进行流入道插管并将 OG 移植物吻合至腹腔干上主动脉不仅避免进入腹腔，也避免进入纵膈及左侧胸腔。

与传统胸部正中切口相比，微创技术的一个好处是不会大面积切开心包。通过肋间入路只需要切开心底至心尖的心包，心脏右侧心包囊保持完整。目前认为避免切开右侧心包可以更好地保留右心功能。

Cheung 提出与胸部正中切口组相比，微创病例的 CPB 时间平均少 30 分钟，尽管 ICU 停留时间或住院时间或正性肌力药物的使用没有差异。对于胸部正中切口及肋间切口的二次手术，Frazier 描述了肋间组 ICU 停留时间更短且 12 小时的失血少。Sorensen 等人[6]报道二次胸部正中切口输血和 ICU 停留时间增加，相比之下，在正中切口术后接受微创再次植入的患者对两者的需求均显著降低。

使用微创技术可以避免全身麻醉用于植入，就像其他非心脏手术一样。Bottio 等[7,8]报道使用椎旁阻滞并结合轻度麻醉，75%的患者在手术室成功拔管并且对疼痛控制满意。LVAD 植入时使用这一方法可以做到减少肺部并发症的快通道复苏。

流出道吻合术

流出道吻合的部位取决于手术暴露的方法、患者解剖结构和主动脉位置以及外科医生的偏好。Makdisi 和 Wang [1]描述了最常见的流出道插入位置是升主动脉、腋动脉、降主动脉和腹腔干上主动脉。大多数手术方法利用胸腔内的升主动脉和降主动脉。

Kar 等人模拟比较了升主动脉或降主动脉吻合的血流动力学[9]。在流出道与降主动脉吻合的高 VAD 输出时，存在停滞区域，在主动脉特别是在主动脉根部有可能形成血栓，在升主动脉吻合时由于根部的再循环血流而不易形成血栓。该模型与 Jarvik（2000）有关流出道与降主动脉吻合患者的临床发现一致，在 VAD 高转速而主动脉瓣不开放时，TEE 显示主动脉根部血液停滞，而在升主动脉吻合时没有此类发现[9] 。这些发现及其临床分析表明，流出道吻合部位可以影响 VAD 患者的血流动力学和血栓的形成。

流出道吻合至主动脉以外的其他血管通常发生在主动脉不适合吻合或者不必通过选择的切口植入的情况。该技术的益处包括易于暴露和血管中动脉粥样硬化发生率低。Popov 等[4]进一步假设 OG 与腋动脉吻合术有可能减少术后主动脉瓣关闭不全，因为来自 OG 的血流远离主动脉根部。

然而，主动脉外 OG 吻合术确实存在一些与术后并发症或不良后遗症有关的问题。一个问题是 OG 扭曲的风险或者系统血流受上肢抬高的影响。可以使用带环的加强移植物防止扭曲[10,11]。Cohn 等[12]已经成功地在降主动脉或腹腔干上动脉吻合前应用 10～15cm 的聚四氟乙烯（PTFE）覆盖 OG 来防止扭曲。应告知患者避免手臂过度抬高，并且不应在左臂测血压以避免潜在的血流干扰[11]。Magdy 描述了从 IVC 和无名静脉下的无名动脉作隧道穿出流出道以令其免于直接接触胸骨。如果吻合至左侧腋动脉，则在左侧第二肋间穿过，然后在纵膈进行移植物吻合（Magdy）。使用锁骨下动脉时，移植物可穿过第一肋间隙[11]。此外，使用无名动脉近端腋动脉有可能导致脑血管并发症，使用侧壁钳可以避免这种并发症（Magdy）。

有些方法可以减少肿胀和过多的血液流入手臂。为了避免在与腋动脉吻合时过多的血液流向手臂，Bortolussi 等[10]使用双桡动脉压力监测并使用限制性远端吻合术以确保双臂压力均衡，描述了减少远端腋动脉口径的必要性和切开后端端吻合到流出道的状态，并记录了术后随访的情况。Riebandt 等[11]在锁骨下动脉进行吻合时，当存在 20mmHg 或更大的压力差时，采用环缩锁骨下动脉即可避免过多的血液流向手臂。

非停跳植入术

体外循环可激活全身性炎症介质。在进行非体外循环植入时，应准备随时 CPB。在手术后期需要 CPB 的可能性更高，手术团队要预先准备插管部位，以尽量减少紧急 CPB 的时间。

在进行非停跳 LVAD 植入时，至关重要的是 LV 心尖的最佳显露，为安全、快速和准确的心尖打孔做准备。必须确保定位准确、可视和不受限制地进入心尖打孔位置。打孔前完成肝素化至 ACT 达标。由于这个过程是在不使用 CPB 的情况下进行的，因此要确保打孔处 LV 心肌清除及血泵植入快速完成，以最大限度地减少血液损失。可以使用其他技术代替在心脏下方填纱布以产生稳定性。在正中切口时，可以非体外使用抽吸装置（如 Guidant XPOSE［BostonScientific，Natick，MA］）将心脏牵拉进术野[13,14]。Cohn[15]描述了一种实验技术，该技术使用真空稳定器固定缝合环，使用真空辅助心肌打孔工具和心腔内阻塞球囊，确保切取和清除打孔处心肌，同时当泵到位时用球囊可以暂时堵住心肌孔。

由于心脏仍在跳动，整个手术团队必须在手术时配合协调，术中采用头低脚高位用于减少气栓。为了进一步降低风险并优化心脏功能，需要增加输液速度和必要时应用正性肌力药物[16]。因此，外科医生、助手和麻醉学团队必须集中精力并在此关键步骤时协调一致。

后面的章节会描述正确的非停跳 LVAD 植入技术及术后益处。Sileshi 等[17]将体外 LVAD 植入与左侧开胸和左前外侧开胸微创非体外患者进行比较，发现术后使用正性肌力药物的天数有统计意义上的减少，围手术期和术后血液制品使用也减少。然而，本研究将微创非体外循环技术与传统胸部正中切口 CPB 相比较，容易使结果混淆。Gregoric 等[3]发现 CPB 使用是唯一的变量，非体外组的平均血液产品需求量为 7 个单位，CPB 组有 26 个单位。

参考文献

[1] Makdisi G, Wang IW. Minimally invasive is the future of left ventricular assist device implantation. J Thorac Dis. 2015; 7(9): E283-8.

[2] Haberl T, Riebandt J, Mahr S, Laufer G, Rajek A, Schima H, Zimpfer D.Viennese approach to minimize the invasiveness of ventricular assist device implantation. Eur J Cardiothorac Surg. 2014;46(6):991-6; discussion 996.

[3] Gregoric ID, La Francesca S, Myers T, Cohn W, Loyalka P, Kar B, Gemmato C, Frazier OH. A less invasive approach to axial flow pump insertion. J Heart Lung Transplant. 2008; 27(4): 423-6.

[4] Popov AF, Mohite PN, Sabashnikov A, Weymann A, Patil NP, Sáez DG, Simon AR. Minimally invasive HeartWare LVAD implantation through single left thoracotomy. J Artif Organs. 2015; 18(2): 170-2.

[5] Cohn WE, Frazier OH. Off-pump insertion of an extracorporeal LVAD through a left upper-quadrant incision. Tex Heart Inst J. 2006; 33(1): 48-50.

[6] Sorensen EN, Pierson RN 3rd, Feller ED, Griffith BP. University of Maryland surgical experience with the Jarvik 2000 axial flow ventricular assist device. Ann Thorac Surg. 2012; 93(1): 133-40

[7] Bottio T, Bejko J, Guariento A, Tarzia V, Pittarello D, Gerosa G. Bilateral mini-thoracotomy off-pump Jarvik 2000 implantation in regional asymmetric paravertebral analgesia. J Cardiovasc Med (Hagerstown). 2016; 17(2): 160-4.

[8] Bottio T, Bejko J, Gallo M, Bortolussi G, Gerosa G. Less invasive implantation of HeartWare left ventricular assist device. Multimed Man Cardiothorac Surg. 2014.

[9] Kar B, Delgado RM 3rd, Frazier OH, Gregoric ID, Harting MT, Wadia Y, Myers TJ, Moser RD, Freund J. The effect of LVAD aortic outflow-graft placement on hemodynamics and flow: implantation technique and computer flow modeling. Tex Heart Inst J. 2005; 32(3): 294-8.

[10] Bortolussi G, Lika A, Bejko J, Gallo M, Tarzia V, Gerosa G, Bottio T. Left ventricular assist device end-to-end connection to the left subclavian artery: an alternative technique. Ann Thorac Surg. 2015; 100(4): e93-5.

[11] Riebandt J, Sandner S, Mahr S, Haberl T, Rajek A, Laufer G, Schima H, Zimpfer D. Minimally invasive thoratec Heartmate II implantation in the setting of severe thoracic aortic calcification. Ann Thorac Surg. 2013; 96(3): 1094-6.

[12] Cohn WE, Gregoric ID, Frazier OH. Reinforcement of left ventricular assist device outflow grafts to prevent kinking. Ann Thorac Surg. 2007; 84(1): 301-2.

[13] Anyanwu AC, Fischer GW, Plotkina I, Pinney S, Adams DH. Off-pump implant of the Jarvik 2000 ventricular assist device through median sternotomy. Ann Thorac Surg. 2007; 84(4): 1405-7.

[14] Piacentino V 3rd, Jones J, Fisher CA, et al. Off-pump technique for insertion of a HeartMate vented electric left ventricular assist device. J Thorac Cardiovasc Surg. 2004; 127: 262-4.

[15] Cohn WE. New tools and techniques to facilitate offpump left ventricular assist device implantation. Tex Heart Inst J. 2010; 37(5): 559-61.

[16] Bejko J, Gueriento A, Bortolussi G, Tarzia V, Gerosa G, Bottio T. Minimally invasive surgical Jarvik 2000 offpump implantation. Multimed Man Cardiothorac Surg. 2015; 2015. doi: https://doi.org/10.1093/mmcts/mmv020.

[17] Sileshi B, Haglund NA, Davis ME, Tricarico NM, Stulak JM, Khalpey Z, Danter MR, Deegan R, Kennedy J, Keebler ME, Maltais S. In-hospital outcomes of a minimally invasive off-pump left thoracotomy approach using a centrifugal continuous-flow left ventricular assist device. J Heart Lung Transplant. 2015; 34(1): 107-12

作者：Jeffrey A. Morgan 和 O. H. Frazier

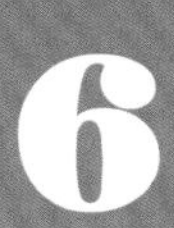

LVAD外科植入术：膈下入路

介绍

机械循环支持（MCS）系统从早期的搏动泵发展为更小、更耐用的连续流动（CF）装置，显著降低了死亡率和减少了与器械相关的并发症。该优势使得 CF 左心室辅助装置（LVADs）被广泛应用于严重心力衰竭的治疗。然而，完全采纳在搏动 MCS 时代形成的植入策略，会导致一些患者受到 CF 特有的设计所带来的生理学改变和并发症的影响。

入口管的正确定向是实现整个装置功能的要素。在理想情况下，入口管管口应安置在左心室（LV）的中心，管口处没有潜在的阻塞并且朝向二尖瓣口。传统的做法是将血泵入口管通过 LV 顶点插入，从而可以利用心室内的最大距离。

我们医院的外科医生开发了一种沿心脏膈肌植入 HeartMate Ⅱ的方法[1-3]。虽然这种方法与传统的植入技术有很大不同，但它已被证明可消除对腹膜前泵腔的需要，并且在位置上有利于泵对齐。

方法

做垂直中线切口，包括 6cm 的剑突下延伸。通过标准的正中胸骨切开术，将心包在中线和沿横膈膜的长度方向打开。然后将膈膜的前边缘沿中线切开到心尖，从而提供进入腹膜腔的通路。

在全身肝素化和开始体外循环（CPB）后，将 LV 顶端带出胸腔并用抽吸稳定装置控制。选取从心尖到心脏基部距离大约 1/3 处为心室开孔位置（在乳头肌的起点之前）。缝合环的内侧边缘位于后降支侧面 0.5～1.0cm 处，以确保与左心室短轴方向平行（见图 6.1）。使用圆形开孔刀进行心室开孔，注意保持与膈膜平行并沿二尖瓣方向向后，然后必须对心室腔进行可视化检查，确定是否存在血栓或阻塞性小梁。

接下来，以标准方式固定硅橡胶流入袖带，使用 12 个脱脂棉垫片以全厚度水平褥式方式围绕心室开孔位置缝合。使用大口径单丝缝合线穿过缝合环进行收紧式缝合，对入口管周围进行止血。

在膈肌切开术后，按照所选取的开孔位置进行开孔，然后引导入口管穿过膈膜，插入硅橡胶环内，并用两个棘轮式电缆扎带固定。为使血泵正确定向需首先将泵体放入腹腔直到心脏与膈膜齐平，然后将人造血管放置在肝脏左叶上。我们倾向于将泵体包裹在可用的

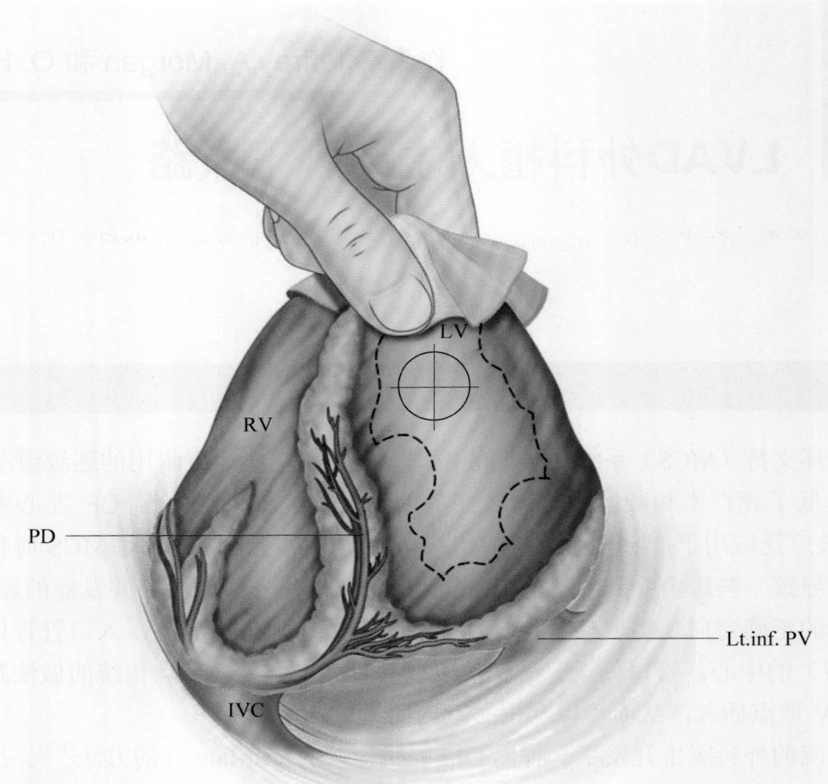

图 6.1 左心室（LV）顶点在一端方向的显示，露出心脏的膈肌表面。虚线勾勒部分为 LV 腔，十字实线描绘了“Frazier 点”，即入口管经膈肌插入的最佳位置（改编自 Gregoric ID 等[6]）

网膜中以保护肠免受侵蚀性伤害。

测量人造血管并预留足够的长度进行斜切，使其朝向胸部右侧平缓弯曲而没有过多的冗余。然后以标准端对侧方式使用沿升主动脉的部分侧壁钳与人造血管吻合。在动力传动系统传递到体外后，将 19 号针头放置在人造血管最高点处进行彻底的排气。逐渐减少体外循环流量，让心脏充盈，以最低设置（6000r / min）启动血泵。借助经食道超声心动图以确定最佳的 LVAD 转速、腔室大小、室间隔位置和右心室功能，最终停止体外循环。

一旦确认血泵位置和功能正常，就施用鱼精蛋白，移除 CPB 插管，并将引流管置于纵膈和胸膜腔中。人造血管的裸露部分覆有直径 20 mm 的环状 Gore-Tex 移植物（GoreMedical，Newark， DE），以防止将来再次开胸时被扭结和损伤。缝合膈膜，胸骨和软组织以标准方式闭合。

讨论

在 MCS 的早期研发中，入口管通过 LV 顶点插入以适应其长的入口管设计。尽管在实验测试中出现很多入口管阻塞现象，导致入口导管设计长度最终被缩短，但血泵植入技术却几乎未变[4]。因此，在广泛应用 HeartMate XVE LVAD（Thoratec Corp.）后，心尖插管成为了标准方法。尽管在植入时必须小心避免由机械运动引起的入口管阻塞，但由于使用脉动装置保留了心室血容量，因此很少出现并发症。在熟悉这种植入技术后，将其应用于 CF LVADs——HeartMate Ⅱ与 HeartMate XVE，相同的入口管设计支持了这种应用实践。然而，CF 所导致的特殊生理学（非搏动性）还是会在使用中带来解剖学和机械特性的问题，需要特别的关注。

大约 10 年前，首次报道了沿心脏膈膜放置入口管，我们医院的外科医生描述了肋下植入 Jarvik 2000 血泵（Jarvik Heart Inc.，纽约）[5]方法。虽使用谨慎，但该手术揭示了这种入口管插入位置应用于 LVAD 植入的可行性和潜在优势。20 世纪 90 年代中期在得克萨斯心脏研究所实验室研发的 HeartWare HVAD（HeartWare Inc.，Framingham，MA）是为了适合心包空间放置而专门设计的。然而，对于心尖定位技术的熟悉，外科医生在早期临床试验中更喜欢使用这种方法，但如前所述，我们的医院也进行了 HVAD 和 HM3 的膈肌植入[6]。

（**申明** 所有作者均不存在任何商业利益冲突。）

参考文献

[1] El-Sayed Ahmed MM, Aftab M, Singh SK, Mallidi HR, Frazier OH. Left ventricular assist device outflow graft: alternative sites. Ann Cardiothorac Surg. 2014; 3: 541-5.

[2] Riebandt J, Sandner S, Mahr S, et al. Minimally invasive thoratec Heartmate II implantation in the setting of severe thoracic aortic calcification. Ann Thorac Surg. 2013; 96: 1094-6.

[3] Umakanthan R, Haglund NA, Stulak JM, et al. Left thoracotomy HeartWare implantation with outflow graft anastomosis to the descending aorta: a simplified bridge for patients with multiple previous sternotomies. ASAIO J. 2013; 59: 664-7.

[4] Pool GE, Parnis SM, Creager GJ, et al. Evaluation of occlusive inlet pannus formation: comparison of conduit designs. Trans Am Soc Artif Intern Organs. 1985; 31: 408-10.

[5] Frazier OH, Gregoric ID, Cohn WE. Initial experience with non-thoracic, extraperitoneal, off-pump insertion of the Jarvik 2000 heart in patients with previous median sternotomy. J Heart Lung Transplant. 2006; 25: 499-503.

[6] Gregoric ID, Cohn WE, Frazier OH. Diaphragmatic implantation of the HeartWare ventricular assist device. J Heart Lung Transplant. 2011; 30: 467-70.

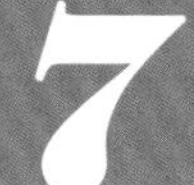

作者：Marissa Wagner Mery, Siavosh Saatee 和 Charles D. Collard

术中麻醉管理

介绍

近年来，左心室辅助装置（LVAD）植入的适应范围已经逐步扩大。虽然过渡治疗（BTT）和终点治疗（DT）可以应对大多数适应证，但越来越多的患者接受 LVAD 支持作为康复过渡（BTR）甚至决策过渡（BDM）。虽然短期和经皮放置的辅助装置（例如，Impella，TandemHeart）的发展改进了心力衰竭与体外循环（CPB）后应对心源性休克的前景，但相比于心脏手术，LVAD 植入术的麻醉管理也是很重要的[1]。实际上，等待植入 LVAD 的患者不仅存在心力衰竭，通常还存在由于血流调节异常、凝血类疾病和药物代谢动力学紊乱而继发的肺、肾以及肝的病理问题。此外，麻醉师通常会在术中负责通过经食道超声心动图（TEE）监测心内分流、瓣膜功能障碍、右心衰竭并确定心室内引流插管放置的位置。本章将提供一个框架，用于思考 LVAD 植入术的麻醉准备和管理。

术前评估和注意事项

LVAD 待植入患者通常以难治性失代偿性心力衰竭为特征。除了严重降低的射血分数（EJ）之外，这些患者通常以肺血管阻力升高、右心室（RV）功能障碍、凝血类疾病、肝肾功能障碍以及对儿茶酚胺类药物反应性降低为特征。因此，术前检查可以确定患者的合并证并量身定制麻醉计划，并提供个性化知情的机会。

心脏评估和考虑因素

心脏评估的内容不仅包括心力衰竭的病因，还包括围手术期对左心室（LV）和右心室（RV）功能的评估、瓣膜状态、是否具有心内分流病变、心律失常、心室血栓和是否存在肺动脉高压。由于许多 LVAD 待植入患者以前经历过胸骨切开术，可能影响外科手术的 CPB 插管方法以及手术入路[2]，因此有必要了解既往手术史。如果计划做二次开胸手术，则会增加围手术期输血需求和医源性心血管损伤的风险。

术前应用超声心动图测定 LV 舒张末期内径（LVIDd）是必要的，这可用于 LVAD 放置后的比较以显示 LVAD 辅助 LV 卸载的程度（见表 7.1）[3]。LVIDd 较小（＜63mm）与 30 天的发病率和死亡率增加相关，并且常见于体型较小的女性患者和浸润性心肌病患者[3]。

表 7.1 植入前 TTE/TEE 危险结果

左心室和室间隔
LV 小尺寸，特别是 LV 小梁增加
左室血栓
LV 心尖室壁瘤 室间隔缺损
右心室
RV 扩张
RV 收缩功能障碍
心房，房间隔和下腔静脉
左心耳血栓
PFO 或房间隔缺损
瓣膜异常
任何人工瓣膜（特别是机械 AV 或 MV）
>轻度 AR
≥中度 MS
≥中度 TR 或>轻度 TS
>轻度 PS；≥中等 PR
其他
任何先天性心脏病
主动脉病变：动脉瘤，动脉夹层，动脉粥样硬化， 动脉缩窄
活动度高的病变
其他分流：动脉导管未闭，肺内侧枝

注：AR—主动脉瓣关闭不全，AV—主动脉瓣，LV—左心室，MS—二尖瓣狭窄，MV—二尖瓣，PFO—卵圆孔未闭，PR—肺动脉反流，PS—肺动脉狭窄，RV—右心室，TR—三尖瓣关闭不全，TS—三尖瓣狭窄。

LVAD 植入后多达 30%的患者发生 RV 衰竭，而且是术后不良并发症的预兆[4-6]。RV 衰竭的术前预测模型没有良好的敏感性和特异性；右心室衰竭风险评分（RVFRS）和 TEE 通常一起用于识别术后右室衰竭的高危患者[4-7]。LVAD 植入后的 RV 衰竭可以通过同时放置 RVAD 来缓解，但这些患者的预后要差得多[8]。因此，术前存在 RV 缺血性疾病的，可能需要在 LVAD 植入之前进行支架植入或冠脉旁路移植术。如果 RV 功能处于边缘状态，还应考虑术前正性肌力药物支持[8]。

术前应评估是否存在肺动脉高压。持续的严重肺高压曾是 LVAD 植入的禁忌证，但新出现的证据表明继发于左心衰竭的持续肺动脉高压可在 LVAD 植入后的前 6 个月显著改善[9]。无论何种情况，应给予吸入一氧化氮（iNO）和前列环素血管扩张剂。

基于心脏衰竭在人群中的发展，房性和室性心律失常都很常见，而且并非 LVAD 植入的禁忌证。多数患者使用植入式自动除颤器（AICDs），其需要在手术中停用并放置体外除颤电极。在手术前应询问起搏器的情况，以确保电池寿命和了解潜在的心律。有节律依赖的患者应置于非同步模式。

超声心动图应排除潜在的心内分流和瓣膜病变。卵圆孔未闭（PFO）或其他间隔缺损需要在进行 LVAD 植入前修复，因为 LVAD 植入后的腔内压力梯度易发生右向左分流和难治性缺氧。同时，中度至重度的主动脉瓣关闭不全（AI），中度至重度二尖瓣狭窄（MS）和严重的三尖瓣反流（TR）是在 LVAD 植入之前需要修复的瓣膜病变。

最后，应了解患者使用的心脏药物是否可能与麻醉相互作用。ACEI 可改善心脏后负荷，引起心脏重塑和降低死亡率的作用使其成为心衰患者的推荐药物。文献已经报道了其可能产生钝化儿茶酚胺类药物反应的作用，并且可能导致难治性血管麻痹。应讨论在 LVAD 植入当天停用 ACEI 的问题。

肾功能和肝功能

心功能分级为 NYHA Ⅲ或Ⅳ的患者有效容量分布（VD）减少，这使许多静脉注射药物的清除率降低 50%以上[10]。另外，在等待 LVAD 植入的患者中，继发性肾和肝功能障碍极为常见。最终结果导致许多常见的麻醉药物需要调整剂量。肾脏和肝脏的功能均可在 LVAD 植入后改善，但术前存在肝肾功能异常与病情恶化相关[11-13]。化验指标中升高的胆红素与死亡率最为相关，应在 LVAD 植入之前排除原发性肝病。在 LVAD 植入之前应纠正预先存在的凝血病或电解质/酸碱失衡。

其他

为排除潜在风险，患者应在术前进行完整的神经系统检查，进行麻醉史评估（评估个人或家庭的麻醉并发症）和气道检查。通气或插管困难可导致多种心肺并发症，如缺氧或与高碳酸血症相关的肺动脉高压，并可导致心血管衰竭。

术前实验室检测和影像

术前应检查 ECG、CXR、肺功能、完整代谢检查（包括 LFTs）、血常规和凝血功能，包括纤维蛋白原和功能性凝血评估，如 TEG 或 ROTEM。超声心动图和心导管检查应评估跨肺压力梯度、肺血管阻力、肺血管对血管扩张剂的反应性、右心室功能、心输出量、瓣膜功能和 LV 充盈压。影像检查包括头部、胸部和腹部 CT 扫描在内的成像，排除终末期恶性肿瘤或出血。患者应进行血型检验和交叉配血，并准备在手术室内随时可用血液制品。

同意/家庭讨论

尽管可以延长绝大多数患者的生活质量和寿命，但 LVAD 植入术还是存在巨大风险，不仅包括死亡，还包括 ICU 停留时间延长、肾功能衰竭、进行性心力衰竭和致命性出血。在知情同意过程中，患者及其家属需要意识到这一点，并且了解当出现灾难性并发症或失代偿的情况时患者本人的意愿。当使用复杂的生命依赖性设备的患者生命结束时，家属很可能会慌乱[14]。

监护

开胸前建立大口径外周静脉通路，在手术室内关闭 AICDs，并放置体外除颤电极。在诱导前应建立动脉压力通路。推荐使用肺动脉导管，可用于测量心室压力、混合静脉饱和度和 CVP / PCMP 比率。不同于 LVAD，流量读数是一估值且不包括心脏本身的贡献，PA 导管可用于心输出量的测量。术中 TEE 可用于检测可能影响 VAD 表现和患者预后的因素，包括室间隔缺损、主动脉瓣关闭不全、二尖瓣狭窄、RV 功能障碍、腔内血栓和动脉粥样硬化。另外，TEE 可用于确认 VAD 管路的定位和心脏排气。

转机之前的诱导和管理

体外循环的诱导和准备

LVAD 植入的终末期心力衰竭患者通常依赖于循环系统高浓度的儿茶酚胺来维持血管收缩。LV 对前负荷下降或后负荷增加的耐受性很差，因此在麻醉诱导期应避免这种情况。心率（HR）的降低尤其有害，因为这些患者不能通过增加每搏输出量来补偿心输出量[1]。因此，患者在诱导时可以受益于输注低剂量的去甲肾上腺素或肾上腺素以维持 HR 和 CO。

利多卡因和芬太尼经常被用来减弱喉镜刺激带来的交感神经反应。依托咪酯是最常用的诱导药物，但它有造成肾上腺皮质功能不全的风险，可以使用氯胺酮来解决这一问题。可以使用艾司洛尔对抗喉镜置入引起的任何心动过速。所有静脉注射药物需要更长的循环起效时间，并且术中知晓在接受心脏手术的患者中更为常见[15]。在限制液体的同时，应保持心输出量以避免 RV 舒张末期压力不必要的增加并保持足够的麻醉深度，这是 CPB 进行之前的目标。

诱导后应获得相关化验检查结果，包括基础生化、动脉血气和 ACT。应尽快改善低钾血症和高血糖。抗生素应在皮肤消毒时使用（或早期使用万古霉素），并在手术过程中追加剂量。应该使用少白悬红来减少 HLA 抗体的产生[16]。应为有医源性抗凝血酶III缺乏症患者提供替代性制品。

在开始使用 CPB 前静脉注射肝素（300～400 单位 / kg）抗凝，并与外科医生和灌注师确认适当的 ACT（> 350s）[17]。对于 ACT 升高不足表现出疑似肝素抵抗的患者，可以给予额外剂量的肝素。如果不成功，可以用抗凝血酶III浓缩物治疗疑似的抗凝血酶III缺乏症，仍不成功可给予 FFP。如果患者仍然存在肝素抵抗或有肝素相关禁忌证，比伐卢定是应用 CPB 的首选替代品。

术中经食管超声心动图

美国超声心动图学会给出了植入前和植入后的 TEE 检查表（见表 7.2）。TEE 评估应对 RV 大小、三尖瓣关闭不全（TR）严重程度、TR 病因（医源性或继发于瓣环扩张）、从三尖瓣环到心尖包括游离壁在内的心室运动进行定性评估[3,18]。应注意收缩和扩张功能，因为 RV 舒张末期直径最近被确定为能够独立预测 RV 衰竭的两个超声心动变量之一[3,19]。3D 容积评估，三尖瓣环平面收缩期偏移（TAPSE），RV 整体和区域射血分数，以及 RV 压力最大偏倚（d*P* / d*t*）$_{max}$ 也是评估收缩功能的定量选项[3,18]。然而，这些工具并不总是值得信赖的，这些测量在患者中应用具有一定难度[3]。目前对 LVAD 植入后 RV 衰竭的可靠预测因素尚未达成共识，但考虑到其相关的高发病率和死亡率，对两个心室进行彻底的植入前和植入后检查是必要的。

表 7.2 围手术期 TEE 方案/检查表（改编自[3]的许可）

两部分检查
1. 围手术期植入前 TEE 检查
目标：获得任何术前超声心动图（TTE 或 TEE）结果；在 LVAD 植入之前发现意外的异常情况
血压：如果存在低血压，可考虑使用血管加压剂来评估 AR 严重程度
LV：大小，收缩功能，评估血栓
LA：大小，评估 LA 心耳/ LA 血栓
RV：大小，收缩功能，导管/导联
RA：大小，评估血栓，导管/导联
房间隔：详细的 2D，彩色多普勒，静脉注射生理盐水对比。警示：PFO / ASD
体静脉：评估 SVC，IVC
肺静脉：检查
主动脉瓣：警示：> 轻度 AR，人工瓣膜
二尖瓣：警示：≥中度二尖瓣狭窄，人工瓣膜
肺动脉瓣：警示：>轻度 PS；≥中度 PR；如果计划 RVAD：人工瓣膜
肺动脉干：警示：先天性异常（PDA，肺动脉闭锁或肺动脉瘤）
三尖瓣：TR，由 TR 推测 PA 收缩压。警示：≥中度 TR，> 轻度 TS，人工瓣膜
心包：筛查积液；限制性生理变化
主动脉：主动脉根部，升主动脉，主动脉弓和降主动脉；筛查各个水平的动脉瘤、先天性异常、夹层或复杂动脉粥样硬化
2. 植入后围手术期 TEE 检查
目标：监测心内残余空气；排除分流；确认设备和自身心脏功能
泵类型和速度：确认
血压：通过动脉压力通路；对于低血压（MAP < 60mmHg），在评估 AR 严重程度和其他血流动力学变量之前考虑使用血管加压剂
心内空气：脱离 CPB 后的左心系统和主动脉根部
LV：尺寸，流入管路位置和流速，室间隔位置。警示：小 LV（过度抽吸或 RV 衰竭），间隔右向左移位；扩大 LV（梗阻或泵流量不足）
流入管路位置：2D / 3D，评估可能的错位
流入套管流量：频谱多普勒和彩色多普勒（警示：异常流动模式/高/低速度，特别是在胸骨闭合后）
LA：评估 LA 心耳
RV：大小，收缩功能。警示：RV 功能障碍的迹象
RA：大小，评估血栓，导管/导联
房间隔：重复静注生理盐水测试和彩色多普勒评估 IAS（警示：PFO / ASD）
系统静脉：（SVC，IVC）
肺静脉：检查
主动脉瓣：AV 开放程度和 AR 程度（警示：> 轻度 AR）
二尖瓣：排除流入管路干扰瓣下结构；评估 MR

续表

肺动脉瓣：评估 PR，如果可以，测量 RVOT SV
肺动脉干：(如果适用，用彩色多普勒评估 RVAD 流出管路)；评估 PR
三尖瓣：评估 TR（警示：> 中度 TR）；TR 流速推测 PA 收缩压力（如果不是严重的 TR）
心包：筛查积液/血肿
主动脉：排除医源性夹层
流出道植入物：（当能够时）使用频谱和彩色多普勒识别与 RV / RA 相邻的导管路径
流出道植入物-主动脉吻合术：（当能够时）通过频谱和彩色多普勒评估通畅程度和流量。警示：扭曲/湍流/速度 > 2m / s，特别是在胸骨闭合后

注：2D 表示二维，3D 表示三维，AR 表示主动脉瓣关闭不全，ASD 表示房间隔缺损，AV 表示主动脉瓣，CPB 表示体外循环，IAS 表示房间隔，IV 表示静脉，IVC 表示下腔静脉，LA 表示左心房，LV 表示左心室，LVAD 表示左心室辅助装置，LVOT 表示左心室流出道，MAP 表示平均动脉压，MR 表示二尖瓣关闭不全，PA 表示肺动脉，PFO 表示卵圆孔未闭，PDA 表示动脉导管未闭，PR 表示肺动脉瓣关闭不全，PS 表示肺动脉狭窄，RA 表示右心房，RV 表示右心室，RVAD 表示右心室辅助装置，RVOT 表示右心室流出道，SV 表示卒中量，SVC 表示上腔静脉，TEE 表示经食管超声心动图，TR 表示三尖瓣关闭不全，TS 表示三尖瓣狭窄，TTE 表示经胸超声心动图。

应该确定任何潜在的心内分流[3]。LVAD 植入导致 LV 和左心房（LA）压力急剧下降；卵圆孔未闭（PFO）或其他间隔缺损可导致右向左分流、体循环缺氧和反常血栓塞[3,20]。体外循环前的检查是必不可少的，因为修复分流可能需要改变手术插管技术[18]。我们倾向于使用经食管中段的双腔心平面注射盐水观察 PFO 技术。虽然体外循环前的检查是有益的，但 Valsalva 动作并不总能成功识别那些严重心力衰竭和心房压力升高的患者的 PFO，因此建议在 LVAD 植入后要确认没有 PFO [18]。

需要确定瓣膜缺陷并在植入前进行修复，主动脉瓣关闭不全（AI）尤其需要注意。LVAD 降低 LV 舒张末期压力，从而增加舒张期主动脉跨瓣梯度。与正常相比，LVAD 的流量增加，但全身和冠状动脉血流不足，因为 AV 关闭不全造成的反流量首先会使 LV 充盈[21]。主动脉瓣狭窄并非急性问题，但主动脉瓣不能间断开放会增加泵内血栓形成的风险[18]。在应用 RVAD 的情况下，应对肺动脉瓣进行类似的检查，并确定在肺动脉瓣关闭不全时 RV 超负荷的风险。未处理的中重度二尖瓣狭窄将影响 LVAD 充盈并且可能妨碍 RV 功能。二尖瓣反流不影响 LVAD 功能。最后应该注意基线三尖瓣反流（TR）和瓣环扩张，因为 LVAD 的存在及由此产生的 LV 减压会使 TR 恶化。如果存在中度或严重 TR，应考虑三尖瓣修复或置换[3]。

应确定严重的主动脉粥样硬化性疾病（动脉粥样硬化 > 5mm 或突出）和钙化，因为它们与栓塞事件的风险增加有关。同样，应排除心房和心室血栓，因为它们通常位于心尖植入部位附近并且可能增加围手术期卒中的风险[3,18]。

体外循环时的管理

一般麻醉管理

在体外循环时，血压控制是主要的目标，必要时可给予升压药物、血管加压素和去甲肾上腺素。在发生难治性血管麻痹的情况下，有使用亚甲蓝成功治疗的病例报告，原因可能是其抑制鸟苷酸环化酶，其在少量病例系列中的应用尚未显示其可减少总体死亡率[22]。此外，亚甲蓝的肺血管收缩特性也很重要。应经常监测电解质、葡萄糖和血红蛋白。一些机构建议在插入流入道管路前给予镁（4g）和利多卡因（100mg），以减少室性心律失常[23]。

插管定位和排气

利用 TEE 可以指导 LVAD 流入管路指向二尖瓣的最佳定位，并远离心室间隔（见图 7.1）。尖端应放置在腔室中央，远离心室游离壁，以减少吸壁事件。在流出道管路缝合到主动脉期间很少发生主动脉夹层（见图 7.2）。可以评估内膜撕裂、主动脉瓣病理学和真假腔。当 LVAD 功能正常时，流出道的血流应该是单向的和层流的；任何流量 > 2m / s 都应引起关注[3]。在撤除体外循环之前应除气[3]。右冠状动脉进入空气可导致 RV 缺血和衰竭，LVAD 流出管路中的空气可导致脑血管事件。肺静脉、左心房、LV、LVAD 流出道植入物、近端升主动脉和右冠状窦都应排除空气[3,18]。

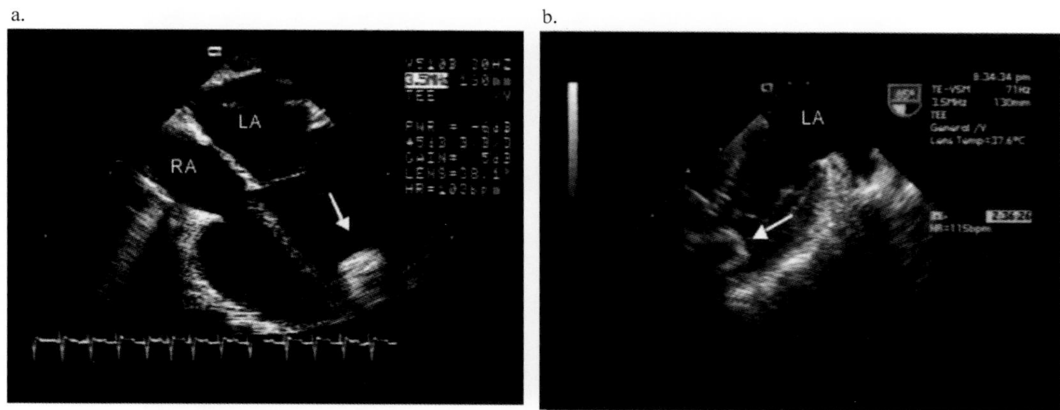

图 7.1 利用 TEE 验证 LVAD 流入管（箭头所示）放置（图 a,b）

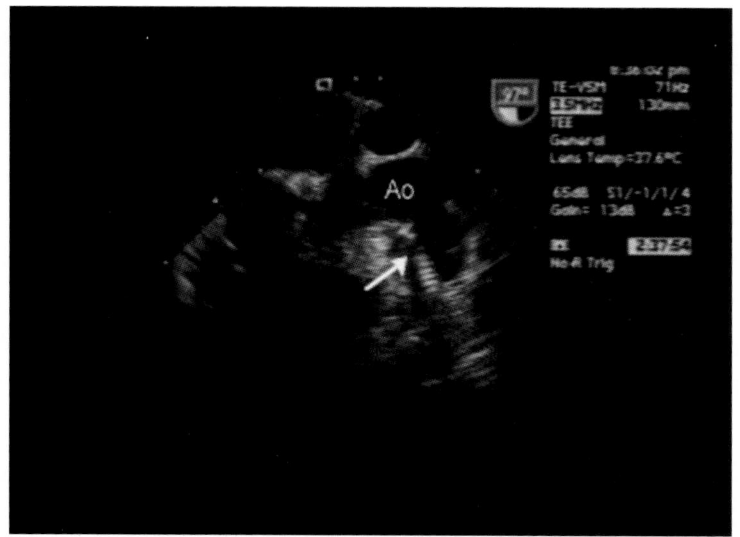

图 7.2 利用 TEE 验证 LVAD 流出管放置（箭头标记流出套管进入主动脉（AO））

LVAD 速度测定和心室功能

一旦 LVAD 植入并发挥作用，室间隔应处于中立位置，以使 LV 适度减压[3]。严重减压和显著向左移位的室间隔可以使吸壁事件更易发生，降低 RV 收缩性，而 LV 减压不足和室间隔向右移位表明 LVAD 流量不足（见图 7.3）[3]。应评估主动脉瓣（AV）在心脏收缩期间的开放情况。持续的 AV 闭合状态可伴有足够的全身血流但会增加 AV 血栓形成事件的风险。在严重的心力衰竭中，永久闭合的 AV 可能是不可避免的（开放与 LVAD 支持的程度有关），可以通过修复主动脉瓣关闭不全或主动脉瓣狭窄或 LVAD 装置的速度变化来改善。最后，应再次检查心腔内的分流、主动脉瓣关闭不全和右心室功能[3]。

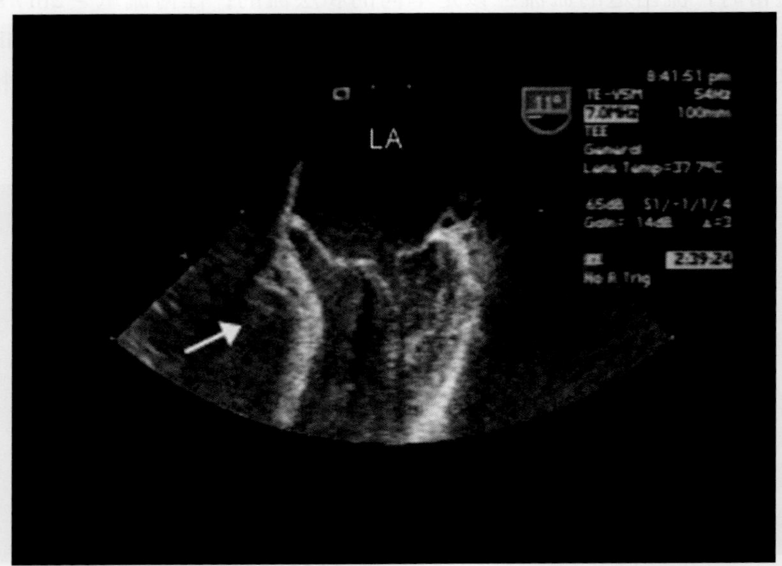

图 7.3　利用 **TEE** 验证右心室衰竭和/或左心室充盈不足引起的右心室间隔弯曲（箭头）

停机后管理

CPB 植入术后管理现在侧重于 LVAD 速度优化、评估和增强 RV 功能，以及确定是否需要 BiVAD。同时需要治疗与 CPB 相关的血管麻痹、高血压和凝血疾病。虽然高血压很罕见，但它可以阻碍体循环的 LVAD 血流。

LVAD 植入后多达 30%的患者出现 RV 衰竭，这是并发症和死亡的重要原因[4-6,24]。虽然 LVAD 可以使 RV 后负荷减少，但其机械损害会导致 RV 收缩性下降并使 RV 充盈压力升高。优化正性肌力药物、减少右室后负荷和改善容量状态是避免 RVAD 植入的最佳选择。如果需要 RVAD，最好在初始手术期间植入，因为需要再次手术植入 RVAD 的患者的结果较差[25]。

在体外循环停止并维持血液动力学稳定后，鱼精蛋白将被用于肝素抗凝。ACT 应<150 秒。应检查包括 PT、PTT、INR、纤维蛋白原和 TEG 或 ROTEM 的各项凝血功能，如有紊乱应纠正。

特殊情况

微创和非体外的方法

LVAD 植入的微创和非体外方法的比例正在增加[2,23,26,27]。保留胸骨的手术减少了等待移植的患者未来进行胸骨切开的风险，并对体外循环植入物或先天性心脏病的修复具有保护作用。文献中的方法包括开胸手术、半胸骨切开术和膈肌手术[23,28,29]。对于这些方法考虑的麻醉因素包括大量失血的可能性、通气策略以及流入道植入物对全身供血的影响、对左室进行的优化。

早期的病例表明，通过开胸术进行植入的患者血液产品使用率可能低于传统胸骨切开术，但可能出现大量出血而影响手术视野[23,27]。采用开胸术的方法，单腔和双腔气管插管已成功用于患者，这方面的偏好应在插管前与外科医生进行讨论。中断通气可导致患者的失代偿，患有 COPD 的患者，可能是双腔气管插管的更好候选者。另外，范德比特城的一个团队引用了非体外循环方法作为 RV 保护的一种手段， 因为它可以避免心包开放和无法控制的 RV 扩张[23]。此外，他们的技术使用的腺苷（协助流入管路的非体外放置）被认为可能产生肺血管舒张而进一步保护 RV[23]。

设备植入意外导致的体外循环

心脏或心肺支持的短期选择包括体外 VAD（如 Levitronix，Bio-Medicus，Abiomed AB5000）和体外膜氧合（ECMO）。两者都受益于 TEE 支持以排除心内分流和 AI，并确认插管放置。ECMO 的术后出血是一个重大挑战，对凝血管理将根据出血与血栓形成的风险进行调整。

导管室内的经皮装置

诸如 Impellas 和 TandemHearts 的经皮装置在导管室中越来越多地用作 BTR 或 BTD。BTD 植入涉及康复、长期放置 LVAD 或移植[30,31]。特别是 Impella 在高风险经皮介入和室性心动过速消融期间也被用于心脏支持和保护。尽管这些装置应用非常普遍，但它们通常是短期装置，并不能提供与 LVAD 相同的心室支持水平或持续时间。

参考文献

[1] Mets B.Anesthesia for left ventricular assist device placement. J Cardiothorac Vasc Anesth. 2000; 14: 316-26.

[2] Karaca N, Sahutoglu C, Kocabaş S, Orhaner BT, Askar FZ, Ertugay S, et al. Anesthetic management for left ventricular assist device implantation without using cardiopulmonary bypass: case series. Transplant Proc. 2015; 47: 1503-6.

[3] Stainback RF, Estep JD, Agler DA, Birks EJ, Bremer M, Hung J, et al. Echocardiography in the management of patients with left ventricular assist devices: recommendations from the american society of echocardiography. J Am Soc Echocardiogr. 2015; 28: 853-909.

[4] Haddad F, Hunt SA, Rosenthal DN, Murphy DJ. Right ventricular function in cardiovascular disease, part I: anatomy, physiology, aging, and functional assessment of the right ventricle. Circulation. 2008; 117: 1436-48.

[5] Haddad F, Doyle R, Murphy DJ, Hunt SA. Right ventricular function in cardiovascular disease, part II: pathophysiology, clinical importance, and management of right ventricular failure. Circulation. 2008; 117: 1717-31.

[6] Matthews JC, Koelling TM, Pagani FD, Aaronson KD. The right ventricular failure risk score. A pre-operative tool for assessing the risk of right ventricular failure in left ventricular assist device candidates. J Am Coll Cardiol. 2008; 51: 2163-72.

[7] Kalogeropoulos AP, Kelkar A, Weinberger JF, Morris AA, Georgiopoulou VV, Markham DW, et al. Validation of clinical scores for right ventricular failure prediction after implantation of continuousflow left ventricular assist devices. J Heart Lung Transplant. 2015; 34: 1595-603.

[8] Taghavi S, Jayarajan SN, Komaroff E, Mangi AA. Right ventricular assist device results in worse post-transplant survival. J Heart Lung Transplant. 2016; 35: 236-41.

[9] Mikus E, Stepanenko A, Krabatsch T, Loforte A, Dandel M, Lehmkuhl HB, et al. Reversibility of fixed pulmonary hypertension in left ventricular assist device support recipients. Eur J Cardiothorac Surg. 2011; 40: 971-7.

[10] Ogawa R, Stachnik JM, Echizen H. Clinical pharmacokinetics of drugs in patients with heart failure. Clin Pharmacokinet. 2013; 52: 169-85.

[11] Sandner SE, Zimpfer D, Zrunek P, Rajek A, Schima H, Dunkler D, et al. Renal function and outcome after continuous flow left ventricular assist device implantation. Ann Thorac Surg. 2009; 87: 1072-8.

[12] Xuereb L, Go PH, Kaur B, Akrawe S, Borgi J, Paone G, et al. Should patients with hepatic fibrosis undergo LVAD implantation: a comparative analysis. ASAIO J. 2016; 62: 498-500.

[13] Maltais S, Stulak JM. Right and left ventricular assist devices support and liver dysfunction: prognostic and therapeutic implications. Curr Opin Cardiol. 2016; 31: 287-91.

[14] McIlvennan CK, Jones J, Allen LA, Swetz KM, Nowels C, Matlock DD. Bereaved caregiver perspectives on the end-of-life experience of patients with a left ventricular assist device. JAMA Intern Med. 2016; 176: 534-9.

[15] Barry AE, Chaney MA, London MJ. Anesthetic management during cardiopulmonary bypass: a systematic review. Anesth Analg. 2015; 120: 749-69.

[16] Jackman RP, Deng X, Bolgiano D, Utter GH, Schechterly C, Lebedeva M, et al. Leukoreduction and ultraviolet treatment reduce both the magnitude and the duration of the HLA antibody response. Transfusion. 2014; 54: 672-80.

[17] Gravlee GP, Haddon WS, Rothberger HK, Mills SA, Rogers AT, Bean VE, et al. Heparin dosing and monitoring for cardiopulmonary bypass. A comparison of techniques with measurement of subclinical plasma coagulation. J Thorac Cardiovasc Surg. 1990; 99: 518-27.

[18] Patangi SO, George A, Pauli H, O'Leary D, Roysam C, Butt T, et al. Management issues during HeartWare left ventricular assist device implantation and the role of transesophageal echocardiography. Ann Card Anaesth. 2013; 16: 259-67.

[19] Aissaoui N, Salem J-E, Paluszkiewicz L, Morshuis M, Guerot E, Gorria GM, et al. Assessment of right ventricular dysfunction predictors before the implantation of a left ventricular assist device in end-stage heart failure patients using echocardiographic measures (ARVADE): combination of left and right ventricular echocardiographic v. Arch Cardiovasc Dis. 2015; 108: 300-9.

[20] McCarthy PM, Savage RM, Fraser CD, Vargo R, James KB, Goormastic M, et al. Hemodynamic and physiologic changes during support with an implantable left ventricular assist device. J Thorac Cardiovasc Surg. 1995; 109: 409-17; discussion 417-8.

[21] Kellman SE, Feider AJ, Jeevanandam V, Chaney MA. Can intraoperative transesophageal echocardiography predict postoperative aortic insufficiency in patients receiving implantable left ventricular assist devices? J Cardiothorac Vasc Anesth. 2015; 29: 901-5.

[22] Hosseinian L, Weiner M, Levin MA, Fischer GW. Methylene blue: magic bullet for vasoplegia? Anesth Analg. 2016; 122: 194-201.

[23] Maltais S, Davis ME, Haglund N. Minimally invasive and alternative approaches for long-term LVAD placement: the Vanderbilt strategy. Ann Cardiothorac Surg. 2014;3:563-9.

[24] Harjola V-P, Mebazaa A, Čelutkienė J, Bettex D, Bueno H, Chioncel O, et al. Contemporary management of acute right ventricular failure: a statement from the heart failure association and the working group on pulmonary circulation and right ventricular function of the european society of cardiology. Eur J Heart Fail. 2016; 18: 226-41.

[25] Fitzpatrick JR, Frederick JR, Hiesinger W, Hsu VM, McCormick RC, Kozin ED, et al. Early planned institution of biventricular mechanical circulatory support results in improved outcomes compared with delayed conversion of a left ventricular assist device to a biventricular assist device. J Thorac Cardiovasc Surg. 2009; 137: 971-7.

[26] Wagner CE, Bick JS, Kennedy J, Haglund N, Danter M, Davis ME, et al. Minimally invasive thoracic left ventricular assist device implantation; case series demonstrating an integrated multidisciplinary strategy. J Cardiothorac Vasc Anesth. 2015; 29: 271-4.

[27] Khalpey Z, Bin Riaz I, Marsh KM, Ansari MZA, Bilal J, Cooper A, et al. Robotic left ventricular assist device implantation using left thoracotomy approach in patients with previous sternotomies. ASAIO J. 2015; 61: e44-6.

[28] Riebandt J, Sandner S, Mahr S, Haberl T, Rajek A, Laufer G, et al. Minimally invasive thoratec Heartmate II implantation in the setting of severe thoracic aortic calcification. Ann Thorac Surg. 2013;96:1094-6.

[29] Anyanwu AC. Technique for less invasive implantation of Heartmate II left ventricular assist device without median sternotomy. Semin Thorac Cardiovasc Surg. 2011; 23: 241-4.

[30] Lima B, Kale P, Gonzalez-Stawinski GV, Kuiper JJ, Carey S, Hall SA. Effectiveness and safety of the impella 5.0 as a bridge to cardiac transplantation or durable left ventricular assist device. Am J Cardiol. 2016; 117: 1622-8.

[31] Pieri M, Contri R, Winterton D, Montorfano M, Colombo A, Zangrillo A, et al. The contemporary role of Impella in a comprehensive mechanical circulatory support program: a single institutional experience. BMC Cardiovasc Disord. 2015; 15: 126.

作者：Krishna Ayyagari, William Patrick Muloy iii 和
Arthur W. Bracey, Csar A. Castillo, James P. Herlihy

8 LVAD患者围术期管理

最近一项 INTERMACS 关于接受连续血流左心室辅助装置（CF-LVAD）或双心室辅助装置植入患者结果的年度报告显示，这些患者的 1 年生存率为 80%[1]。大多数死亡发生在器械植入后的前 30 天内或术后反复住院期间[1,2]。在此期间死亡的主要原因如下：60%～65%是由于多系统器官衰竭（MSOF），这主要是由于氧输送不良（DO2），特别是右心衰竭（RHF）[1,2]；15%～20%是由于栓塞和出血性中风[1,2]；10%～15%是由于出血事件[1,2]；5%～10%与败血症有关[3,4]；接近 5%的人因呼吸衰竭[3]。其余死亡原因主要是由于设备故障、心律失常或其他不太常见的并发症[3,4]。表 8.1 列出了主要术后并发症及其发生频率。这些数据表明可以预防或有效管理 LVAD 植入的不良结果。因此精心的围手术期治疗对于确保患者的积极结果至关重要。

本章将重点介绍接受两种流行且经 FDA 批准的 CF-LVAD 之一的患者的围手术期管理：HeartMate Ⅱ（HM2），2008 年批准进行移植过渡并在 2010 年进行目标治疗，HeartWare HVAD（HW HVAD），于 2012 年批准用于移植过渡。

表 8.1　左心室辅助装置植入术后早期并发症

并发症	病例百分比
右心衰竭	10%～39%；LVAD 紧急放置时高达 50%
呼吸衰竭	6%～40%
脑血管意外	10%～15%
短暂性脑缺血发作	4%～12%
谵妄	10%
肾功能衰竭	3%～33%
肝功能衰竭	2%～8%
心律失常	30%～60%
房性	25%
室性	22%～52%
血栓栓塞	6%肺或全身脉管系统
溶血	3%～5%
感染	高达 42%的反复住院治疗
出血需要输血	31%～81%
出血需要再次手术	31%
心包填塞	15%～28%

LVAD 患者的术前处理

LVAD 患者的围手术期处理从术前优化患者的临床状态开始。通过统计回顾过去 10 年的结果，已经发现 LVAD 植入后不良预后的明确风险因素[1,2,5]，这些因素在第 2 章已有详细讨论。这些不利条件中至少有一些在某种程度上是可以补救的。对于这种情况的有效干预可以在 LVAD 放置后产生积极的结果。最近发布的国际心肺移植学会机械循环支持指南为这些术前治疗策略提供了有用的总结[5]。优化心脏状态，特别是解决 RHF，是术前治疗的重点。右心衰竭将在单独的章节中讨论，我们将讨论以下条件的补救策略。

通过心脏恶病质的病理生理学，大部分考虑进行 LVAD 植入的患者存在营养不良或营养不良的风险[6]。事实上只有 10%的心脏移植或 LVAD 植入患者被认为"营养好"[7]，营养状况不良与 LVAD 植入结果不良有关[8]。因此，建议对 LVAD 候选者进行术前营养评估，包括至少进行前白蛋白筛查和更高级的营养状况测量，如热量消耗，以及特定的由营养师指导的干预措施[6-9]。

应从要接受 LVAD 植入的患者中取出所有不必要的管线和导管。在 LVAD 植入前建议进行牙科评估并对任何活动性或潜在感染进行治疗。此外，任何其他活动性感染应在术前进行全面治疗[5,10]。在开皮 60 分钟内给予预防性抗生素并在术后持续使用 48 小时已成为标准做法[5,11]。最新的指南建议抗生素方案对革兰氏阳性和阴性菌的全覆盖[5]。我们赞成的积极治疗方案包括万古霉素、广谱头孢菌素和氟康唑的术前给药，然后是万古霉素与头孢菌素联合用药 2 天。对术前高风险或术前鼻拭子耐甲氧西林金黄色葡萄球菌阳性的患者在术前和术后 7 天应给予利福平和鼻腔局部莫匹罗星[4]。标准局部皮肤准备应包括使用氯己定溶液[3,12]。

主要非心脏器官的功能，包括肾脏、肝脏和肺应该在术前进行优化。肾功能衰竭取决于程度，是 LVAD 预后不良的主要危险因素[13-16]。事实上，需要血液透析的终末期肾病目前认为是 LVAD 植入的禁忌证[5]。因此，一般建议在器械植入前优化肾功能[5]。在晚期充血性心力衰竭（CHF）的情况下，肾灌注通常受到损害。在这种情况下，建议通过药物治疗和临时 MCS 优化患者的血流动力学来支持肾功能[5]。在另一章中讨论了使用临时 MCS 作为 MSOF 患者 LVAD 植入过渡的不断发展，早期研究表明这种策略非常有前景[5,17]。还需要进行研究以评估针对术前肾功能的特定策略以改善 LVAD 植入结果。容量超负荷通常表现为中心静脉压（CVP）≥16，这已被证明会增加 LVAD 植入结果不良的风险[18]，一般认为术前应使用利尿剂或血液透析控制 CVP[5]。然而，在进行研究时难以把 RHF 和肾功能障碍导致的容量超负荷区分开。有趣的是，LVAD 植入后容量超负荷也被证明会增加急性肾损伤的风险[13,19]。

心力衰竭对肝功能有不利影响并且可以通过低灌注（缺血性肝炎）和静脉充血（导致心脏肝硬化）导致肝损伤[20-22]。在这两种可能性中，RHF 和被动静脉充血的不利影响更大。晚期肝功能不全可引起凝血功能障碍和血管舒张[20,22]。已经确定，肝硬化或终末期肝病（MELD）评分高的患者在 LVAD 植入后有不良后果的风险高[20,23-25]。事实上，最近的单中心研究数据表明，天冬氨酸氨基转移酶和丙氨酸转氨酶水平显著升高以及术前需要肝活检是 HM2 和 HW HVAD 受者生存率强有力的独立预测因子[26]。因此，肝功能检查异常的患者建议进行肝脏超声评估、肝病会诊，必要时进行肝脏活检[5,20]。肝硬化和 MELD 评分高是 LVAD 植入的禁忌证[5]。具有这些禁忌证的患者通常建议进行心脏和肝脏联合移植[5,20]。然而，对于肝功能不全其严重程度不足以将他们排除在考虑 LVAD 植入之外的患者，目前的指南建议进行药物治疗改善肝脏灌注和 RHF[20]。正如肾功能衰竭患者所建议的那样，一种可能成功改善肝功能不全患者预后的策略可能是在 LVAD 植入前使用临时机械性右心和左心支持来改善或正常化肝功能[20,26]。最近德国一家医院有一组结果优异的报告，在接受 HM2 或 HW HVAD 植入的急性肝功能衰竭的大组相对年轻患者（平均年龄（35 ± 12）岁）中，1 年存活率为 75%[27]。有趣的是，85%的人接受了药物支持，41%的人正在接受某种形式的 MCS 支持下接受手术。对于任何肝功能异常的患者，我们建议术前给予维生素 K1（10 mg，肌肉注射或静脉注射，值得注意的是罕见但可能引起剧烈过敏的风险），并在术中和术后保持对凝血功能障碍的警惕，因为肝脏产生许多关键的凝血因子。

终末期心衰患者肺功能常常受损，因肺间质和肺泡水肿、心脏扩大、胸腔积液和继发性肺动脉高压，可导致限制性和阻塞性肺缺陷、气体交换受损、肺顺应性降低、呼吸功增加[28-32]，以及心脏恶病质呼吸肌功能障碍。目前缺乏术前肺功能检查结果与 LVAD 结果关联性的研究。有限的研究表明，尽管 CHF 受到控制，特别是在 HM2 受者中，LVAD 植入后肺功能可能会降低[31,32]。有限的数据表明，HM2 装置可能影响膈肌功能[33]，这可能是因为植入需要横切左前膈肌，并且因为 HM2 的泵直接位于左侧膈下方，从而损害其运动。但有大量证据表明，术前肺功能不良与不包括心室辅助装置（VAD）植入的心脏手术后的不良结果有关，标准建议在心脏手术前优化肺功能[34,35]。我们建议在手术前尽可能控制肺水肿和 CHF 或潜在阻塞性肺病引起的任何气道阻塞。同样，没有具体的干预研究证实这种方法是有益的。此外，术前呼吸肌训练可能对晚期心力衰竭和呼吸肌功能障碍患者有益，正如一般心脏手术患者的高风险队列所示[36]。

最后，LVAD 植入前应纠正凝血功能障碍和血小板功能障碍[5,18]。许多 LVAD 候选者在术前接受抗凝和抗血小板治疗（参见后边“出血和止血的考虑因素”）。

体外循环（CPB）、麻醉和手术对 LVAD 植入术后的影响

CPB

在 CPB 开始和主动脉阻断后，肺毛细血管楔压（PCWP）和肺动脉压（PAP）立即增加。这导致肺血管内皮功能障碍及导致肺血管收缩，在停用 CPB 时导致右心后负荷增加。然而，许多研究表明肺血管阻力（PVR）实际上在 CF-LVAD 植入后立即下降并且随着时间的推移继续下降[37]。

低心输出量状态是一种公认的 CPB 并发症，其基本特征是心室功能差[38]。原因是多因素的，包括阻断期间心肌缺血、再灌注损伤、心脏停搏液诱导的心肌功能障碍和炎症级联的激活导致心肌功能抑制。根据我们的经验，接受 LVAD 植入的患者具有相同的并发症，除了 LVAD 可能补偿左心室（LV）受损的表现。LVAD 植入对右心的影响是复杂的，这将

在第 18 章讨论。

心血管麻痹综合征（CVS）是一种血管扩张性休克，在多达 44%的 CPB 患者中发生[37]。该综合征是由暴露于 CPB 回路的血液和随后的神经体液因子和炎症介质激活引起的。CVS 的临床表现是典型的全身性炎症反应伴全身血管阻力低和低血压，但其潜在特征是对典型血管加压剂剂量的抵抗[39]。接受 LVAD 植入的患者发生 CVS 的风险更高，并且看起来 CVS 对 LVAD 受者影响比常规心脏手术患者更显著。最近的一项研究表明，去甲肾上腺素耐药的 CVS 与接受 LVAD 植入的患者 25%的死亡率相关[39]。心血管麻痹综合征应使用血管加压药治疗，尤其是血管加压素和去甲肾上腺素。对于难治性病例，可以使用亚甲蓝、氰钴胺（维生素 B_{12}）和类固醇[39]。

LVAD 受者术后要考虑的另一个因素是与 CPB 和手术相关的液体变化。当体外循环开始时管路的预充液增加了血管内容量。另一方面，术中出血会降低手术期间血管内容量。由于这些原因，很难预测血管内容量，因此在 CPB 结束时也很难预测右心室（RV）负荷。这也是在 CPB 终止时采用常规经食道超声心动图（TEE）观察右心室和室间隔特别重要的原因之一。下文更全面地讨论了室间隔位置和右心室的其他方面，但基本上，中线室间隔与最佳血管内容量和 RV 负荷一致[40]。

麻醉

麻醉剂和复温可以增加 CPB 的血管舒张作用。短效、低效的麻醉剂不太可能引起血管舒张。一些从业者选择避免使用挥发性药剂，而是使用异丙酚。然而，异丙酚可显著降低全身血管阻力。

手术

将流入管放置在左心室心尖导致 LV 功能障碍和心尖收缩力丧失。LVAD 植入后长达一年的 LV 组织分析显示，肌细胞持续受损和收缩力紊乱[41]。因为 LV 收缩的大部分是基于心尖部分的扭转和去扭转以喷射血液，因此将 LV 心尖切除以放置流入管不可避免地使 LV 收缩性、顺应性和输出恶化。一旦植入 LVAD，心尖收缩力的丧失使肌力减少[42]，尽管 LVAD 植入后 LV 功能肯定会随着时间的推移而改善[43]。

出手术室

一旦患者稳定并且基于 TEE 设定合适的 LVAD 速度[40]，就应该将患者送到重症监护室（ICU）并立即开始心脏重症监护治疗。我们所有的 LVAD 受者离开手术室时使用动脉和肺动脉导管监测压力，监测混合静脉血氧饱和度（MVO2）并通过热稀释法监测心输出量。患者也接受正性肌力药物支持，通常由低剂量的米力农和儿茶酚胺（通常是多巴酚丁胺或肾上腺素）组成。如下面详细讨论的，LVAD 放置后右心室有功能不全和失代偿风险，因此正性肌力药物主要用于支撑右心室[44]。此外，患者通常使用血管加压药来治疗 CVS；加压素和去甲肾上腺素的组合是我们机构的标准。

术后过程、并发症和治疗

术后通常以血流动力学不稳定（通常由容量变化引起）、血管麻痹和 RV 功能障碍为特征。部分由于这个原因，主要器官功能可以在术后迅速改变。毫不奇怪，LVAD 植入后经常发生术后并发症。主要的植入后并发症列于表 8.1。由于可能的并发症，我们的治疗模式是麻醉师和外科医生在床旁直接将病人治疗要点交接给麻醉后监护室（PACU）/ ICU 重症监护和护理团队。这些患者通常所需的护患比例为 1:1 或 2:1。所有团队成员都必须训练有素、经验丰富。术后即刻进程的复杂性和动态特性需要 ICU 团队严密监护并与心脏病专家和外科团队有明确沟通渠道，以获得最佳结果。

肺部因素

与任何接受心脏手术的患者一样，对 LVAD 受者的初始 PACU 评估始于对气体交换和肺部状态的评估。但对于这些患者，几乎所有 LVAD 接受者在离开手术室时都要接受机械通气的评估和管理，这一点尤其重要。连续血流 MCS 虽然没有得到广泛研究，但似乎不会影响肺部或气体交换中的通气/灌注关系[45]。可以用血红蛋白氧饱和度和动脉血气监测评估气体交换，但用评估血氧饱和度的标准脉搏血氧饱和度监测 CF-LVAD 受者可能是不可靠的[46]。显然，对于最佳 DO2，动脉血红蛋白氧饱和度水平的目标大于 90%。为了优化酸碱平衡，动脉二氧化碳张力的目标是接近但不超过 40mmHg。但对于 LVAD 接受者来说，这些目标尤为重要，因为未能满足这些目标将导致 PVR 增加[47]，这会增加右心室的后负荷负担，而新的 LVAD 心输出量增加导致前负荷增加。如下文和其他地方所讨论的，RHF 是植入新的 LVAD 需要避免的极其重要的并发症。

身体检查和胸部 X 光检查可用于评估肺不张和肺水肿，这两者都会影响气体交换。两者都应该积极治疗，我们特别积极地纠正任何明显的肺不张，因为它是心脏手术的常见后果，可以显著提高 PVR [34,36]。我们通常通过增加呼吸机输送的潮气量（Vt）或呼气末正压（PEEP）来治疗肺不张，尽管有时需要在气道阻塞的情况下进行治疗性支气管镜检查。

机械通气可通过平均气道压力（Paw）对心脏生理产生三种不同的影响[34,47]。首先，通过增加 Paw 将这种压力传递到胸膜腔，阻止静脉流入高压胸腔来减少 RV 前负荷。其次，增加的 Paw 导致肺泡过度扩张，从而引起肺毛细血管受压并增加 PVR。最后，增加 Paw 影响 LV 壁张力并减少 LV 后负荷。我们的一般方法是确保低峰值气道压力（$< 20cmH_2O$），因为对 PVR 和 RHF 的担忧是至关重要的。一般通过机械通气操作之外的干预来处理高 RV 前负荷和高 LV 后负荷。最好的术后呼吸机管理包括促进气体交换、预防和/或治疗肺不张的设置、避免高 Paw。到目前为止，还没有研究专门确定 LVAD 植入后[44]的最佳呼吸机操作，因此我们遵循标准的心脏手术后通气管理指南。通常的机械通气模式是容量循环，Vt 为 6～8mL / kg，PEEP 设置为 $5cmH_2O$，呼吸速率通常设定为每分钟 10～12 次呼吸，吸入氧气浓度（FiO_2）为 50%或调整至 O_2 饱和度水平 > 92%。自适应支持通气是一种较新的通气支持模式，已成功用于缩短心脏手术患者的术后呼吸机时间[48]。我们对 LVAD 患者使用自适应支持通气的初步经验很好，但必须密切关注气体交换以及肺不张和肺泡过度膨胀的潜在发展。与其他类型的心脏手术患者一样，如果 LVAD 患者表现出血流动力学稳定，复温满意，麻醉清醒，并符合基本的机械通气撤除标准，那么我们的目标是术后 6～8 小时内拔管。要注意 LVAD 患者拔管后可能导致 RV 前负荷增加。也就是说，去除机械通气的胸腔正压会增加静脉回流到右心室，使其处于失代偿的风险。因此，在这些患者拔管后立即通过超声心动图以及其他血流动力学参数监测 CVP 和 RV 功能是很重要的。术后呼吸衰竭延长（PPRF）（其定义各不相同，但通常包括机械通气至少 6 天）据报道发生在 9%～40% 的 LVAD 受者植入后[3,49-53]。但文献中没有很好地描述长时间通气的确切原因。根据我们的经验，通常与 PPRF 相关的病情/操作包括 MSOF 导致的输氧不足、需要再次手术的出血、胸部开放、与 MSOF 相关的急性肺损伤、输血和败血症。到目前为止，还没有复杂的研究评估 CF-LVAD 植入对人体呼吸负荷和呼吸机功率输出的影响。PPRF 患者应遵循与上述相同的指导方针，另外应增加对呼吸机相关性肺炎的警惕，因为这些患者存在这种并发症的重大风险[3]。

血流动力学和 LVAD 功能因素

随着 LVAD 和全人工心脏技术的进步，在设备自动调整方面可能会有显著进步，以应对术后及其他时期波动的血流动力学状态[54]。就目前而言，医疗团队在术后即刻进行的床边血流动力学评估和干预通常对这些患者的预后至关重要。血流动力学的初始术后评估包括对表 8.2 中所示标准数据的回顾，包括临床参数、导管充盈压、热稀释法心输出量和实验室测量值（提供足够和最佳值）。此外，关键的 LVAD 操作参数（显示在床边 LVAD 监测器上）和重要的心脏-LVAD 相互作用参数（通过即时超声心动图获得）应该在手术后立即进行评估（预期值在表 8.3 中提供）。

表 8.2 术后血流动力学参数

	充足	最佳
心脏指数	2.2L / (min·m^2)	≥2.5 / (min·m^2)
平均动脉压	60～90mmHg	70～80mmHg
混合静脉氧	> 50%	> 70%
中心静脉压	≤15mmHg	5～10mmHg[a]
肺动脉楔压	≤15mmHg	8～12mmHg
心脏节律	—	正常的窦性心律
乳酸	< 4mmol / L	—
血红蛋白	—	≥10g / L

[a] 在右心衰竭时，中心静脉压可能需要更高才能获得足够的前负荷。

表 8.3 器械植入后预期的左心室辅助装置

LVAD 监护仪的临床屏幕	HM2	HW HVAD
LVAD 速度	8000～10000r/min	2400～3200r/min
LVAD 流量	2.5～7L / min	2.5～7L / min

续表

<table>
<tr><td>LVAD 功耗</td><td>4～9W</td><td>2.5～8.5W</td></tr>
<tr><td>搏动指数</td><td>3.5～5.5</td><td>—</td></tr>
<tr><td>脉动波形</td><td>—</td><td>Δ，流量＞2～4L / min</td></tr>
<tr><td>床边治疗点 TTE</td><td colspan="2">HM2 和 HW HVAD</td></tr>
<tr><td>室间隔</td><td colspan="2">中线</td></tr>
<tr><td>左心室大小</td><td colspan="2">LVID 减少 20%～30%</td></tr>
<tr><td>右心室大小</td><td colspan="2">对右心室大小的可变影响</td></tr>
<tr><td>右心室功能</td><td colspan="2">正常 RV EFXN> 45%</td></tr>
<tr><td>流入管</td><td colspan="2">指向二尖瓣</td></tr>
<tr><td></td><td colspan="2">多普勒：湍流极小或更少</td></tr>
<tr><td>主动脉瓣开放</td><td colspan="2">每 2～3 心动周期</td></tr>
<tr><td>主动脉瓣</td><td colspan="2">多普勒：反流最小或更少</td></tr>
<tr><td>二尖瓣</td><td colspan="2">多普勒：反流最小或更少</td></tr>
<tr><td>三尖瓣</td><td colspan="2">多普勒：反流最小或更少</td></tr>
<tr><td>心包积液</td><td colspan="2">右心室或右心房塌陷最小且无证据（填塞的迹象）</td></tr>
</table>

注：HM2 表示 HeartMate 2，HW HVAD 表示 HeartWare HVAD，LVID 表示左心室内径，RV EFXN 表示右心室射血分数，TTE 表示经胸超声心动图。

将 HM2 和 HW HVAD 住院患者床旁 LVAD 监测器连接到设备控制器，用该设备控制器操作泵并作为用户界面[55,56]。住院监护仪专门为临床医生提供来自控制器的实时、优化的数据显示。LVAD 速度是指设备叶轮的每分钟转数，是设备唯一设定的运行参数。HM2 是轴流装置，通过旋转叶轮“推动”血液通过泵壳，将其从流入管移动到流出管。叶轮由磁铁转动并由机械轴承支撑。相比之下，HW HVAD 是一种离心流动装置，可以从泵中“抛出”血液。具体地说，该装置从流入管吸入血液，将其推入容纳在泵壳中的旋转盘的叶片之间并用磁铁维持流体动力悬浮，然后将血液切向地从流出管抛出。HW HVAD 就像铁饼运动员一样，在通过旋转运动产生能量后释放铁饼[44,45-57]。HM2 设定速度为 6000～15000r / min，通常设置在 8000～10000r / min。HW HVAD 可以在 1800～4000r / min 的速度下运行，通常设置在 2200～3200r / min。这些速度导致典型的最佳血流量在 2.5～6L / min，但两种装置均可提供高达 10L / min 的流量。测量泵输入的功率并以瓦特数显示，血泵功耗根据泵的速度、容量或通过泵的流量而变化。对于两个设备，显示的流量是使用基于速度和功率公式计算的估计数值，设备并没有直接测量[55,56]。直接测量 LVAD 输出的唯一方法是通过多普勒 TEE 确定流出管处的流量。利用该数据与流出管的直径一起可以计算装置的输出[58,59]。HW HVAD 还使用红细胞比容，血液黏度的测量（手动输入）来估计流量。默认的红细胞比容为 30。对于 HW HVAD，在通常速度范围内计算的流量非常准确[57,60]。但 HM2 的流量估计准确度要低得多，不同患者之间存在显著差异[61,62]。在通常流量范围内（即 2.5～6L / min）计算出的流量比实际流量低 15%～20%。而这两种装置在高或低 LVAD 速度下或当流入或流出管或泵内存在阻塞时，不能确保计算流量的准确性[55,56]。这是理解和排除设备故障的关键。HM2 和 HW HVAD 都具有血流脉动或变化的量度。重要的是要理解通过这些装置的血流，正如通过心脏的血流，在某种程度上由前负荷、后负荷以及泵速[3,44,55-58,63]决定。换句话说，流速部分取决于流入和流出管之间的压差（或“压头”）。流入管处压力等于左心室压力，流出管处压力等于近端主动脉压力。差压方程（dP）如下：

$$dP = (P_a - P_v) + \Delta P_{泵}$$

其中，P_a为主动脉压力，P_v为左心室压力，$\Delta P_{泵}$是血液流过泵时的压力变化（通常可以忽略不计）。

流速与压差成反比。如果 LV 容积（左心室和流入管中的压力）增加，则通过泵的流量将增加。同样，如果 LV 容积减小，那么流量将下降。如果 LV 收缩力（流入管处压力）增加，则通过泵的流量增加。如果主动脉压力（流出管压力）由于低血管张力而降低，那么流量将增加。如果主动脉血管张力增加，则流量将减少。通常情况下，虽然设定了速度，但通过设备的流量有搏动，搏动性主要由 LV 压力的周期性差异驱动。值得注意的是，HW HVAD 和所有离心泵在设计上对头部压力更敏感，通常表现出更大的搏动。这些设备的设计也使它们对后负荷特别敏感。HM2 提供搏动指数，而 HW HVAD 显示搏动波形作为搏动的标记。HM2 的搏动指数（PI）计算如下（注意该值没有单位）：

$$PI = (流量最大值 - 分钟流量) / 流量平均值 \times 10$$

其中流量最大值和分钟流量是 10～15 秒间隔平均峰值和谷值，流量平均值是该间隔内的总平均流量（有关预期范围，请参阅设备手册）。

HW HVAD 在床旁监护仪上的连续波形显示搏动血流（参见设备手册中的范围）[55,56]。利用搏动监测与其他测量一起可以识别前后负荷变化对 CF-LVAD 流量的影响。

利用标准超声心动图切面（胸骨旁和四腔切面）足以满足重症医生的初始临床治疗评估[58,59,64]。要评估的第一个和关键的超声心动图参数是室间隔的位置。图 8.1 显示了 LVAD 植入后室间隔位置的变化（即两个心室之间的中线）[58]。当间隔处于中线时，LVAD 速度和流量通常在期望的范围内，并且 LV 前后负荷条件与设置相适应[44,45-59,64-66]。室间隔中线位置与足够的 LVAD 流量一致，足以适当地令衰竭左心室减压，但不能高到将左心室排空到流入管有可能撞到 LV 壁并引起流入道动态梗阻的程度。此外，当间隔处于中线时，速度和流量通常适合于最佳 RV 功能。如果 LVAD 流量太高，则间隔向左拉向过度空的小左室，导致间隔参与 RV 收缩功能受损。向左移位的间隔也可以损害三尖瓣几何形状（瓣环扩张和腱索张力）和功能（乳头肌）。如果 LVAD 流量太低，则左心室排空不充分，导致左心室扩大且间隔向右凸出，同样损害间隔参与 RV 收缩。间隔向左移位也可以是右心室容量过高的征象，过度扩张的右心室将隔膜向左推。LVAD 驱动的循环血流增加可导致血液以高压力和高容量进入右心室，超过右室泵入肺循环的能力。这可能部分是由于晚期心衰患者植入 LVAD 前常见的高 PVR 或不良 RV 功能所致，或者没有完全了解 LVAD 植入对 RV 功能的负面影响。右心室过度膨胀可导致进行性 RHF 循环，这是 LVAD 植入最常见和最令人担忧的并发症之一。过度扩张使右心室在 Starling 曲线的下行线上运行，产生 RV 壁应力和损伤以及 RV 壁灌注减少，从而为缺血性损伤创造条件。中线位置的间隔还可确保流入管与二尖瓣口相对，以防止流入道梗阻。

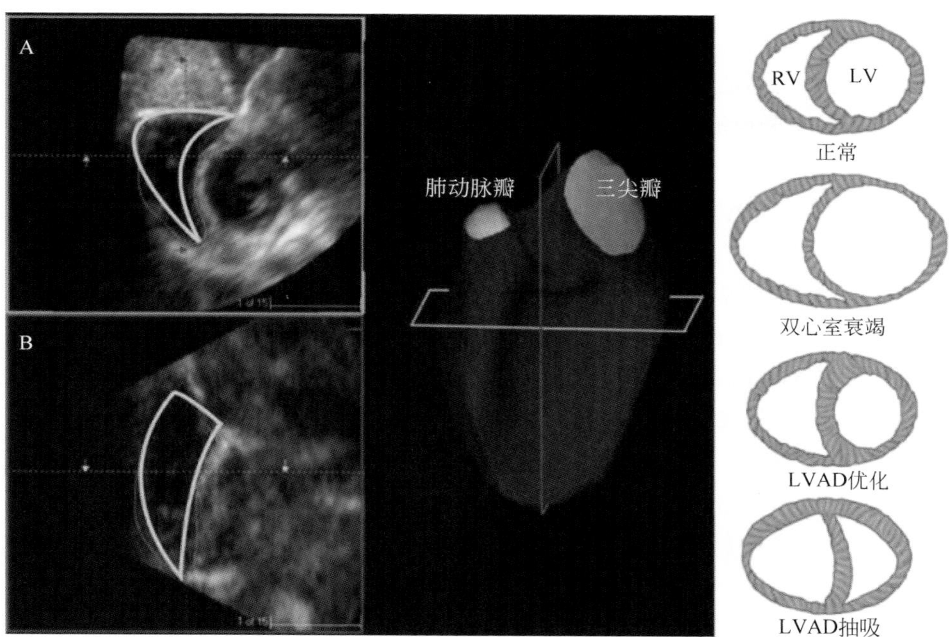

图 8.1 右心室大小和功能。显示了从三尖瓣（TV）到肺（PV）瓣膜的右心室 3D 经食管超声心动图重建的两个垂直部分。横截面（A）显示新月形状和矢状切面（B）右心室的三角形形状（RV）。心室收缩期间左心室（LV）和 RV 之间依赖于室间隔位置，如不同临床情况的横截面所示。经 Meineri 等人许可使用[58]

在确定适宜 LVAD 流量时，除间隔位置外，其他要评估的因素是左心室和右心室的总体大小，特别是心脏-LVAD 系统的前后负荷关系。扩大的左心室可以是 LVAD 流量太低而不能使左心室减压的信号，它也可以提示 LVAD 提供足够 DO2 的容量过负荷。这两种情况下右心室也可能扩张，但预计不会减小。未充满的左心室意味着 LVAD 速度对于容量来说过高或 RHF 无法向左心室输送足够的前负荷。在后一种情况下右心室会扩张。

在总体检查时，LVAD 流入套管应指向二尖瓣以允许通过心室进入泵的最大线性流量。此外，多普勒信号应显示流入管的最小湍流，排除明显的解剖或形成流入管梗阻。流出管通常难以在标准经胸超声心动图（TTE）上可视化。

由重症医生进行的初始超声心动图检查应包括通过二维和多普勒成像对主动脉瓣和二尖瓣可视化。虽然有争议，但如果在 LVAD 植入后 DO2 充足[59,67]，通常建议调整 LVAD 速度以允许主动脉瓣每两到三个心动周期打开一次。当 LVAD 速度足够低时，允许足够的血液积聚在心室中以通过瓣膜排出，从而产生与装置的平行流动。这有助于最大限度地降低瓣膜处或瓣膜上方血栓形成的风险，并减少由于废用而导致瓣膜融合的机会[67]。融合的主动脉瓣可能最终退化，并且在 LVAD 血流进入近端主动脉的压力下变得无能，最终导致主动脉瓣关闭不全。左心室辅助装置也可能加剧预先存在的主动脉瓣反流。植入 LVAD 后近端主动脉血流和压力增加，伴随 LV 卸载引起的 LV 舒张压降低。主动脉瓣上压力梯度的变化可以促进主动脉瓣反流的增加。严重的主动脉瓣反流可导致血液从近端主动脉再循环到左心室并再次回到近端主动脉，从而减少全身 DO2 [59,67]。因此，LVAD 植入后严重的主动脉瓣反流需要手术矫正瓣膜。

对于扩张型心肌病患者，中度至重度二尖瓣反流很常见，在一项研究中发生于 76%的患者[67,68]。二尖瓣反流是瓣环扩张和 LV 舒张末期压力引起[67]。左心室辅助装置植入通过 LV 卸载可减轻二尖瓣反流。反流没有减轻表明二尖瓣装置干扰 LVAD 流入管，可能需要降低 LVAD 速度甚至手术干预。

三尖瓣反流在扩张型心肌病患者中也很常见（30%～60%的病例，取决于系列）。这是由于 LV 衰竭和右心室扩张引起 PAP 升高[67]。LVAD 植入将通过 LV 卸载降低 PAP。然而，CPB 持续的肺血管床重塑和肺血管收缩可能导致术后 PVR 增加。这可能在术后导致 RHF。明显三尖瓣反流应通过药物降低肺动脉高压和瓣膜手术矫正。

最后，植入 LVAD 后应进行超声心动图检查以确保只有极少量的心包液。如果心包积液明显，要关注心脏压塞的可能性。接受 LVAD 植入发生心包填塞较大多数其他类型心脏手术更为常见（占 15%～28%）。这是由于术后出血进入心包或由心包腔外的纵膈血肿引起的。无论是病理生理学还是超声心动图几乎总是显示右心房和右心室塌陷。有时，超声心动图的填塞迹象在这个患者群体中是不典型的[69]，其他迹象有助于诊断填塞（见下面的讨论）。

关于术后血流动力学的主要问题是 DO2 差，通常定义为热稀释心脏指数＜2.5（当然＜2.2）[5]或其他建议 MVO2 水平＜70%（当然＜50%时）或 4mmol 或更高的乳酸水平。我们用于评估不良 DO2 的算法如表 8.4 所示。该算法遵循几个最近发表的指南，用于评估 LVAD 植入后即刻患者低血压和低 DO2[3,5,44,58,63,64]。我们的算法基本上遵循标准血流动力学评估方案，通过观察心脏前负荷和后负荷（动脉血管张力），以及“中心”（正常生理学中的心脏等效物）LVAD 输出或流量。LVAD 流量是我们算法评估的关键。

表 8.4　减少氧气输送：评估和治疗

低 ⟵ LVAD 流量高 ⟶ 高

血容量不足			严重的主动脉瓣关闭不全		
血液动力学		不同诊断： - 低血容量 - 出血 治疗： - 输血使血红蛋白≥10 - 快速输入 5%白蛋白 250mL 后再评估 手术： - 可能需要手术止血	血液动力学		不同诊断： - 重度主动脉瓣关闭不全 治疗： 设备 - 尝试降低转速 手术 - 主动脉瓣修复 药物 - 尼卡地平 - 硝普钠
MAP	↓		MAP	↓	
PCWP	↓		PCWP	↑	
CVP	↓		CVP	↑或没有变化	
超声检查结果			超声检查结果		
IVC	↓		IVC	↑或没有变化	
LV	↓		LV	↑或没有变化	
RV	↓		RV	↑或没有变化	
室间隔	中线或左移		室间隔	右移	
LVAD			LVAD		
PI	↓		PI	↑	
PP	↓		PP	↑	

续表

<table>
<tr><th colspan="3">RHF 或 PE</th></tr>
<tr><td colspan="2">血液动力学</td><td rowspan="13">不同诊断：
- 肺动脉高压
- 右心衰
- 三尖瓣反流
- 肺动脉栓塞（大面积或次大面积）
治疗（针对肺动脉高压及右心衰）：
设备
- 尝试降低转速
肺血管扩张剂
- NO/吸入前列环素
- 西地那非
- 米力农
正性肌力药物治疗右心衰
- 肾上腺素
- 多巴胺
- 多巴酚丁胺
肺栓塞
- 抗凝/导管引导下直接治疗手术
- 矫正三尖瓣关闭不全</td></tr>
<tr><td>MAP</td><td>↓</td></tr>
<tr><td>PCWP</td><td>↓</td></tr>
<tr><td>CVP</td><td>↑</td></tr>
<tr><td colspan="2">超声检查结果</td></tr>
<tr><td>IVC</td><td>↑</td></tr>
<tr><td>LV</td><td>↓</td></tr>
<tr><td>RV</td><td>↑</td></tr>
<tr><td>室间隔</td><td>左移</td></tr>
<tr><td colspan="2">LVAD</td></tr>
<tr><td>PI</td><td>↓</td></tr>
</table>

<table>
<tr><th colspan="3">血管舒张</th></tr>
<tr><td colspan="2">血液动力学</td><td rowspan="11">不同诊断：
- 心血管麻痹
- 败血症
- 全身炎性反应综合征
治疗：
容量
- 快速输入 5%白蛋白或晶体液 250mL 后再评估
药物
- 血管加压素
- 去甲肾上腺素
怀疑败血症
- 细菌培养并应用光谱抗生素</td></tr>
<tr><td>MAP</td><td>↓</td></tr>
<tr><td>PCWP</td><td>↓或没有变化</td></tr>
<tr><td>CVP</td><td>↓或没有变化</td></tr>
<tr><td colspan="2">超声检查结果</td></tr>
<tr><td>IVC</td><td>↓或没有变化</td></tr>
<tr><td>LV</td><td>↓或没有变化</td></tr>
<tr><td>RV</td><td>↓或没有变化</td></tr>
<tr><td>室间隔</td><td>没有变化或左移</td></tr>
<tr><td colspan="2">LVAD</td></tr>
<tr><td>PI</td><td>↓</td></tr>
</table>

<table>
<tr><th colspan="3">心脏填塞</th></tr>
<tr><td colspan="2">血液动力学</td><td rowspan="13">不同诊断：
- 心包填塞
- 纵膈血肿
- 张力性气胸
治疗：
手术
- 心包开窗引流
- 血肿清除
张力性气胸治疗
- 胸腔闭式引流
*注意：早期由于 LV 卸负荷 PCWP 可能下降，升高是后期发现</td></tr>
<tr><td>MAP</td><td>↓</td></tr>
<tr><td>PCWP</td><td>↑*</td></tr>
<tr><td>CVP</td><td>↑</td></tr>
<tr><td colspan="2">超声检查结果</td></tr>
<tr><td>IVC</td><td>↑</td></tr>
<tr><td>LV</td><td>↓</td></tr>
<tr><td>RV</td><td>塌陷</td></tr>
<tr><td>RA</td><td>塌陷</td></tr>
<tr><td>室间隔</td><td>N/A</td></tr>
<tr><td colspan="2">LVAD</td></tr>
<tr><td>PI</td><td>↓</td></tr>
<tr><td>PP</td><td>↓</td></tr>
</table>

<table>
<tr><th colspan="3">泵功能障碍（流量异常高）</th></tr>
<tr><td colspan="2">血液动力学</td><td rowspan="13">不同诊断：
- 泵内血栓
- 泵机械衰竭
治疗:
药物：
- 抗凝或溶栓
手术：
- 泵置换</td></tr>
<tr><td>MAP</td><td>↓</td></tr>
<tr><td>PCWP</td><td>↑</td></tr>
<tr><td>CVP</td><td>↑</td></tr>
<tr><td colspan="2">超声检查结果</td></tr>
<tr><td>IVC</td><td>↑</td></tr>
<tr><td>LV</td><td>↑</td></tr>
<tr><td>RV</td><td>↑</td></tr>
<tr><td>RA</td><td>↑</td></tr>
<tr><td>室间隔</td><td>右移</td></tr>
<tr><td colspan="2">LVAD</td></tr>
<tr><td>PI</td><td>↓</td></tr>
<tr><td>PP</td><td>↑</td></tr>
</table>

续表

<table>
<tr><th colspan="3">减少泵功能</th><th colspan="3">增加 LV 后负荷</th></tr>
<tr><td colspan="2">血液动力学</td><td rowspan="12">不同诊断：
- 转速设置低
- 吸壁现象
- 流入道/流出道梗阻
- 泵梗阻
泵内血栓
泵功能异常
-心律失常
治疗：
设备
- 尝试提高转速
吸壁现象
- 降低泵转速，必要时提高容量
血流梗阻
- 积极超声检查
药物
- 针对血栓进行溶栓或抗凝
手术
- 外科方法解除梗阻或换泵
控制心律失常
- 药物或消融技术</td><td colspan="2">血液动力学</td><td rowspan="12">不同诊断：
- 高血压
- 血管加压
治疗：
- 停用或减少血管加压素和/或应用尼卡地平或硝普钠</td></tr>
<tr><td>MAP</td><td>↓</td><td>平均动脉压</td><td>↑</td></tr>
<tr><td>PCWP</td><td>↑</td><td>肺毛细血管楔压</td><td>↑</td></tr>
<tr><td>CVP</td><td>↑或没有变化</td><td>CVP</td><td>↑或没有变化</td></tr>
<tr><td colspan="2">超声检查结果</td><td colspan="2">超声检查结果</td></tr>
<tr><td>IVC</td><td>↑或没有变化</td><td>IVC</td><td>↑或没有变化</td></tr>
<tr><td>LV</td><td>↑或没有变化</td><td>LV</td><td>↑或没有变化</td></tr>
<tr><td>RV</td><td>↑或没有变化</td><td>RV</td><td>↑或没有变化</td></tr>
<tr><td>室间隔</td><td>变量</td><td>室间隔</td><td>没有变化或右移</td></tr>
<tr><td colspan="2">LVAD</td><td colspan="2">LVAD</td></tr>
<tr><td>PI</td><td>变量</td><td>PI</td><td>↓或没有变化</td></tr>
<tr><td>PP</td><td>变量</td><td>PP</td><td>↓或没有变化</td></tr>
</table>

注：AC 表示抗凝，AR 表示主动脉瓣关闭不全，CO 表示心输出量，CVP 表示中心静脉压，echo 表示超声心动图，Hgb 表示血红蛋白，HTN 表示高血压，IVC 表示下腔静脉，LA 表示乳酸，LV 表示左心室，LVAD 表示左心室辅助装置，MAP 表示平均动脉压，MVO 表示混合静脉血氧饱和度，NO 表示一氧化氮，PCWP 表示肺毛细血管楔压，PE 表示肺栓塞，PHTN 表示肺动脉高压，PI 表示搏动指数，PP 表示泵功率，PTX 表示气胸，RA 表示右心房，RHF 表示右心衰竭，RBCs 表示红细胞，RV 表示右心室，septum 表示室间隔，TR 表示三尖瓣关闭不全。

术后 LVAD 流量减少以及 DO2 减少通常是出血使 LV 前负荷减少引起的。在此期间需要输血的出血很常见，发生率为 31%～81%。显著影响血流动力学的出血和其他原因的血容量不足的特征是低血压、低 PCWP 和 CVP。这种并发症的超声心动图征象包括下腔静脉直径减小或塌陷，以及 LVAD 持续卸载 LV 导致的室间隔向左移位。此时室间隔也可以保持适当的中线位置，但左心室和右心室容积减小。与任何低血容量状态一样，LVAD 血流搏动减小，反映 LV 充盈不足、LV 心腔内压力低。与其他原因引起的血容量不足相反，出血会导致血红蛋白水平降低，尽管轻度出血可能不是这种情况。胸管引流（纵膈、心包引流）通常是显著出血的最早和最清楚的迹象。胸管引流> 100mL / h 表明有明显出血。显著出血的治疗包括血小板功能障碍和凝血功能障碍的逆转（参见下文“止血注意事项”）、红细胞容量复苏（考虑到未来心脏移植的潜力，需要减少白细胞以限制同种异体化）以达到血红蛋白水平>10g / dL，如果不能立即获得红细胞则给予其他容量支持疗法（5%白蛋白是有利的）。通过监测临床参数、实验室检查、充盈压、超声心动图检查结果和 LVAD 流量参数来持续评估复苏效果至关重要，不仅要确定对 DO2 的影响，还要避免过度复苏，特别是 RV 超载。这种 RV 过载可导致 RHF，这是围手术期出血的严重并发症[3,4,4,63]。右心室衰竭导致 DO2 减少，并且是这些患者预后不良的主要原因之一。显然，外科手术团队应该了解出血情况，如果出血难以通过凝血功能改善矫正或容量复苏，则判断需要手术干预，需要将患者转回手术室。

术后血容量不足的其他原因包括过度利尿和透析容量卸载过度。这种情况可用容量补充治疗，通常是晶体，可参阅前面的说明。

术后右心室衰竭很常见，发生在 10%～39%的患者，紧急植入 VAD 时甚至高达 50%，是导致 LVAD 患者预后不良的主要原因[70]。第 18 章专门讨论术后 RHF 风险的术前评估和风险修复策略。应该注意的是 RHF 预测模型仍然不是高度敏感或特异的[58,65,66]。此外，RHF 的治疗已经发展到建立了完善甚至更有效的治疗方案，涉及容量管理、装置调整、药物和右心室的 MCS。事实上，对右心室衰竭的设备支持是 MCS 研究和开发最活跃的领域之一。因此，术后即刻对 RHF 的发展保持高度警惕是必要的。RHF 的诊断指标包括低 DO2、低血压、低 LVAD 流量、低 PCWP 和高 CVP。RHF 的超声心动图检查结果包括扩张的下腔静脉、室间隔向左移位、左心室小和右心室扩大。超声心动图测量 RV 功能可反映收缩力受损。另外，由多普勒超声心动图可以看到大量的三尖瓣反流。因为在这种情况下左心室通常是未充满的，所以设备血流搏动性下降。

RV 失代偿的初步治疗手段包括[3,5,44,58,63,65,66]：

——通过使用利尿或透析技术（通常是连续肾脏替代疗法）和/或通过降低装置速度来减少整个循环流量和向右心室的容量递送，促进 RV 容量卸载（如果 CVP>15mmHg）。

——给予肺血管扩张剂（吸入一氧化氮和前列环素，以及西地那非）来促进 RV 后负荷卸载。有多种新药可用于治疗肺动脉高压，包括前列环素、内皮素拮抗剂、磷酸二酯酶抑制剂和鸟苷酸环化酶刺激类。对这些治疗尚未在这一人群中进行系统研究。

——应用米力农（能够舒张肺血管系统）和儿茶酚胺，包括肾上腺素、多巴酚丁胺和多巴胺提供 RV 收缩力支持。

——如果 RHF 的容量和药物治疗不成功，右心室的 MCS 可用于特定适应证。为此目的不断发展的 MCS 设备选择以及使用的具体指征在第 18 章“植入 LVAD 患者的右心室衰竭并发症”中进行讨论。

大面积或亚大面积肺栓塞可以引起 LVAD 受体 RHF。幸运的是，在这些患者中这种情况并不常见。提示肺栓塞迹象包括超声心动图显示右侧血栓和改善 RHF 的典型治疗失败。可以通过成像技术在肺动脉中发现血栓来诊断肺栓塞，通常是计算机断层扫描（CT）血管造影，但有时是 TEE 甚至是 TTE。这些患者的基础疗法是抗凝，但对于那些对标准抗凝治疗方案没有反应或需要紧急清除血流动力学威胁性血栓的患者，我们使用基于导管的干预措施来进行局部药物溶解治疗以及血栓碎裂和抽吸技术。我们不对 LVAD 植入者使用全身性溶栓疗法，因为在植入后立即溶栓引起大出血的风险很高。很少患者需要接受血栓清除术。

如前所述，心脏压塞是 LVAD 植入后出血引起的常见术后并发症。填塞导致 DO2 和血压降低，如果不加以解决可导致心血管衰竭。诊断主要通过超声心动图显示右心房和心室的塌陷，通常与正压呼吸机循环呈周期性。超声心动图也显示下腔静脉扩张、CVP 升高。PCWP 通常是低的，并且 LV 尺寸由于持续的 LVAD 卸载导致充盈不足而减小。PCWP 和肺动脉舒张压升高通常是后期发生且导致循环衰竭[5,69]。由于 LV 充盈减少，填塞患者的 LVAD 搏动性也降低。心包填塞的治疗需要返回手术室进行心包引流或清除纵膈血肿，以及寻找需要手术治疗的出血部位。采用经皮引流偶尔可以缓解填塞。

张力性气胸（PTX）生理学与心脏压塞非常相似，并且对 LVAD 受体的血液动力学特征具有类似的影响。PTX 关键诊断指标是机械通气压力的突然升高。其他提示存在 PTX 的临床症状包括一侧呼吸音消失和气管偏离。虽然放射学仍然是诊断 PTX 的常用方法，但胸部超声检查具有相似的灵敏度和特异性，并且即时超声检查通常更快。寻找的迹象包括“肺指向”和“平流层征”以及“肺滑动”征和“B 线”消失。PTX 的治疗是立即进行胸腔闭式引流术[71]。

继发于术后即刻血管扩张的充盈容量减少可导致 DO2 不良。血管舒张还可以通过减少后负荷来促进 LVAD 受体中 DO2 的增加。独立于 DO2 效应，血管舒张可通过诱发血流（分布性休克）向组织的分布不均而导致组织灌注不良。在 LVAD 受者中（如在所有其他患者中），血管舒张对组织 DO2 影响的最终结果取决于这些效应的净平衡。对血管舒张的诊断可以通过体检显示低血压、脉压加宽或皮肤过热或过度灌注来提示，但诊断通常可通过降低全身血管阻力来证实。术后即刻血管扩张的原因几乎总是心脏血管麻痹（上文详细讨论）。通常用血管加压剂治疗，包括加压素和儿茶酚胺去甲肾上腺素和去氧肾上腺素。在极少数情况下，亚甲蓝和类固醇可用于难治性病例。血管舒张的其他原因是来自手术本身和败血症的全身炎症反应综合征。对于术后即刻发生败血症的 LVAD 受者，感染源可能与其他接受类似手术的患者相同，例如呼吸机支持（如肺炎），接受器械植入的患者（如导线感染和导管相关尿路感染），或一般接受过手术的人（如伤口感染）。可能会发生设备相关感染，但这些感染通常需要至少几天时间才能发展到脓毒症。根据我们的经验，接受 LVAD 植入的设备相关感染在术后即刻就会出现脓毒症。

LV 后负荷升高（高血压）可以降低 LVAD 流量和 DO2，特别是在接受对泵前后压差更敏感的 HW HVAD 患者[45,57]。在 LVAD 受者中，后负荷的升高通常是由于在植入后施用支持 RV 和预防术后血管麻痹的正性肌力药物或血管加压剂，也可能由内源性高血压引起。这些患者的充盈压和超声心动图特征与 CHF 患者相似。如果后负荷高到足以显著降低左心室和近端主动脉的压差，则左心室辅助装置的搏动减小。重要的是要注意泵速和流量高会导致高血压。因此，当血压和 LVAD 流量升高时，应考虑降低转速和流量。平均动脉压高于 90 可能与该人群的脑血管意外（CVAs）有关[72]。

泵功能降低的原因有很多，包括控制器功能障碍（内在或由于电源或设备的连接不良）、泵的流入或流出道阻塞、泵转子中血栓形成、泵叶轮或轴承机械故障、严重心律失常或心脏骤停。泵功能降低反过来会降低泵流量并显著降低 DO2。经历此类事件的患者血流动力学特征类似：血压（尽管不总是）降低，但充盈压、热稀释心输出量和超声心动图参数看起来与 CHF 患者相似。也就是说，充盈压力增加、心输出量减少、左心室（通常是右心室）扩张。另外，搏动通常随着流量的总体下降而降低。

HM2 和 HW HVAD 控制器会显示电池故障、与电源连接不良或“控制器故障”。这些警报分别用于更换电池、纠正错误的电源连接或更换控制器。如果控制器停止显示数据，它可能是彻底没电（由于电池和/或电源连接故障）或无法正常工作，这种情况需要更换备用控制器，备用控制器应始终随时可用。这两种设备的控制器可以连接到监视器，该监视器不仅显示上述警报，还显示泵流量、转速、功率以及搏动指数（HM2）或作为“脉动波”的流量-时间曲线（HW HVAD）。这些参数有设置为高值或低值报警功能。表 8.5 显示了这些参数的变化，可帮助解决与泵相关的故障或生理紊乱。

表 8.5 LVAD 故障排除

监控参数		
速度	功率	流量
控制器应始终保持恒定转速，除非功率下降，最常见的是吸壁事件。在吸壁过程中速度会降低。吸壁事件可能由以下原因引起：（1）泵速过高，（2）前载荷减小，或（3）流入管定位不良	↓功率 流入/流出道阻塞 吸壁事件 控制器故障 电源连接问题 前负荷减少 后负荷增加 ↑功率 转子血栓/机械损伤 前负荷增加 收缩力增加 泵速增加 后负荷减少	↓流量 前负荷减少 后负荷增加 转速下降 流入/流出道阻塞 ↑流量 前负荷增加 后负荷减少 转速增加 转子血栓引起的机械障碍（误高）

LVAD 流入道梗阻可能是由于流入管位置不佳、左心室解剖结构（例如室间隔）阻塞血流。另外心室内病变，如破裂腱索可以阻塞流入管。流入道梗阻可以通过超声心动图（见表 8.6）、CT 血管造影或左心室导管造影来诊断。流出道阻塞可能是由管道打折、扭曲或血栓引起。超声心动图可用于诊断流出道阻塞（见表 8.6），但我们发现 CT 血管造影更有帮助。由于我们的成像模式（超声心动图和 CT 血管造影）不允许我们看到泵的金属外壳内部，因此难以诊断泵本身阻塞或转子机械故障。然而，某些超声心动图检查结果仍然可以提示这些问题，特别是当成像结合 LVAD 速度变化时（见表 8.6）。具体来说，如果增加 LVAD 速度不会导致 LV 容量减少，那么 LVAD 泵可能出现阻塞[59]。偶尔可以通过左心室造影来诊断泵内部阻塞，显示泵有流入但没有流出[73]。有关泵流入、流出和内部障碍的干预措施

细节超出了本章的范围。这些干预措施需要心脏病专家和外科医生的意见，以及个性化的策略。但是根据阻塞的具体原因，基本的治疗方案是抗凝、糖蛋白Ⅱb / Ⅲa 抑制剂、溶栓（显著风险）、基于导管的干预和外科手术（直至 LVAD 替代）[74,75]。值得注意的是，国际心肺移植学会（ISHLT）开发了一种治疗 LVAD 血栓形成（以及诊断）的临床办法[75]。

表 8.6　通过超声心动图检测的连续血流 LVAD 植入后并发症和装置功能障碍

心包积液
有或无心脏压塞，包括 RV 受压。心包填塞：呼吸相关流量变化；RVOT SV 下降
继发于部分 LV 卸载的 LV 衰竭
（通过系列检测比较） a. 2D / 3D：通过线性或容量测量 LV 容积增加；AV 开放持续时间增加，左心房容积增加 b. 多普勒：二尖瓣舒张期流入 E 波峰值速度增加，E / A 和 E / e′比率增加，二尖瓣 E 波减速时间减少，MR 功能恶化，肺动脉收缩压升高
RV 衰竭
a. 2D：RV 大小增加，RV 收缩功能下降，RAP 升高（IVC 扩张/房间隔左移），室间隔向左偏离 b. 多普勒：TR 严重程度增加，RVOT SV 降低，LVAD 流入道和/或流出道速度降低（即<0.5m / s 伴严重衰竭）；如果与吸壁事件相关，则流入道高速。注意："过高"的 LVAD 泵速可能会通过增加 TR（隔膜移位）和/或增加 RV 前负荷导致 RV 衰竭
LV 充盈不足或 LV 卸载过多
LV 直径小（通常<3cm 和/或室间隔向 LVi 显著偏移）。注意：可能由于 RV 衰竭和/或泵速对于负荷条件而言太高
诱导性心室异位伴 LVAD 吸壁
LV 充盈不足和流入道与 LV 心内膜机械碰撞，通常为室间隔，通过降低转速解决
LVAD 相关的连续主动脉瓣关闭不全
临床意义：至少中度和重度——特征是 AR 近端射流到 LVOT 高度比 >46%或 AR 缩流断面≥3mm；尽管流入管和/或流出管流量正常/增加，但 LV 大小增加且 RVOT SV 相对减少
LVAD 相关的二尖瓣关闭不全
a. 原发：流入管干扰二尖瓣装置 b. 继发：功能性 MR，与 LV 部分卸载/持续性心力衰竭有关 注意：a 和 b 的元素都可能存在
心内血栓
包括右心房和左心房，LV 心尖和主动脉根部血栓
流入管异常
a. 2D / 3D：小或拥挤的流入区，有或没有局部阻塞性肌小梁、相邻 MV 装置或血栓的证据；流入管位置异常 b. 流入道处的高速彩色或光谱多普勒。由于位置不佳、抽吸事件或其他流入道阻塞：混叠彩色血流多普勒，CW 多普勒速度> 1.5 m / s c. 低速流入（显著降低的收缩期峰值和最低的舒张速度）可能表明流入管内部血栓形成或系统远端阻塞。多普勒血流速度曲线可能看起来相对"连续"（相位/搏动模式减少）
流出道异常
通常由于阻塞/泵停止 a. 2D / 3D 成像：可见扭曲或血栓（很少见） b. 多普勒：如果在阻塞部位附近，峰值流出道速度≥2m / s[a]，如果容量样本远离阻塞位置，则会减少或缺少频谱多普勒信号，同时缺乏 RVOT SV 变化和/或预期的 LV 尺寸随泵速变化而变化

续表

高血压急症
相对于正常血压的基线检查，AV 开放减少或变小，特别是新发 LV 扩张或加重、MR 加重相关。注意：高血压可能随着泵速的增加而增加
泵故障或泵停止
a. 在彩色和频谱多普勒上流入或流出道流速减少，或者在泵停止时，显示舒张期血流逆转。 b. HF 恶化的迹象：包括 LV 扩张、MR 加重、TR 加重和/或 TR 速度增加；转速变化响应下降：随着转速增加或减低，预期的 LV 线性直径、AV 开启持续时间以及 RVOT SV 变化减少或消失；对于 HVAD，流入管多普勒伪影消失

2D，二维；3D，三维；A，二尖瓣舒张末期峰值速度；AR，主动脉瓣关闭不全；AV，主动脉瓣；BP，血压；CW，连续波；E，二尖瓣舒张早期峰值速度；e′，二尖瓣环速度；HVAD，HeartWare 心室辅助装置；IVC，下腔静脉；LV，左心室；LVAD，左心室辅助装置；LVOT，左心室流出道；MR，二尖瓣关闭不全；MV，二尖瓣；RAP，右心房压力；RV，右心室；RVOT，右心室流出道；SV，每搏量；TR，三尖瓣关闭不全。

[a]注意：基于观察数据。“正常”流出道峰值速度没有很好地定义。因为 HVAD 流出道直径小于 HM Ⅱ装置的直径（参见文中的讨论）。因此，正常的多普勒导出的 HVAD 流出速度可能比 HM Ⅱ LVAD 观察到的平均值稍高。经 Stainback 等人许可使用。[59]

泵停止

泵完全停止是一个立即危及生命的事件。LVAD 控制器或监视器上可能会发出警报，但如果控制器功能完全失效或与电源断开，则可能不会发出警报。临床上，可以通过对设备进行听诊来确定泵是否停止。如果没有机械嗡嗡声，则设备已停止。如上所述，当有泵停止时，第一次评估及干预应检查经皮电缆和电源线与控制器的电气连接。应考虑紧急更换控制器。如果连接完好无损、新的控制器无效、心输出量不足（即 DO2 和血压严重下降或不存在），应立即开始心肺复苏（CPR）。

心脏骤停

关于压迫胸部施用的 CPR 对于 LVAD 患者是否安全有效还存在争议。如果设备没有被阻塞，患者可以从 CPR 中受益，因为它可以促进通过设备的血流。即使设备被阻塞，CPR 也可以促进通过主动脉瓣的血流，除非主动脉瓣被缝合在一起。尽管在 CPR 期间存在流入管移位和 LVAD 流出管损伤的风险，但最近对心脏骤停接受胸部按压的 LVAD 患者所做的回顾性分析并不支持传统复苏会损害 LVAD 的理论[76]。已经发表了外部 CPR 替代方法的案例，如腹部按压，但是没有研究将这些外部 CPR 的替代方法与常规 CPR 进行比较。需要进一步研究以确定该人群胸部按压的安全性和有效性。

心律失常

心律失常在术后很常见，特别是在第 1 天，30%～60%的患者发生[49,51,77-81]。常见的心律失常是心房颤动、心房扑动、室性心动过速和心室颤动。心房颤动和扑动通过影响 RV 充盈，继而 LV 前负荷，尤其对 RHF 患者影响设备输出。房性心律失常也会增加该人群血栓的风险[82]。心房颤动或窦性心律失常对 RV 功能的特异性影响尚未在该人群中得到很好的研究。许多接受 LVAD 植入的患者有房性心动过速病史。LVAD 受者的术后房颤/房扑的原因与没有 VAD 的患者相同：LV 负荷不足或 RHF、电解质紊乱（特别是钾、镁和酸碱紊乱)、低氧血症、心肌缺血和药物(特别是儿茶酚胺)。我们根据潜在基本病因并使用多个心脏病学会最近发布的指南中提供的方案来治疗心房颤动[83]。然而，治疗的有效性在很大程度上取决于对设备输出的影响和它促进 RHF 的证据强度。用于控制心律的第一种药物(目标心律，每分钟 80～100 次)是 β 受体阻滞剂(通常是艾司洛尔和美托洛尔)。避免钙通道阻滞剂，因为它们具有潜在的负性肌力作用。事实上，即使使用 β 受体阻滞剂，也需要仔细监测负性肌力作用。在我们的实践中，用于控制心律的二线药物是胺碘酮。快速房性心律失常导致休克或急性 RHF 需要电复律治疗。胺碘酮也是我们用于房颤药物复律或电复率后使患者保持窦性心律的一线药物。顽固性心律失常需要房室结消融和其他消融技术[82]。

LVAD 植入患者术后室性心律失常的术前预测因素包括：室性心律失常病史、非缺血性心肌病和高龄[78]。有趣的是，术前 INTERMACS 分级不能预测术后室性心律失常。最近的一项多机构研究确定了 LVAD 患者术后室性心律失常的特定原因及其相对频率：正性肌力药(43%)、吸壁事件(室间隔被拉向流入管，10%)、电解质异常(4%)、缺血(1%)、没有特殊原因(42%)[78]。我们的经验表明，血容量急剧下降(通常是由于出血、左心室卸载不足或 RHF)和设备移位也可能导致室性心律失常。对于大部分患者很难找出特定原因。值得注意的是，有证据表明 LVAD 植入本身可通过在流入管插入部位周围产生心肌瘢痕区域和改变心肌离子通道导致心律失常。相反，LVADs 还可以降低某些患者的心律失常(通过 LV 卸载)[79]。

对于没有 LVAD 的患者，心室颤动是对生命的直接威胁。而植入 LVAD 的患者通常会立即耐受这种节律，因为装置输出和全身 DO2 在很大程度上不依赖于 LV 收缩。如果 LVAD 在心脏颤动时从充当血流管道的心脏获得足够的前负荷，它可以提供足够的输出。然而室颤可显著降低 RV 输出(特别是患有 RHF 的患者)，继而减少 LV 前负荷而导致休克。无论即刻影响如何，心室颤动和室性心动过速最终都会导致 RHF，尽管其确切机制尚不清楚，可能是多因素的[78,79]。我们治疗心室颤动和室性心动过速的方法包括评估治疗原因。与心房颤动治疗一样，心室颤动和心动过速的治疗有效性取决于节律对 LVAD 输出和 RV 功能的影响。对于急性、严重影响者，我们进行紧急胸外心脏复律。当室性心律失常没有出现威胁时，我们使用 β 受体阻滞剂和胺碘酮作为我们的主要药物干预措施。二线药物包括美西律、索他洛尔和利多卡因。对于难治性室性心律失常应关注装置移位，用超声心动图和 CT 成像进行评估。药物治疗或装置位置调整不能纠正的室性心律失常需要电生理消融。最近从文献中得出共识的一个重要观点是，尽管术前植入的植入式心律转复除颤器(ICD)最终可能对选择的 LVAD 受者有益，但最好在围手术期间将其关闭。术前植入患者在术后早期不需要频繁放电，频繁放电可能导致 RHF[78,79]。ICD 最终会重新开启，但建议重新考虑放电阈值。心脏再同步治疗(CRT) 已被证明可以改善选择的晚期心力衰竭患者的预后。目前，很少有研究评估 CRT 对 LVAD 植入结果的影响。最近的一项研究表明，LVAD 植入时 CRT 可改善室性心律失常并降低这些患者的 ICD 放电[81]。

使用超声心动图检查 LVAD 移位

表 8.6 和来自最近发表的关于超声心动图评估 LVAD 的指南，显示由超声心动图可以发

现 LVAD 功能相关问题和心脏-LVAD 相互作用问题[59]。

出血和止血的考虑因素

需要 LVAD 支持的患者围手术期血液治疗具有挑战性。原因有多种，包括术前器官（肝和/或肾）功能障碍、手术过程的复杂性、术前抗血栓治疗及出血风险高的术后抗凝需求[84,85]。登记数据显示，大多数 LVAD 患者需要输血，而且通常为大量输血[86,87]。

术前管理

作为术前评估的一个组成部分，应对计划进行 LVAD 植入的患者筛查与出血风险增加相关的因素。对病史的仔细评估应包括先前的自发性出血事件、对先前手术的反应、家族史和接触抗血栓药物。重要的是找出需要血液学专家深入研究的患者。阿司匹林的抗血小板治疗对于缺血性心脏病患者是常规治疗，并且由于相关益处和围手术期相对较低的出血风险而应该维持[88]。在所有非紧急情况下，当患者使用更有效的抗血小板药物（例如，P2Y12 ADP 受体抑制剂）时，这些药物应停用超过有效期（P2Y12 抑制剂至少 5 天），或患者接受血小板功能评估，以确定是否可接受[89]。

在许多情况下，当患者的病史没有提示出血素质时，不建议进行常规实验室检查作为术前评估的一部分[86]。国际标准化比率（INR）是一项主要用于监测华法林抗凝治疗的试验。华法林要求 INR 值达到 2～3。INR 对凝血因子活性具有非线性反应，但它可用于确定凝血因子活性何时达到止血所需的水平，约为 30%。重要的是要知道 INR 对每个设施中凝血因子活性反应不同，这是由于不同试剂和仪器配对的反应是变化的。尽管在大多数患者术前评估中，INR 尚未被证实是围手术期出血的一般预测因子，但它被用于确定华法林的逆转效应并评估肝功能障碍患者的肝功紊乱程度[90,91]。

接受华法林抗凝血治疗的患者在术前应接受维生素 K 治疗以扭转其影响。维生素 K 最有效的方法是静脉注射[92]。应缓慢输注以避免不良反应。维生素 K 在静脉内治疗开始后 6～8 小时开始校正 INR。如果有足够的时间进行纠正（即 > 24 小时），可以使用口服维生素 K。何时扭转其影响应考虑华法林的半衰期（40 小时）。在大多数情况下需要第二剂。对于华法林作用的紧急校正，优选凝血酶原复合物浓缩物治疗，其剂量基于体重及 INR 情况进行调整[93]。这些药剂可迅速降低 INR，同时最大限度地减少与血浆校正相关的容量问题。基于血浆的校正较慢，并且与肺部作用发生率增加有关[94]。

如果患者需要使用肝素类似物进行术前抗凝治疗，普通肝素是最容易管理的药物。鉴于普通肝素的半衰期短（1～2 小时），可以在手术前短暂停用一段时间以实现充分的手术止血。管理低分子量肝素（LMWH）在围手术期间更具挑战性，因为这些药物的半衰期较长，肾脏清除受损可能会进一步延长 LMWH 的抗凝血作用。如果使用预防性剂量，使用 LMWH 治疗的患者应在手术前至少停用该药物 12 小时。对于使用治疗剂量（1mg / kg）的 LMWH，手术前 12 h 内给药的剂量应为标准剂量的 50%，以避免出血风险[95]。考虑到肾脏清除机制和 VAD 植入候选者肾小球滤过率降低的可能性，我们更倾向于在术前即刻使用普通肝素。

术前输血以支持止血的做法通常不用于轻度凝血病状态。临床工作人员应了解凝血参数与止血因子活性之间的关系。例如，INR 值 1.6 可以与足够的促凝血因子活性（40%～50%）一致，这取决于所使用的试剂。对于出血患者或患有严重先天性或后天性凝血病的患者需要在手术前进行治疗以利于止血。

操作管理

手术室应该可以进行即时或近距离的凝血检测，以促进输血治疗。这些系统的使用与减少输血和改善患者预后有关[96,97]。重要的检测包括凝血酶原比、INR、纤维蛋白原、血小板计数和全血黏弹性（VE）测试参数（例如血栓弹力图 TEGR、TEGα、TEG MA 和 TEG EPL）。TEG R 表示凝血开始前的时间，与 INR 和部分促凝血酶原激酶时间（PTT）数据类似，但相关性不高[98]。TEGα 反映了反应速率，并归因于凝血蛋白活性和纤维蛋白原含量。TEG MA 代表最大凝块强度并受血小板计数和纤维蛋白原的影响。可以通过抑制血小板活性来修正 VE 测定。黏弹性纤维蛋白原结果与常规实验室（Claus 方法）纤维蛋白原结果高度相关。估计的裂解百分比反映了纤维蛋白溶解活性，并且是临床上此时唯一可用的纤维蛋白溶解试验。我们用抗纤维蛋白溶解剂治疗所有接受 CPB 的患者。因为治疗不会受影响，我们简化了 VE 检测。

传统的实验室凝血检测和 VE 结果可以联合或分开使用。在我们中心使用传统的即时凝血测试和 VE 测定（见图 8.2 中的算法）。尽管 PTT 试验可用于检测个体凝血因子缺乏（如因子Ⅷ、因子Ⅸ或因子Ⅺ），但对于没有先天性因子缺乏的患者，其在围手术期的价值有限。我们使用基于 VE 的 TEGR 数据（高岭土与肝素酶杯）的差异来检查用于鱼精蛋白滴定的初始麻醉管理的即时激活凝血时间筛选后的肝素效应。凝血酶时间测试也可用于检测肝素的作用，但该测定通常仅在主要凝血实验室中可用，因此不是快速决策的理想选择。在手术室中常规使用即时检测，例如活化的凝血时间或该测试的修正形式，以评估肝素效应[99]。

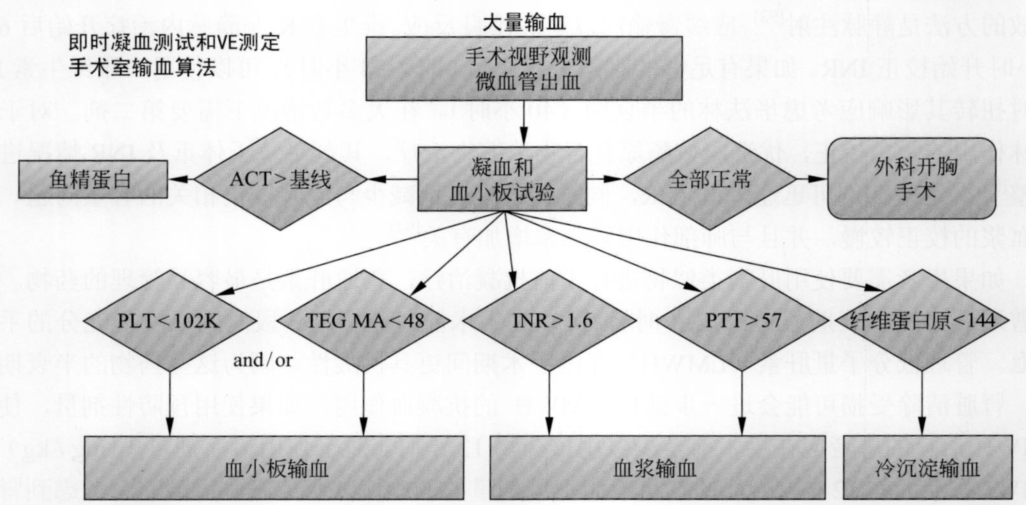

图 8.2 术中输血原则。ACT 表示激活凝血时间，INR 表示国际标准化比率，PLT 表示血小板，PTT 表示部分促凝血酶原激酶时间，TEG 表示血栓弹力图

术后管理

只有当出血得到控制时，才可以将患者转入恢复室/ ICU，这应通过遵循手术技术和止血治疗的原则实现（见图 8.3）。当患者入住 ICU 时，应使用传统凝血测定和/或 VE 测试评估凝血系统。最近对频繁、大量出血病例的研究表明，对 VE 测定和保持最佳纤维蛋白原含量的关注对于优化止血非常有帮助[100]。还需要有关其他措施最佳参数的数据。每个团队应该知道目标 INR 应该是 30%～50%凝血因子活动的关键治疗设定点。例如，在我们的中心，INR 为 1.6 被认为是可接受的治疗目标。没有关于血小板计数或 PTT 的治疗阈值的有效数据。

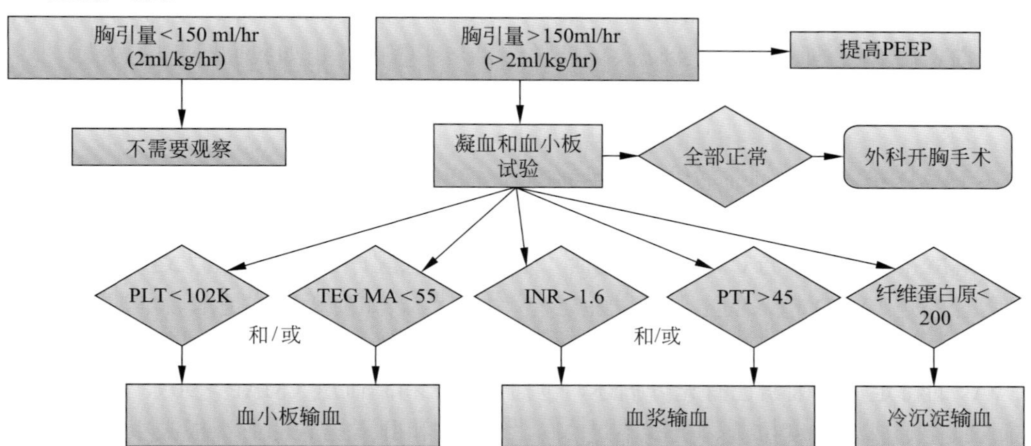

图 8.3 术后输血算法。INR 表示国际标准化比值，PEEP 表示呼气末正压，PLT 表示血小板，PTT 表示部分促凝血酶原激酶时间，TEG 表示血栓弹力图

如果术后第一天有效控制出血，治疗团队应该评估是否在术后第二天开始抗凝治疗。我们用胸引减少（< 0.5mL×kg 体重）、无红细胞持续需求作为量表来帮助做出决定。抗凝血由给普通肝素开始，因为其快速起效。肝素从低剂量启用以避免出血；我们从大约 10～15U / kg 的剂量开始，然后逐渐增加直到 50～60 秒的 PTT。对于团队而言，了解其特定试剂系统对普通肝素的剂量反应非常重要。尽管尚未对此目的进行验证，但高岭土和肝素酶杯之间 TEG R 时间的差异可有效评估肝素活性的开始。抗 Xa 活性也可用于确定肝素治疗的效果。我们通常在术后第 3 天开始服用阿司匹林（81mg 或 325mg）和华法林，INR 目标为 2.5～3.5。此时不需要急于达到 2～3 的治疗性 INR 目标，因此不推荐大的初始负荷剂量。

其他止血注意事项

血管性血友病因子（VWF）的变化

VAD 使用时出现的高流量状态与异常的 VWF 多聚体模式和临床出血有关[101,102]。如果在术后早期出现意外出血，应考虑这种可能性，并应对 VWF 多聚体进行实验室评估。如果发生出血但测定的凝血参数是正常的，可以考虑用冷沉淀的抗血友病因子浓缩物进行治疗。有血液学专家处理这些问题是有帮助的。

肝素诱导的血小板减少症

由于普通肝素用于接受 CPB 治疗且通常用于围手术期抗凝治疗，因此看护 LVAD 患者的工作人员应了解肝素诱导的血小板减少症的风险，以及肝素抗体检测的局限性和不恰当的测试的相关缺陷[103]。在心脏手术的背景下，特别是在心力衰竭和与血小板消耗增加相关的装置应用中（即在使用主动脉内球囊泵或体外膜肺氧合或在 VAD 植入后早期），进行血小板计数减少的肝素抗体试验需要相当谨慎。应考虑 4T 预测评分并在用该指数表示时保留测试[104]。肝素-PF4 ELISA 检测是诊断肝素诱导的血小板减少症的敏感试验，但它是非特异性的，经常显示假阳性。有报告证明光密度测定（测试结果强度）与真阳性状态有关系。鉴于肝素诱导的血小板减少症的严重后果，特别是需要改变 CPB 方法，甚至可能限制移植的可及性，用 5-羟色胺释放试验证实免疫学结果是明智的（正如我们医院的做法）。

术后全身评估

在 LVAD 植入后即刻评估以建立足够的气体交换和血液动力学后，我们对有并发症风险的系统进行了全面检查。作为该评价的一部分，我们进行简短的神经病学检查，以便在患者从麻醉中苏醒时筛查 CVA。测试包括一定程度的觉醒评估和四肢粗大运动和感觉检查。脑血管意外是 LVAD 植入的主要并发症之一[1,22,105-107]。如前所述这是术后早期死亡的第二大原因。LVAD 植入后也有短暂性脑缺血发作的报道，发病率约为 12%[3,49,51]。LVAD 受者的 CVAs 的特定危险因素已有充分描述，包括低血压和高血压（MAP > 90）、感染、泵功能障碍或血栓形成、过度抗凝、抗凝不足[2,72，105,107,108]和肝素诱导的血小板减少。CVAs 中脑出血的结果比缺血性 CVA 更差，并且与神经功能缺损的程度相关[108]。关于 LVAD 患者的 CVAs 治疗及其结果[107,108]已经制定了很好的方案。对这些患者通常遵循以下标准 CVA 治疗指南进行管理，但有一些值得注意的警告。对于脑出血，抗凝治疗是相反的并遵循标准的外科手术干预指南。对于缺血性中风，由于有出血风险因此在围手术期不给予溶栓剂。患有大面积缺血性 CVA 的患者可能在事件发生后 8 小时内受益于导管血栓切除术。对任何涉及梗死面积小于半球体积三分之一的 CVA（或短暂性脑缺血发作），应开始或继续进行抗血小板和抗凝治疗。涉及较大区域的梗死存在出血的风险，因此停止抗血小板药物，特别是抗凝血剂。LVAD 植入术后脊髓梗死和周围神经损伤罕有报告[3]。谵妄在这些患者中相对常见，发生率为 10%[109]。我们以通常的方式治疗谵妄，但发现右美托咪定在术后是一种特别有用的治疗药物，我们把运动生理学家和康复师积极帮助患者进行拔管后运动作为一种主要的预防策略。

根据系列报道[3,15,16,26,51]，LVAD 植入后 3%～33%的患者出现肾功能衰竭。我们使用标准指标监测肾功能：尿量和血清肌酐水平。Foley 导管输出作为术后即刻肾功能最早标记物，需要密切监测。尿量≥0.5mL / (kg·h) 的标准用作肾功能满意的初步证据。标准方式检测肌酐用于确定肾衰竭（高于基线 50% 或肾小球滤过率下降 50%）。提示肾功能不全的证据促使标准评估将功能障碍归类为肾前、肾（即急性肾损伤）或肾后问题，这是通过尿液分析、尿液电解质测试以及必要时泌尿系超声评估来确定的。在出现肾功能不全迹象时还需重新评估 DO2，因为 DO2 不充分是该患者群体肾衰竭的主要原因。如果发现 DO2 不充分（见表 8.4），我们会立即进行干预以纠正此问题。除了 DO2 导致的急性肾损伤风险增加外，LVAD 患者还有因抗凝不达标或 LVAD 相关性溶血导致的肾脏栓塞的风险[16]。我们特别小心避免在有风险的 LVAD 人群中使用潜在的肾毒性药物。对于这个患者群体，我们使用标准适应证来确定血液透析的需要，除了对于利尿剂抵抗的 RHF 患者，我们使用连续肾脏替代疗法更快地控制容量（参见第 20 章——原文如此，译者注）。连续肾脏替代是术后首选肾脏替代治疗方法且已证明非常有效[16,110-113]。

术后 2%～8%的患者出现肝功能障碍[3,20,23-27,51]，因此我们在术后监测肝功能，特别使用转氨酶作为肝功能障碍的早期标志物。虽然这些患者可能因脓毒症或使用毒性药物诱发肝功能障碍，但我们发现影响肝功能的主要原因是 DO2 和 RV 功能障碍，且发现的问题都得到相应和迅速的补救。进行性肝功能障碍可导致脑病、凝血病、出血以及血管舒张[20,24,25]。

胃肠道出血是 CF-LVAD 植入的一种非常常见的并发症，发生在 15%～30%的患者[45,114]。尽管术后早期胃肠道出血很少见，但 LVAD 植入后时间越长风险越大[45,114]。消化道出血的原因是多方面的，包括 CF-LVAD 相关的肠血管发育不良和凝血病的发展，后者由使用抗凝剂或连续血流的剪切力导致的 VWF 损失引起。作为术后标准治疗的一部分，我们使用质子泵抑制剂或 H2 阻滞剂来预防胃炎。

术后肠梗阻很常见，发生率近 20%。早期增加胃肠道营养（术后第 2～3 天开始）[115]可以大大减轻这种风险。要牢记接受 LVAD 植入的患者在手术时多为营养不良，因此在术后确保这些患者得到良好的营养是很重要的。

除了消化道出血（如上所述）之外，LVAD 放置中最关注的血液学并发症是溶血。在植入即刻溶血很少见，发生率为 3%～5%。通常溶血与装置速度过高有关，特别是与装置血栓形成有关[45,116]。血浆游离血红蛋白和乳酸脱氢酶升高可诊断[45,116]。溶血的后果包括贫血、DO2 减少、肺和全身血管阻力升高、凝血功能紊乱、肾功能衰竭和全身炎症反应综合征。值得注意的是，CPB 本身可引起溶血，尽管它是轻微的并且发生在术后[117,118]。肝素诱导的血小板减少征（如上所述）在 LVAD 患者中并不常见，但其可以促进泵内血栓形成而造成灾难性后果[119]。当诊断肝素诱导的血小板减少症或有强烈怀疑时，我们立即停用肝素并给予比伐卢定这一直接凝血酶抑制剂。

目前，LVAD 放置对内分泌系统没有已知的临床显著影响[45]。然而，高血糖症使 LVAD 受者的术后病程变得复杂，就像对接受过其他心脏手术和 CPB 的患者一样。我们从过去 15 年进行的许多研究中了解到，通过连续胰岛素输注控制血糖的患者感染较少且结果较好[120]。因此，我们为这些患者采用标准的心脏手术后胰岛素治疗方案。

如上所述，推荐在 LVAD 植入后 48 小时预防性使用抗生素。手术伤口和动力传动系统应该每天用氯己定清洁并使用无菌敷料进行精心护理。最近一组使用银浸渍纱布敷料表现出良好的效果[69]。此外，已经显示通过使用各种固定装置将 LVAD 传动系固定在适当位置降低了局部感染的发生率[121]。然而高达 42%的 LVAD 患者因感染而反复住院，这些感染通常与 LVAD 不相关[3,4,122-124]。相比之下，初次住院后发生的感染通常与 LVAD 相关（动力传动和泵腔感染）[4]。初次住院发现的常见感染包括导线相关菌血症、肺炎、尿路感染、艰难梭菌肠道感染和胸骨伤口感染。脓毒症发生在约 20%的患者中且有约 50%的高死亡率。降低这些感染风险的建议包括早期拔管（长期机械通气患者中有高达 18%的患者产生肺炎）[51]并拔除早期侵入性管线和 Foley 导管[5]。新出现的数据表明质子泵抑制剂的使用是导致艰难梭菌感染的一个危险因素[125]，这促使一些人考虑避免这些药物而使用 H2 受体阻滞剂用于预防胃炎。降低感染风险的其他干预措施包括早期肠内营养和控制血糖。当出现早期感染迹象，如发烧或白细胞计数升高时，我们会通过培养和检查查找潜在病因。希望用于感染的分子标记物的发展能够让我们更早地识别患者的感染。在患者出现脓毒症的初步迹象时，立即开始经验性的广谱抗生素治疗，这是参与治疗传染病专家的标准建议。通常使用万古霉素和第三代或第四代头孢菌素、高级青霉素组合药物或碳青霉烯，根据风险因素偶尔添加抗真菌治疗[3,4,122-124]。

胸骨延迟闭合

据报道，LVAD 患者胸骨延迟闭合（DSC）的发生率为 3%～50%[126]。虽然最近报道显示发生率在较低范围，但 LVAD 患者的胸骨延迟闭合比一般成人心脏手术患者更常见，其主要与术中出血和严重到需要植入 RVAD 作血流动力学支持的 RHF 相关。DSC 的危险因素包括术前并发症和严重程度，更具体地说，是增加出血和 RHF 的因素。出血和 DSC 的风险增加多见于使用Ⅱb / Ⅲa 抑制剂、MELD 评分高或肾功能衰竭或在术前即刻体外膜肺氧合支持的患者。我们的经验表明，有胸骨切开术史也会增加风险。在大多数研究中，已经报道了在接受 LVAD 植入时，DSC 患者死亡风险显著增加[126]。这可能是由于患者接受器械植入手术时疾病重、并发症多而需要 DSC。也有数据表明 DSC 是 LVAD 人群死亡率的独立危险因素[126]。为什么会出现这种情况尚不清楚，但有人认为该组脓毒症发病率较高可能是主要原因[126]。

我们对 DSC 的具体方法是纠正导致 DSC 需求的凝血病和 RHF，帮助患者充分镇静以降低与运动相关的胸骨并发症，严格隔离保护，在胸部开放期间继续使用预防性抗生素。

参考文献

[1] Kirklin JK, Naftel DC, Pagani FD, Kormos RL, Stevenson LW, Blume ED, et al. Seventh INTERMACS annual report: 15,000 patients and counting. J Heart Lung Transplant. 2015; 34: 1495-504.

[2] Stulak JM, Mehta V, Schirger JA, Aaronson KD, Joyce LD, Daly RC, et al. Temporal differences in causes of mortality after left ventricular assist device implantation. Ann Thorac Surg. 2015; 99: 1969-72. discussion 1972-4

[3] Allen SJ, Sidebotham D. Postoperative care and complications after ventricular assist device implantation. Best Pract Res Clin Anaesthesiol. 2012; 26: 231-46.

[4] Topkara VK, Kondareddy S, Malik F, Wang IW, Mann DL, Ewald GA, et al. Infectious complications in patients with left ventricular assist device: etiology and outcomes in the continuous-flow era. Ann Thorac Surg. 2010; 90: 1270-7.

[5] Feldman D, Pamboukian SV, Teuteberg JJ, Birks E, Lietz K, Moore SA, et al. The 2013 International Society for Heart and Lung Transplantation Guidelines for mechanical circulatory support: executive

summary. J Heart Lung Transplant. 2013; 32: 157-87.

[6] Holdy K, Dembitsky W, Eaton LL, Chillcott S, Stahovich M, Rasmusson B, et al. Nutrition assessment and management of left ventricular assist device patients. J Heart Lung Transplant. 2005; 24: 1690-6.

[7] Yost G, Gregory M, Bhat G. Nutrition assessment with indirect calorimetry in patients evaluated for left ventricular assist device implantation. Nutr Clin Pract. 2015; 30: 690-7.

[8] Liszkowski M, Teuteberg JJ, Myers SL, Rogers JG, Starling R, Ascheim DD, et al. 63: INTERMACS profiles of nutrition and organ function in relation to outcomes. J Heart Lung Transplant. 2010; 29: S27.

[9] Aggarwal A, Kumar A, Gregory MP, Blair C, Pauwaa S, Tatooles AJ, et al. Nutrition assessment in advanced heart failure patients evaluated for ventricular assist devices or cardiac transplantation. Nutr Clin Pract. 2013; 28: 112-9.

[10] Holman WL, Skinner JL, Waites KB, Benza RL, McGiffin DC, Kirklin JK. Infection during circulatory support with ventricular assist devices. Ann Thorac Surg. 1999; 68: 711-6.

[11] Acharya MN, Som R, Tsui S. What is the optimum antibiotic prophylaxis in patients undergoing implantation of a left ventricular assist device? Interact Cardiovasc Thorac Surg. 2012; 14: 209-14.

[12] George S, Leasure AR, Horstmanshof D. Effectiveness of decolonization with chlorhexidine and mupirocin in reducing surgical site infections: a systematic review. Dimens Crit Care Nurs. 2016; 35: 204-22.

[13] Brisco MA, Testani JM, Cook JL. Renal dysfunction and chronic mechanical circulatory support: from patient selection to long-term management and prognosis. Curr Opin Cardiol. 2016; 31: 277-86.

[14] Gilotra NA, Russell SD. Patient selection for mechanical circulatory support. Heart Fail Rev. 2013; 18: 27-34.

[15] Mao H, Katz N, Kim JC, Day S, Ronco C. Implantable left ventricular assist devices and the kidney. Blood Purif. 2014; 37: 57-66.

[16] Tromp TR, de Jonge N, Joles JA. Left ventricular assist devices: a kidney's perspective. Heart Fail Rev. 2015; 20: 519-32.

[17] Lima B, Kale P, Gonzalez-Stawinski GV, Kuiper JJ, Carey S, Hall SA. Effectiveness and safety of the Impella 5.0 as a bridge to cardiac transplantation or durable left ventricular assist device. Am J Cardiol. 2016; 117: 1622-8.K. Ayyagari et al. 123

[18] Rao V, Oz MC, Flannery MA, Catanese KA, Argenziano M, Naka Y. Revised screening scale to predict survival after insertion of a left ventricular assist device. J Thorac Cardiovasc Surg. 2003; 125: 855-62.

[19] Borgi J, Tsiouris A, Hodari A, Cogan CM, Paone G, Morgan JA. Significance of postoperative acute renal failure after continuous-flow left ventricular assist device implantation. Ann Thorac Surg. 2013; 95: 163-9.

[20] Maltais S, Stulak JM. Right and left ventricular assist devices support and liver dysfunction: prognostic and therapeutic implications. Curr Opin Cardiol. 2016; 31: 287-91.

[21] Wadia Y, Etheridge W, Smart F, Wood RP, Frazier OH. Pathophysiology of hepatic dysfunction and intrahepatic cholestasis in heart failure and after left ventricular assist device support. J Heart Lung Transplant. 2005; 24: 361-70.

[22] Yuan N, Arnaoutakis GJ, George TJ, Allen JG, Ju DG, Schaffer JM, et al. The spectrum of complications following left ventricular assist device placement. J Card Surg. 2012; 27: 630-8.

[23] Concha PM, Mertz KV. Perioperative risk among patients with cirrhosis. Rev Med Chil. 2010; 138: 1165-71.

[24] Matthews JC, Pagani FD, Haft JW, Koelling TM, Naftel DC, Aaronson KD. Model for end-stage liver disease score predicts left ventricular assist device operative transfusion requirements, morbidity, and mortality. Circulation. 2010; 121: 214-20.

[25] Modi A, Vohra HA, Barlow CW. Do patients with liver cirrhosis undergoing cardiac surgery have acceptable outcomes? Interact Cardiovasc Thorac Surg. 2010; 11: 630-4.

[26] Morgan JA, Go PH, Xuereb L, Kaur B, Akrawe S, Nemeh HW, et al. Outcomes on continuous flow left ventricular assist devices: a single institutional 9-year experience. Ann Thorac Surg. 2016; 102: 1266-73.

[27] Weymann A, Patil NP, Sabashnikov A, Mohite PN, Garcia Saez D, Bireta C, et al. Continuous-flow left ventricular assist device therapy in patients with preoperative hepatic failure: are we pushing the limits too far? Artif Organs. 2015; 39: 336-42.

[28] Agostoni P, Cattadori G, Guazzi M, Palermo P, Bussotti M, Marenzi G. Cardiomegaly as a possible cause of

lung dysfunction in patients with heart failure. Am Heart J. 2000; 140: e24.

[29] Dimopoulou I, Daganou M, Tsintzas OK, Tzelepis GE. Effects of severity of long-standing congestive heart failure on pulmonary function. Respir Med. 1998; 92: 1321-5.

[30] Hosenpud JD, Stibolt TA, Atwal K, Shelley D. Abnormal pulmonary function specifically related to congestive heart failure: comparison of patients before and after cardiac transplantation. Am J Med. 1990; 88: 493-6.

[31] Imamura T, Kinugawa K, Kinoshita O, Nawata K, Ono M. Reversible decline in pulmonary function during left ventricular assist device therapy. J Artif Organs. 2016; 19: 330-5.

[32] Mohamedali B, Bhat G, Yost G, Tatooles A. Changes in spirometry after left ventricular assist device implantation. Artif Organs. 2015; 39: 1046-50.

[33] Arena R, Humphrey R, McCall R. Altered exercise pulmonary function after left ventricular assist device implantation. J Cardpulm Rehabil. 1999; 19: 344-6.

[34] Herlihy J, Cooper J, Reul R. Cardiac surgery and weaning: Clinical and therapeutic implications. In: Rodriguez E, Matias A, Volsko TA, editors. Yearbook respiratory care clinics and applied technologies. San Franciso, S.A.: Tipografia; 2008. p. 907-20.

[35] Wynne R, Botti M. Postoperative pulmonary dysfunction in adults after cardiac surgery with cardiopulmonary bypass: clinical significance and implications for practice. Am J Crit Care. 2004; 13: 384-93.

[36] Weiner P, Zeidan F, Zamir D, Pelled B, Waizman J, Beckerman M, et al. Prophylactic inspiratory muscle training in patients undergoing coronary artery bypass graft. World J Surg. 1998; 22: 427-31.

[37] Houston BA, Kalathiya RJ, Hsu S, Loungani R, Davis ME, Coffin ST, et al. Right ventricular afterload sensitivity dramatically increases after left ventricular assist device implantation: a multi-center hemodynamic analysis. J Heart Lung Transplant. 2016; 35: 868-76.

[38] Epting CL, McBride ME, Wald EL, Costello JM. Pathophysiology of post-operative low cardiac output syndrome. Curr Vasc Pharmacol. 2016; 14: 14-23.

[39] Omar S, Zedan A, Nugent K. Cardiac vasoplegia syndrome: pathophysiology, risk factors and treatment. Am J Med Sci. 2015; 349: 80-8.

[40] Flores AS, Essandoh M, Yerington GC, Bhatt AM, Iyer MH, Perez W, et al. Echocardiographic assessment for ventricular assist device placement. J Thorac Dis. 2015; 7: 2139-50.

[41] de Jonge N, van Wichen DF, Schipper ME, Lahpor JR, Gmelig-Meyling FH, Robles de Medina EO, et al. left ventricular assist device in end-stage heart failure: persistence of structural myocyte damage after unloading. An immunohistochemical analysis of the contractile myofilaments. J Am Coll Cardiol. 2002; 39: 963-9.

[42] Buckberg G, Hoffman JI, Mahajan A, Saleh S, Coghlan C. Cardiac mechanics revisited: the relationship of cardiac architecture to ventricular function. Circulation. 2008; 118: 2571-87.

[43] Ambardekar AV, Buttrick PM. Reverse remodeling with left ventricular assist devices: a review of clinical, cellular, and molecular effects. Circ Heart Fail. 2011; 4: 224-33.

[44] Pratt AK, Shah NS, Boyce SW. Left ventricular assist device management in the ICU. Crit Care Med. 2014; 42: 158-68.

[45] Healy AH, McKellar SH, Drakos SG, Koliopoulou A, Stehlik J, Selzman CH. Physiologic effects of 8 Perioperative Management of LVAD Patients124continuous-flow left ventricular assist devices. J Surg Res. 2016; 202: 363-71.

[46] Sheu R, Joshi B, High K, Thinh Pham D, Ferreira R, Cobey F. Perioperative management of patients with left ventricular assist devices undergoing noncardiac procedures: a survey of current practices. J Cardiothorac Vasc Anesth. 2015; 29: 17-26.

[47] Cheifetz IM. Cardiorespiratory interactions: the relationship between mechanical ventilation and hemodynamics. Respir Care. 2014; 59: 1937-45.

[48] Tam MK, Wong WT, Gomersall CD, Tian Q, Ng SK, Leung CC, et al. A randomized controlled trial of 2 protocols for weaning cardiac surgical patients receiving adaptive support ventilation. J Crit Care. 2016; 33: 163-8.

[49] Slaughter MS, Rogers JG, Milano CA, Russell SD, Conte JV, Feldman D, et al. Advanced heart failure

treated with continuous-flow left ventricular assist device. N Engl J Med. 2009; 361: 2241-51.
[50] John R, Kamdar F, Liao K, Colvin-Adams M, Boyle A, Joyce L. Improved survival and decreasing incidence of adverse events with the HeartMate II left ventricular assist device as bridge-to-transplant therapy. Ann Thorac Surg. 2008; 86: 1227-34. discussion 1234-5
[51] Genovese EA, Dew MA, Teuteberg JJ, Simon MA, Kay J, Siegenthaler MP, et al. Incidence and patterns of adverse event onset during the first 60 days after ventricular assist device implantation. Ann Thorac Surg. 2009; 88: 1162-70.
[52] Tsiouris A, Paone G, Nemeh HW, Borgi J, Williams CT, Lanfear DE, et al. Short and long term outcomes of 200 patients supported by continuousflow left ventricular assist devices. World J Cardiol. 2015; 7: 792-800.
[53] Miller LW, Pagani FD, Russell SD, John R, Boyle AJ, Aaronson KD, et al. Use of a continuous-flow device in patients awaiting heart transplantation. N Engl J Med. 2007; 357: 885-96.
[54] Horvath D, Byram N, Karimov JH, Kuban B, Sunagawa G, Golding LA, et al. Mechanism of selfregulation and in vivo performance of the Cleveland Clinic continuous-flow total artificial heart. Artif Organs. 2016;41(5):411-7.
[55] HeartWare. HeartWare Ventricular Assist System: Instructions for Use. http://www.heartware.com/sites/default/files/uploads/docs/ifu00001_rev_15.pdf. Accessed 1 Feb 2017.
[56] Thoratec Corporation. Resource Library (USA): HeartMate II LVAD. http://www.thoratec.com/medical-professionals/resource-library/ifus-manuals/heartmate-ll-lvad.aspx. Accessed 1 Feb 2017.
[57] Moazami N, Fukamachi K, Kobayashi M, Smedira NG, Hoercher KJ, Massiello A, et al. Axial and centrifugal continuous-flow rotary pumps: a translation from pump mechanics to clinical practice. J Heart Lung Transplant. 2013; 32: 1-11.
[58] Meineri M, Van Rensburg AE, Vegas A. Right ventricular failure after LVAD implantation: prevention and treatment. Best Pract Res Clin Anaesthesiol. 2012; 26: 217-29.
[59] Stainback RF, Estep JD, Agler DA, Birks EJ, Bremer M, Hung J, et al. Echocardiography in the management of patients with left ventricular assist devices: recommendations from the American Society of Echocardiography. J Am Soc Echocardiogr. 2015; 28: 853-909.
[60] Pagani FD. Continuous-flow rotary left ventricular assist devices with "3rd generation" design. Semin Thorac Cardiovasc Surg. 2008; 20: 255-63.
[61] Slaughter MS, Bartoli CR, Sobieski MA, Pantalos GM, Giridharan GA, Dowling RD, et al. Intraoperative evaluation of the HeartMate II flow estimator. J Heart Lung Transplant. 2009; 28: 39-43.
[62] Slaughter MS, Pagani FD, Rogers JG, Miller LW, Sun B, Russell SD, et al. Clinical management of continuous-flow left ventricular assist devices in advanced heart failure. J Heart Lung Transplant. 2010; 29: S1-39.
[63] Blum FE, Weiss GM, Cleveland JC Jr, Weitzel NS. Postoperative management for patients with durable mechanical circulatory support devices. Semin Cardiothorac Vasc Anesth. 2015; 19: 318-30.
[64] Scolletta S, Biagioli B, Franchi F, Muzzi L. Echocardiography and hemodynamic monitoring tools for clinical assessment of patients on mechanical circulatory support. In: Komamura K, editor. advances in the field of ventricular assist devices. Croatia: InTech; 2013.
[65] Lampert BC, Teuteberg JJ. Right ventricular failure after left ventricular assist devices. J Heart Lung Transplant. 2015; 34: 1123-30.
[66] Rich JD. Right ventricular failure in patients with left ventricular assist devices. Cardiol Clin. 2012; 30: 291-302.
[67] Wang TS, Hernandez AF, Felker GM, Milano CA, Rogers JG, Patel CB. Valvular heart disease in patients supported with left ventricular assist devices. Circ Heart Fail. 2014; 7: 215-22.
[68] Morgan JA, Brewer RJ, Nemeh HW, Murthy R, Williams CT, Lanfear DE, et al. Left ventricular reverse remodeling with a continuous flow left ventricular assist device measured by left ventricular end-diastolic dimensions and severity of mitral regurgitation. ASAIO J. 2012; 58: 574-7.
[69] Topilsky Y, Price TN, Atchison FW, Joyce LD. Atypical tamponade hemodynamic in a patient with temporary left ventricular assist device. Interact Cardiovasc Thorac Surg. 2011; 12: 832-4.
[70] Kimmaliardjuk DM, Ruel M. Cardiac passiveaggressive behavior? The right ventricle in patients with a left ventricular assist device. Expert Rev Cardiovasc Ther. 2017; 15: 267-76.

[71] Irwin Z, Cook JO. Advances in point-of-care thoracic ultrasound. Emerg Med Clin North Am.2016; 34: 151-7.

[72] Harvey L, Holley C, Roy SS, Eckman P, Cogswell R, Liao K, et al. Stroke after left ventricular assist device implantation: outcomes in the continuousflow era. Ann Thorac Surg. 2015; 100: 535-41.K. Ayyagari et al. 125

[73] Cheng A, Swartz MF, Massey HT. VADoscopy: a novel intraoperative technique to evaluate HeartMate II left ventricular assist device inflow obstruction and thrombosis. ASAIO J. 2013; 59: 671-4.

[74] Doligalski CT, Jennings DL. Device-related thrombosis in continuous-flow left ventricular assist device support. J Pharm Pract. 2016; 29: 58-66.

[75] Toeg H, Ruel M, Haddad H. Anticoagulation strategies for left ventricular assist devices. Curr Opin Cardiol. 2015; 30: 192-196.

[76] Shinar Z, Bellezzo J, Stahovich M, Cheskes S, Chillcott S, Dembitsky W. Chest compressions may be safe in arresting patients with left ventricular assist devices (LVADs). Resuscitation. 2014; 85: 702-4.

[77] Bartoli CR, Ghotra AS, Pachika AR, Birks EJ, McCants KC. Hematologic markers better predict left ventricular assist device thrombosis than echocardiographic or pump parameters. Thorac Cardiovasc Surg. 2014; 62: 414-8.

[78] Garan AR, Levin AP, Topkara V, Thomas SS, Yuzefpolskaya M, Colombo PC, et al. Early postoperative ventricular arrhythmias in patients with continuous-flow left ventricular assist devices. J Heart Lung Transplant. 2015; 34: 1611-6.

[79] Healy C, Viles-Gonzalez JF, Sacher F, Coffey JO, d'Avila A. Management of ventricular arrhythmias in patients with mechanical ventricular support devices. Curr Cardiol Rep. 2015; 17: 59.

[80] McIlvennan CK, Magid KH, Ambardekar AV, Thompson JS, Matlock DD, Allen LA. Clinical outcomes after continuous-flow left ventricular assist device: a systematic review. Circ Heart Fail. 2014; 7: 1003-13.

[81] Schleifer JW, Mookadam F, Kransdorf EP, Nanda U, Adams JC, Cha S, et al. Effect of continued cardiac resynchronization therapy on ventricular arrhythmias after left ventricular assist device implantation. Am J Cardiol. 2016; 118: 556-9.

[82] Enriquez AD, Calenda B, Gandhi PU, Nair AP, Anyanwu AC, Pinney SP. Clinical impact of atrial fibrillation in patients with the HeartMate II left ventricular assist device. J Am Coll Cardiol. 2014; 64: 1883-90.

[83] Wann LS, Curtis AB, January CT, Ellenbogen KA, Lowe JE, Estes NA 3rd, et al. 2011 ACCF/AHA/HRS focused update on the management of patients with atrial fibrillation (updating the 2006 guideline): a report of the American College of Cardiology Foundation/American Heart Association Task Force on Practice Guidelines. J Am Coll Cardiol. 2011; 57: 223-42.

[84] Radiovancevic R, Radovancevic B, Bracey A, Riggs S, Frazier OH. Coagulations parameters in patients undergoing left ventricular assist device implantation. ASAIO J. 2001; 47: 134.

[85] Radovancevic B, Bracey AW, Riggs SA, Radovancevic R, Frazier OH. Left ventricular assist devices and bleeding diatheses: hematologic and medical issues. Journal of Congestive Heart Failure & Circulatory Support. 2001; 2: 13-7.

[86] Bunte MC, Blackstone EH, Thuita L, Fowler J, Joseph L, Ozaki A, et al. Major bleeding during HeartMate II support. J Am Coll Cardiol. 2013; 62: 2188-96.

[87] Haglund NA, Davis ME, Tricarico NM, Ahmad RM, DiSalvo TG, Keebler ME, et al. Perioperative blood product use: a comparison between HeartWare and HeartMate II devices. Ann Thorac Surg. 2014; 98: 842-9.

[88] Myles PS, Smith JA, Forbes A, Silbert B, Jayarajah M, Painter T, et al. Stopping vs. continuing aspirin before coronary artery surgery. N Engl J Med. 2016; 374: 728-37.

[89] Society of Thoracic Surgeons Blood Conservation Guideline Task F, Ferraris VA, Brown JR, Despotis GJ, Hammon JW, Reece TB, et al. 2011 update to the Society of Thoracic Surgeons and the Society of Cardiovascular Anesthesiologists blood conservation clinical practice guidelines. Ann Thorac Surg. 2011; 91: 944-82.

[90] Chokshi A, Cheema FH, Schaefle KJ, Jiang J, Collado E, Shahzad K, et al. Hepatic dysfunction and survival after orthotopic heart transplantation: application of the MELD scoring system for outcome prediction. J

Heart Lung Transplant. 2012; 31: 591-600.

[91] Tamim H, Habbal M, Saliba A, Musallam K, Al-Taki M, Hoballah J, et al. Preoperative INR and postoperative major bleeding and mortality: a retrospective cohort study. J Thromb Thrombolysis. 2016; 41: 301-11.

[92] Meehan R, Tavares M, Sweeney J. Clinical experience with oral versus intravenous vitamin K for warfarin reversal. Transfusion. 2013; 53: 491-8. quiz 490

[93] Sarode R, Milling TJ Jr, Refaai MA, Mangione A, Schneider A, Durn BL, et al. Efficacy and safety of a 4-factor prothrombin complex concentrate in patients on vitamin K antagonists presenting with major bleeding: a randomized, plasma-controlled, phase IIIb study. Circulation. 2013; 128: 1234-43.

[94] Marshall AL, Levine M, Howell ML, Chang Y, Riklin E, Parry BA, et al. Dose-associated pulmonary complication rates after fresh frozen plasma administration for warfarin reversal. J Thromb Haemost. 2016; 14: 324-30.

[95] Douketis JD, Woods K, Foster GA, Crowther MA. Bridging anticoagulation with low-molecularweight heparin after interruption of warfarin therapy is associated with a residual anticoagulant effect prior to surgery. Thromb Haemost. 2005; 94: 528-31.

[96] Nuttall GA, Oliver WC, Santrach PJ, Bryant S, Dearani JA, Schaff HV, et al. Efficacy of a simple intraoperative transfusion algorithm for nonerythrocyte component utilization after cardiopulmonary bypass. Anesthesiology. 2001; 94: 773-81. discussion 5A-6A

[97] Shore-Lesserson L, Manspeizer HE, DePerio M, Francis S, Vela-Cantos F, Ergin MA. 8 Perioperative Management of LVAD Patients126Thromboelastography-guided transfusion algorithm reduces transfusions in complex cardiac surgery. Anesth Analg. 1999; 88: 312-9.

[98] Haas T, Spielmann N, Mauch J, Madjdpour C, Speer O, Schmugge M, et al. Comparison of thromboelastometry (ROTEM(R)) with standard plasmatic coagulation testing in paediatric surgery. Br J Anaesth. 2012; 108: 36-41.

[99] Despotis GJ, Gravlee G, Filos K, Levy J. Anticoagulation monitoring during cardiac surgery: a review of current and emerging techniques. Anesthesiology. 1999; 91: 1122-51.

[100] Rahe-Meyer N, Pichlmaier M, Haverich A, Solomon C, Winterhalter M, Piepenbrock S, et al. Bleeding management with fibrinogen concentrate targeting a high-normal plasma fibrinogen level: a pilot study. Br J Anaesth. 2009; 102: 785-92.

[101] Crow S, Chen D, Milano C, Thomas W, Joyce L, Piacentino V 3rd, et al. Acquired von Willebrand syndrome in continuous-flow ventricular assist device recipients. Ann Thorac Surg. 2010; 90: 1263-9. discussion 1269

[102] Jilma-Stohlawetz P, Quehenberger P, Schima H, Stoiber M, Knobl P, Steinlechner B, et al. Acquired von Willebrand factor deficiency caused by LVAD is ADAMTS-13 and platelet dependent. Thromb Res. 2016; 137: 196-201.

[103] Warkentin TE. Heparin-induced thrombocytopenia. Curr Opin Crit Care. 2015; 21: 576-85.

[104] Crowther MA, Cook DJ, Albert M, Williamson D, Meade M, Granton J, et al. The 4Ts scoring system for heparin-induced thrombocytopenia in medicalsurgical intensive care unit patients. J Crit Care. 2010; 25: 287-93.

[105] Morgan JA, Brewer RJ, Nemeh HW, Gerlach B, Lanfear DE, Williams CT, et al. Stroke while on longterm left ventricular assist device support: incidence, outcome, and predictors. ASAIO J. 2014; 60: 284-9.

[106] Pagani FD, Milano CA, Tatooles AJ, Bhat G, Slaughter MS, Birks EJ, et al. HeartWare HVAD for the treatment of patients with advanced heart failure ineligible for cardiac transplantation: results of the ENDURANCE destination therapy trial. J Heart Lung Transplant. 2015; 34: S9.

[107] Willey JZ, Demmer RT, Takayama H, Colombo PC, Lazar RM. Cerebrovascular disease in the era of left ventricular assist devices with continuous flow: risk factors, diagnosis, and treatment. J Heart Lung Transplant. 2014; 33: 878-87.

[108] Willey JZ, Gavalas MV, Trinh PN, Yuzefpolskaya M, Reshad Garan A, Levin AP, et al. Outcomes after stroke complicating left ventricular assist device. J Heart Lung Transplant. 2016; 35: 1003-9.

[109] Baba A, Hirata G, Yokoyama F, Kenmoku K,Tsuchiya M, Kyo S, et al. Psychiatric problems of heart transplant candidates with left ventricular assist devices. J Artif Organs. 2006; 9: 203-8.

[110] Demirozu ZT, Etheridge WB, Radovancevic R, Frazier OH. Results of HeartMate II left ventricular assist device implantation on renal function in patients requiring post-implant renal replacement therapy. J Heart Lung Transplant. 2011; 30: 182-7.
[111] Ford RM, Book W, Spivey JR. Liver disease related to the heart. Transplant Rev (Orlando). 2015; 29: 33-7.
[112] Kaltenmaier B, Pommer W, Kaufmann F, Hennig E, Molzahn M, Hetzer R. Outcome of patients with ventricular assist devices and acute renal failure requiring renal replacement therapy. ASAIO J. 2000; 46: 330-3.
[113] Topkara VK, Dang NC, Barili F, Cheema FH, Martens TP, George I, et al. Predictors and outcomes of continuous veno-venous hemodialysis use after implantation of a left ventricular assist device. J Heart Lung Transplant. 2006; 25: 404-8.
[114] Stulak JM, Davis ME, Haglund N, Dunlay S, Cowger J, Shah P, et al. Adverse events in contemporary continuous-flow left ventricular assist devices: a multi-institutional comparison shows significant differences. J Thorac Cardiovasc Surg. 2016; 151: 177-89.
[115] Badami A, Fehrenbach Prell EA, Murray MA, Johnson MR, Akhter SA, Lozonschi L, et al. A novel approach to prevent post-operative ileus after continuous-flow left ventricular assist device implantation: a retrospective cohort study. Int J Surg. 2015; 20: 135-9.
[116] Vercaemst L. Hemolysis in cardiac surgery patients undergoing cardiopulmonary bypass: a review in search of a treatment algorithm. J Extra Corpor Technol. 2008; 40: 257-67.
[117] Rother RP, Bell L, Hillmen P, Gladwin MT. The clinical sequelae of intravascular hemolysis and extracellular plasma hemoglobin: a novel mechanism of human disease. JAMA. 2005; 293: 1653-62.
[118] Wetz AJ, Richardt EM, Schotola H, Bauer M, Brauer A. Haptoglobin and free haemoglobin during cardiac surgery-is there a link to acute kidney injury? Anaesth Intensive Care. 2017; 45: 58-66.
[119] Awad H, Bryant R, Malik O, Dimitrova G, SaiSudhakar CB. Thrombosis during off pump LVAD placement in a patient with heparin induced thrombocytopenia using bivalirudin. J Cardiothorac Surg. 2013; 8: 115.
[120] Omar AS, Salama A, Allam M, Elgohary Y, Mohammed S, Tuli AK, et al. Association of time in blood glucose range with outcomes following cardiac surgery. BMC Anesthesiol. 2015; 15: 14.
[121] Cagliostro B, Levin AP, Fried J, Stewart S, Parkis G, Mody KP, et al. Continuous-flow left ventricular assist devices and usefulness of a standardized strategy to reduce drive-line infections. J Heart Lung Transplant. 2016; 35: 108-14.
[122] Gordon RJ, Quagliarello B, Lowy FD. Ventricular assist device-related infections. Lancet Infect Dis. 2006; 6: 426-37.
[123] Maniar S, Kondareddy S, Topkara VK. Left ventricular assist device-related infections: past, present and future. Expert Rev Med Devices. 2011; 8: 627-34. K. Ayyagari et al. 127
[124] Schaffer JM, Allen JG, Weiss ES, Arnaoutakis GJ, Patel ND, Russell SD, et al. Infectious complications after pulsatile-flow and continuous-flow left ventricular assist device implantation. J Heart Lung Transplant. 2011; 30: 164-74.
[125] McDonald EG, Milligan J, Frenette C, Lee TC. Continuous proton pump inhibitor therapy and the associated risk of recurrent Clostridium difficile infection. JAMA Intern Med. 2015; 175: 784-91.
[126] Quader M, LaPar DJ, Wolfe L, Ailawadi G, Rich J, Speir A, et al. Delayed sternal closure after continuous flow left ventricle assist device implantation: analysis of risk factors and impact on outcomes and costs. ASAIO J. 2016; 62: 432-7.

作者：Whitson B. Etheridge 和 Sarah A. Shearer

9 液体平衡和围手术期肾脏并发症的管理

介绍

肾病和心脏病通常共存，也以强有力的方式相互作用。终末期心脏病（ESHD）患者肾功能不全的发生率很高[1]。84%的终末期肾病（ESRD）患者会同时出现左心室（LV）肥大和舒张性心力衰竭（见图 9.1）[2]。ESRD 患者并发症和死亡率的最常见原因是心血管疾病。与心脏病共存的肾病通常是由于潜在的合并证，最常见的是糖尿病和高血压。系统性疾病（如淀粉样变性）可能导致心脏和肾脏疾病，或者不太常见的原发性肾脏疾病，虽然不是心脏病的直接原因，但因为肾小球滤过率（GFR）下降，通过高血压和水钠潴留导致心力衰竭恶化。

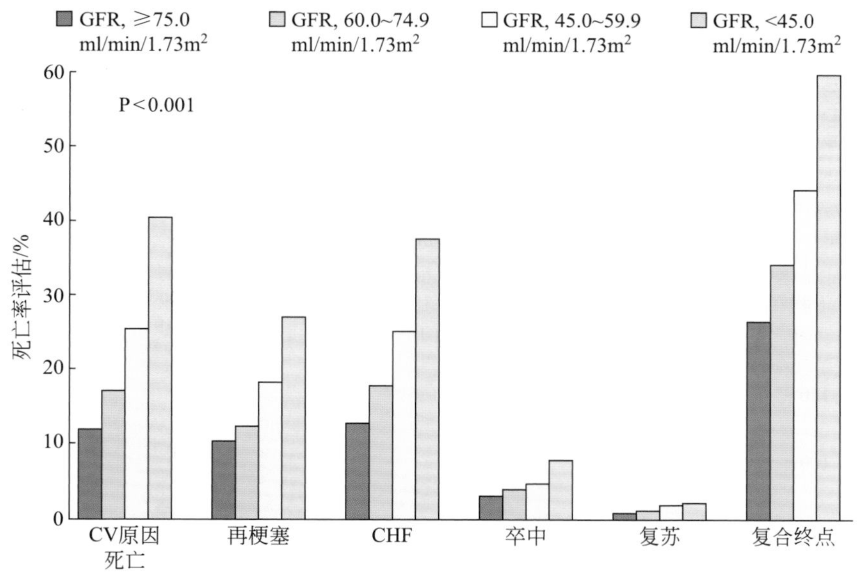

图 9.1　Kaplan-Meier 根据基线时肾小球滤过率（GFR）的评估对心血管（CV）原因、再梗死、充血性心力衰竭（CHF）、中风、心脏骤停复苏后 3 年死亡率的评估。根据原始版本修改[2,3]

慢性和急性心力衰竭患者常有肾功能不全引起的复杂疾病过程，广泛称为心肾综合征（见图 9.2）。继发于高中心静脉压（CVP）和低心输出量的肾和全身缺血、充血性肾病和肝病引起神经体液刺激，肾素-血管紧张素-醛固酮系统上调、儿茶酚胺、抗利尿激素和炎性细胞因子增加（见图 9.3，图 9.4，图 9.5）[5-8]。使用利尿剂、血管紧张素 II 受体阻滞剂或血管紧

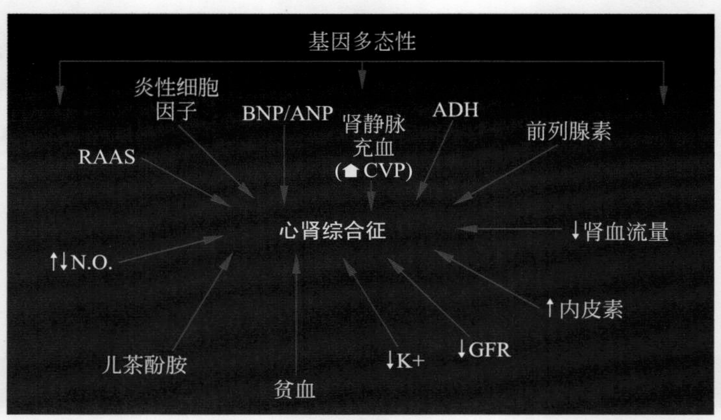

图 9.2　充血性心力衰竭（CHF）和心肾综合征

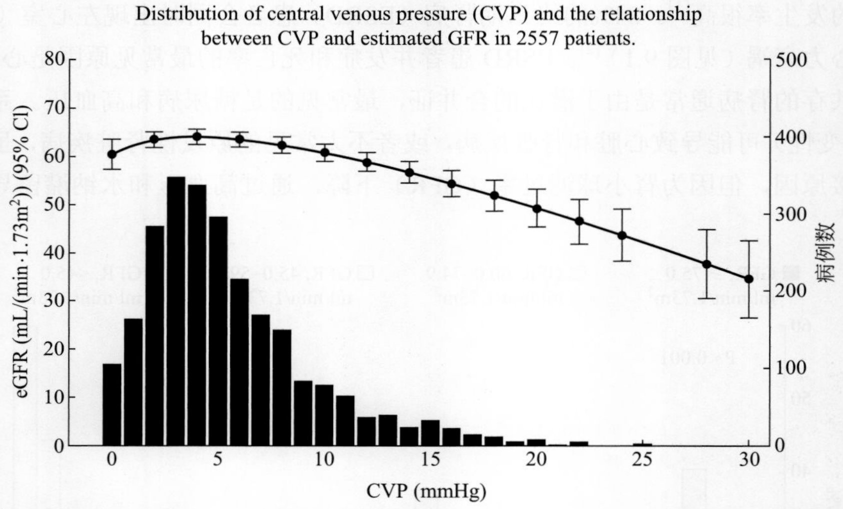

图 9.3　增加中心静脉压（CVP）对恒定血压大鼠肾小球滤过率（GFR）的影响。曲线模型具有以下单个多项式分量用于相关 CVP 与估计的 GFR（eGFR）之间的关系：一阶，$Y = -25.8 \times (\text{CVP} + 1) / 10$（Wald 28.2，$P < 0.0001$），二阶，$Y = 35.7 \times ({}^{[\text{CVP}+1]} / 10)\ 0.5$ (Wald 17.4，$P < 0.0001$)。根据从原始版本修改[4]

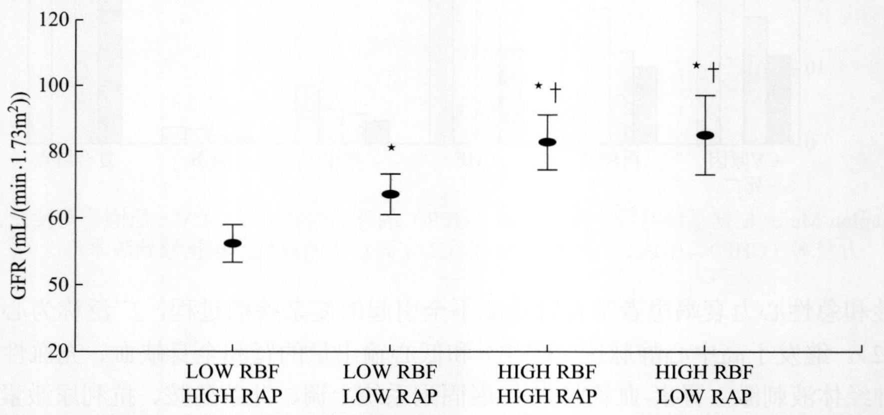

图 9.4　GFR 的 CVP 和肾血流量。修改自 Damman K 等人，Eur J Heart Fail 2007, 9: 872-878

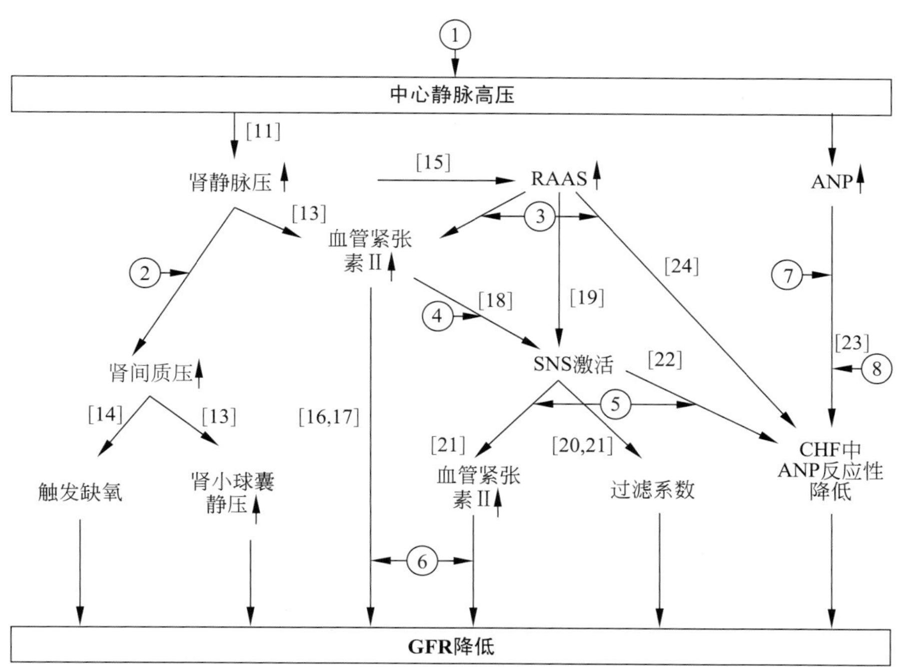

图 9.5 静脉淤血与肾小球滤过率降低（GFR）之间的关系。ANP 表示心房利钠肽，SNS 表示交感神经系统，RAAS 表示肾素-血管紧张素-醛固酮系统。圆圈中的数字代表特定疗法：①超滤、利尿剂、钠和水限制和精氨酸加压素受体拮抗剂。②超滤、利尿剂、钠和水限制。③血管紧张素 II 转换酶（ACE）抑制剂和血管紧张素 II 受体阻滞剂。④他汀类药物治疗。⑤ β 受体阻滞剂治疗。⑥血管紧张素 II 受体阻滞剂。⑦中性内肽酶抑制剂。⑧尿舒张肽。根据原始版本修改[5]

张素 II 转换酶抑制剂和静脉注射造影剂也可能对肾功能产生负面影响[6]。随着时间的推移会导致肾功能衰退和肾纤维化[6]。ESHD 经常发生在老年患者，因此存在低肾储备（肾单位）和慢性代谢性酸中毒，两者都可能引起肾纤维化[9]。

术前肾功能异常（即 GFR < 60mL / (min·1.73m^2) 与急性肾损伤/急性肾小管坏死（AKI / ATN）发生率增加和左心室辅助装置（LVAD）放置后 1 年生存率降低有关[10]。其他研究证实，不良后果与术前肾功能不全有关[10,11]。INTERMACS（机械辅助循环支持注册机构）风险评分为 1、2 或 3，预示肾功能不良[12]。研究表明术后 AKI / ATN 的术前相关特征：使用血管紧张素 II 转换酶抑制剂或血管紧张素 II 受体阻滞剂、肾脏大小 < 10cm、年龄较大、左心室小、舒张功能障碍伴 CVP 高，均可能出现右心衰竭和已知的与慢性肾病相关的舒张功能障碍（见表 9.1）[13-15]。然而通过连续观察 100 例连续血流 LVAD（CF-LVAD）植入，Borgi 及其同事[14]未发现术后 AKI / ATN 与术前糖尿病、高血压或肾功能不全之间存在统计学显著相关性（7）。这些研究结果的差异可能归因于 Borgi 研究的后期时代，此时患者在疾病进程早期以较高的 INTERMACS 评分接受植入。已经研究了 AKI / ATN 的手术和围手术期风险因素，包括体外循环（CPB）时间（(122 ± 55) min vs.（78 ± 17）min）延长、术中出血量和输血量大（> 1L），需要再次手术均增加术后 AKI / ATN 的风险（见表 9.2）[13,16-19]。术后 AKI / ATN 与高死亡风险相关，但死亡常发生在出现 AKI/ ATN 第一年后，因此术后第一年存活率不受术后 AKI / ATN 的影响[15]。

表 9.1 与术后急性肾损伤相关的术前因素

1. 肾小球滤过率 < 60mL / min
2. INTERMACS 得分为 1、2 或 3
3. 术前使用血管紧张素Ⅱ转换酶抑制剂或血管紧张素Ⅱ受体阻滞剂
4. 肾脏大小 < 10 厘米
5. 舒张功能障碍和高中心静脉压，可能反映右心功能不全

表 9.2 与术后急性肾损伤相关的围手术期因素

1. 体外循环时间 > 90min
2. 失血 > 500～1000mL
3. 右心功能障碍
4. 需要返回手术室

研究表明，CF-LVAD 的放置通常可以导致术后肝肾恢复，特别是对于（但不限于）轻度术前肾功能不全的患者（例如，肌酐水平在 1.4 和 1.9mg / dL 之间）[10,11,20-30]。尽管 CF-LVAD 植入后早期 GFR 恢复（通过血清肌酐监测），但观察到晚期（即植入后大于 1 年）GFR 下降（血清肌酐增加）。这种下降的原因尚不清楚[10,23,31-35]。可能的原因包括植入时肌肉质量低，随后肌肉量增加，持续（尽管不太强烈）神经体液和炎性细胞因子刺激，以及慢性高舒张灌注的“新生理学”引起的高血压损伤。动物和人体研究表明，暴露于 CF-LVAD 后动脉壁有异常的炎症反应[36-43]。值得注意的是，较高泵速下会出现低度连续溶血，会导致慢性血红蛋白尿、一氧化氮可用性降低和周围炎症引起的氧化应激[16,18]。在绵羊模型的肾微血管系统中发现了微栓子[17]。

大多数现代泵是连续血流辅助装置。因此本章将重点介绍 CF-LVAD 放置后肾功能不全患者的治疗。目前，ESRD 是 LVAD 目标治疗（DT）的排除标准，因此 ESRD 患者只有在被批准进行双器官移植或移植过渡（BTT）时才被批准植入 LVAD。DT 目标植入 LVAD 后发生 ESRD 的数量增加。我们将讨论由专业透析和医疗团队成功看护 LVAD 植入后的 ESRD 患者。

LVAD 患者的其他肾脏相关综合征在这种新的和相对未经研究的生理学中值得关注，其特征在于具有高舒张压和低收缩压的最小搏动血流和低度连续溶血。术后纵膈和心包填塞是突然少尿的原因。流入道血栓或血管翳、流入管或流出管扭曲引起血流减少导致心输出量减少及急性或亚急性大量血红蛋白尿可导致 AKI。患者可出现肾或脾梗死并伴有急性疼痛综合征。LVAD 植入后通常出现持续低钠血症，虽然尚未研究这种情况，但校正后可改善功能状态。

前 48h

进行 LVAD 手术通常需要 CPB。与所有心血管手术一样，将 CPB 时间限制在 < 90min 可以帮助预防术后 AKI [13]。围手术期出血是一种复杂并发症，> 500～1000mL 的失血和输血伴随着 AKI 风险的增加[13]。LVAD 植入后右心功能不全是术后 AKI 的常见危险因素，因为心输出量减少，静脉压升高[6,7,14]。慢性心力衰竭患者常发生肺动脉高压。事实上，LVAD植入用于肺血管阻力增加（> 4WU）患者的 DT 或“候选资格的过渡”，因其可以使肺动脉压力正常从而考虑移植。右心室衰竭导致右侧压力和 CVP 升高。参见第 18 章所述，右心衰竭可能受到 LVAD 本身的影响。室间隔向左移位对右心室功能产生不利影响。这取决于 LVAD 泵速及其对左心室解剖结构的影响。理想情况下，为了保护室间隔泵速调节至左心室轻度扩张伴主动脉瓣每次心搏都打开。泵血流量增加的高静脉回流可能使右心室进一步超负荷并导致扩张和拉伤，尤其是在肺动脉压和心输出量没有同时降低的情况下。最终结果是右心室衰竭、中心静脉压和肾静脉压增加。这种结果因慢性心衰中常见的三尖瓣反流而进一步复杂化，特别是在术前肺动脉（PA）压力高的患者中。充血性肝病和肾病也很常见，可使肾功能恶化并导致利尿反应差（见图 9.3，图 9.4 和图 9.5）[5-8, 14]。

LVAD 术后患者血压较低伴右心衰竭和中心静脉压和肾静脉压力升高。血压低的原因包括镇静、止痛药和使用血管扩张性正性肌力药物和肺血管扩张剂。连续血流泵不能在高压下泵血，因此重要的是保持足够高的体循环压力以提供足够的肾灌注，同时考虑高静脉压的不利影响。但应注意不要将体循环压力增加到足以降低连续血流泵的输出[44]。

肾病专家应该与重症监护医师、心脏病专家和 LVAD 外科医生密切配合。实现这一目标的最佳方案是每天进行一轮多学科联合查房。

在术后即刻，我们尽量减少使用临时液体（即作为滴剂、药物和电解质载体给予的液体），并根据体重使用平衡电解质溶液加碳酸氢盐作为治疗液，而不是生理盐水。术后体重增加与不良预后有关[45]，术后液体限制方案与恶化[46]或改善结果相关[47]。González-Fajardo 及其同事[48]通过限制流体方案使腹部血管手术患者的预后有所改善[45]。此外，在 CHI / St. 卢克的得克萨斯心脏研究所，我们正在开始对 CF-LVAD 患者限液方案进行试验。PA 压力的目标是<45 mmHg，目标 CVP 最初 < 12mmHg，一旦患者血流动力学稳定降至<10mmHg，通常需要米力农支持右心室功能并降低 PA 压力。在低 GFR 影响米力农清除的患者中，药物积聚可能导致全身和肾脏灌注压降低。对于 GFR 低（< 30～40mL / (min·1.73m^2)）或尿量低（< 0.5mL / (kg·h)）的患者，我们倾向于将米力农剂量降至 < 0.25μg / (kg·min)，但我们定期与心脏病学小组进行协商（见表 9.3 和图 9.6、图 9.7）[50]。

表 9.3　ICU AKI 液体治疗选择

选择	
药物	危害/缺点
0.9%生理盐水	酸中毒，AKI?
乳酸林格氏菌	低渗性的，Ca ++
勃脉力	乙酸盐，葡萄糖酯
白蛋白	费用，AKI?
贺斯	AKI，出血，瘙痒
明胶	过敏性反应

注：AKI 表示急性肾损伤。

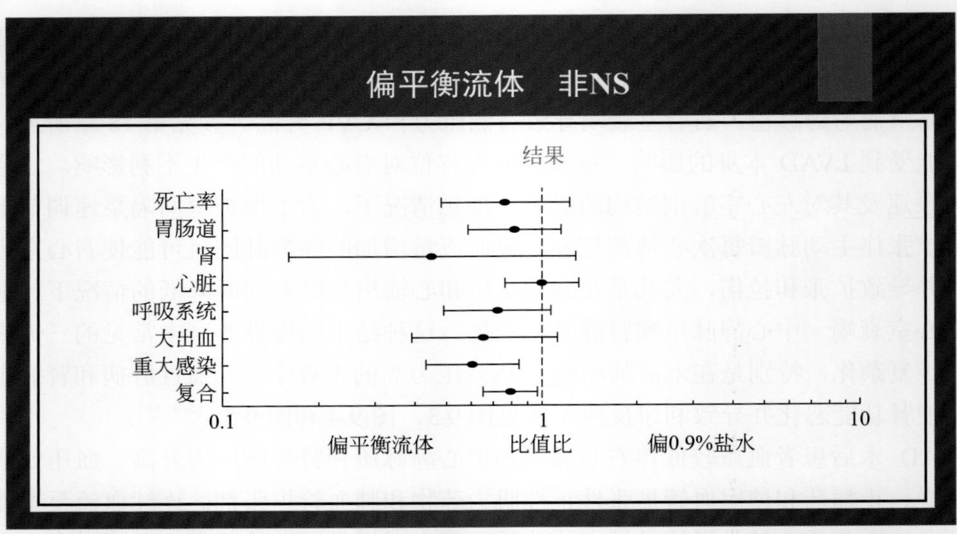

图 9.6　偏平衡流体而非 NS（修改自 Shaw 等人，Ann Surg.，2012 年 3 月 30 日）

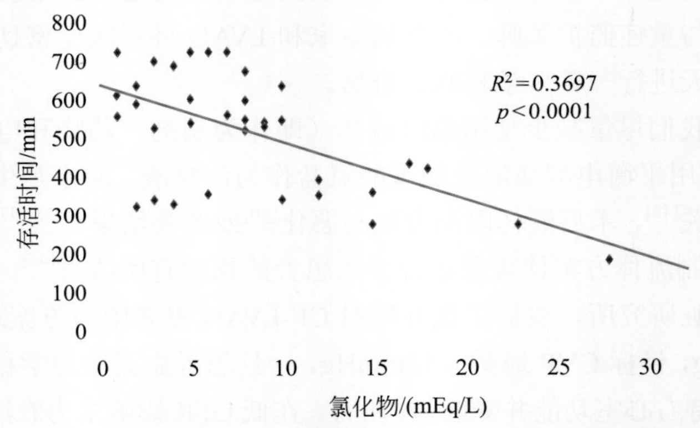

图 9.7　氯化物变化与存活时间之间的关系（根据文献[49]修改）

尽管存在静脉扩张、低血压和 LV 充盈减少的风险，一般不建议早期使用利尿剂，但袢利尿剂对防止严重的容量超负荷，尤其是右心功能不全患者是必要[51]。而正确的液体管理应该是液体治疗的主要支柱。

对液体超负荷、肺充血和右侧高充盈压的患者我们使用袢利尿剂，同时减少液体摄入量。后者需要药房和重症监护病房（ICU）团队的成员合作。给予低剂量的袢利尿剂（20～40mg 呋塞米或 0.5～1mg 布美他尼），同时监测患者的反应和血压，然后剂量调整至更高的间歇剂量或连续滴注（5～20mg / h 的呋塞米或 0.25～1mg / h 的布美他尼）。对于没有反应的患者，我们与团队会诊确保没有其他原因导致低肾灌注压（如过度镇静、止痛药、血管扩张剂如米力农、心包填塞）。另外，缺乏反应可能表明右心功能不佳或需要增加 LV 输出，心脏病专家可能会需要调整泵速。这些调整可以在超声心动图或 PA 导管引导下进行。我们发现有用的下一步是添加远端小管阻滞剂（通常是氯噻嗪静脉注射 250～500mg）。袢利尿剂和远端小管阻滞剂会引起碱中毒和低钾血症。此时我们使用氯化钾、碳酸酐酶抑制剂或阿米洛利。阿米洛利的半衰期较短，并且比盐皮质激素抑制剂起效更快，还可以改善碱中毒和低钾血症。

从肾脏角度来看，理想的术后值包括 CVP < 10mmHg、PA 压力 < 45mmHg、调整 LVAD 以使瓣膜开放、平均压力 70～80mmHg 以及液体平衡（见表 9.4）。

表 9.4 肾功能的理想血流动力学

1.中心静脉压<10 mmHg
2.肺动脉压<45 mmHg
3.平均动脉压 70～80mmHg
4.足够的心输出量，以确保稳定和正常的终末器官功能;患者应该保持清醒、机敏和神经稳定（与心脏病学相关）

尿量的突然减少应首先怀疑出血，尤其是伴有功能性填塞的纵膈出血或进入胸膜腔伴心输出量或平均压力突然降低。心包填塞通常与中心静脉压力增加相关，但偶尔变化很小，即使在 PA 压力和 CVP 微小变化时也可导致低尿量。右心功能障碍始终是一个考虑因素，因此我们进一步强调了与 LVAD 团队协商的重要性（见表 9.5）。通常调整正性肌力药物或泵速是成功的，然而患者可能需要再次手术治疗出血和心包减压或放置右心室支持装置，我们有一个标准的操作计划（见表 9.6）。

表 9.5 连续血流 LVAD 植入后的急性少尿

1. 下尿路梗阻
2. 严重的右心功能不全伴心输出量减少
3. 纵膈出血导致心包填塞
4. 出血（寻找血胸）
5. 泵故障，流入或流出道阻塞（术后罕见）
6. 脓毒症或药物引起的低血压（考虑米力农）

表 9.6 连续血流 LVAD 植入后的急性少尿：操作计划

1. 确保膀胱减压
2. 查找血红蛋白水平突然下降
3. 与 ICU 团队协商调整泵速或输液速度
4. 进行胸部 X 射线检查：计算机断层扫描或超声心动图
5. 如果合适，检查尿液指数
6. 寻找肾毒性药物

连续血流 LVAD 后急性少尿

1. 下尿路梗阻
2. 严重的 RH 功能障碍伴心输出量减少
3. 填塞 / 由于纵膈出血
4. 出血 / 寻找血胸

5. 泵故障 / 流入或流出阻塞——在术后期间很少见
6. 脓毒症或药物引起的低血压——考虑米力农

如果上述措施不能改善患者的病情，则必须进行肾脏替代治疗。对于仍使用呼吸机并需要清除液体的患者，我们更倾向于使用连续肾脏替代疗法（CRRT），这可以进行更多的连续超滤（UF）调节并具有良好清除率。我们机构经常在手术室内使用 CRRT 来控制液体量和电解质，由熟悉患者的 ICU 护士在手术室管理 CRRT，麻醉团队进行调整，而肾脏病专家随时参与。

我们发现血流速率不影响血压或血流动力学稳定性，因此我们建议尽可能将此速率调整到接近 300mL / min 以防止系统血栓形成。由透析液流量和透析液含量控制的清除率取决于血液尿素氮、肌酐和钾的浓度以及酸碱状态，正如标准 ICU 患者一样。我们更倾向于透析液和 UF 液体流量至少为 35mL / (kg·h)（见图 9.8）。

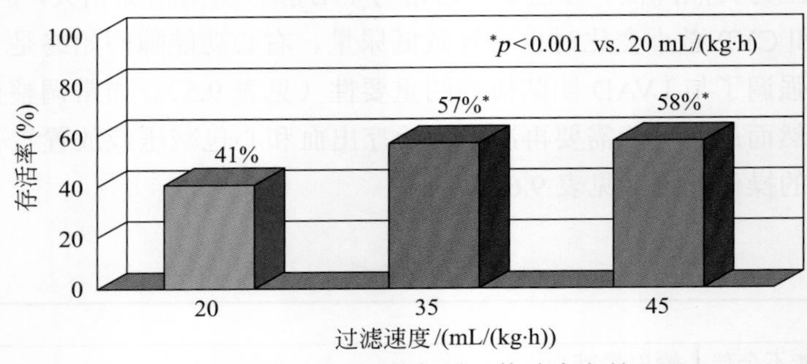

图 9.8　AKI 中 CVVH 的剂量（修改自文献[52]）

如果患者有胃管并且胃肠道功能正常，应通过肠内途径进行钾替代。使用此方法可减少需要移除的液体量。静脉通路通过标准经皮导管，除非患者使用体外膜肺氧合（ECMO），使用 ECMO 时动脉和静脉管路可以与 ECMO 回路一致。肾病专家应密切监测患者，因为 UF 和透析液需求可能经常变化。应允许心脏病专家和重症监护医师在短期内改变 UF 率，但我们建议肾病专家每天至少两次检查病人，并与 ICU 团队的其他成员密切协调治疗。一旦患者稳定（特别是如果患者停止机械通气），我们建议开始定期间歇性肾脏替代、移位透析、持续低效透析（SLEDD）或标准血液透析（SHD）（见表 9.7）。

表 9.7　夜间延长间歇性肾脏替代治疗的益处

PT / OT 工作人员在白天早期动员患者
可以在白天进行放射学或外科手术
减轻患者的焦虑

需要肾病专家和透析护士了解的连续血流生理学

CF-LVAD 患者的血压与没有 LVAD 的患者意义不同。虽然我们通常监测并记录“平均压力”，或者对某些患者记录实际的收缩压，但我们这样做是因为没有实际的平均血压。因为血流是连续的，所以没有真正的舒张期。对 CF-LVAD 患者感兴趣的生理监测是左心室充盈程度和全身血流。与非 LVAD 患者相似，随着左心室体积的减少，可用于全身灌注的血液较少。可利用多普勒、听诊或脉搏触诊以检测具有心室收缩的血流变化。在可触知或可听到脉搏的情况下，心室中有足够的血液并且心室收缩足够强以开放瓣膜（可触知的脉搏和 Korotkoff 音来自主动脉瓣的闭合）。当瓣膜开放时，血液流过血泵，同时也从心室通过主动脉瓣（平行流动）。当收缩非常微弱或 UF 期间心室充盈不足时瓣膜始终保持关闭，此时可以检测到多普勒脉搏，因为心室继续收缩并且每次跳动都增加泵输入（尽管更少）。在 LVAD 监视器上只有两个值是实际测量并显示的：以每分钟转数（r / min）为单位的速度和以瓦为单位的功率。功率随泵的流量或泵速的增加而增加，随泵的流量下降或速度下降而降低。流量源自 HeartMate Ⅱ（HMⅡ）和 HeartWare 心室辅助装置（HVAD）中基于功率（因为功率取决于流量）的计算公式。HMⅡ还显示搏动指数（PI），这是一个对透析团队有帮助的值。

功耗的变化取决于心脏病团队增加或减少设定速度、心室收缩力的变化、全身血管阻力的变化（可以增加或减少后负荷）或者由左心室输送到泵的容量变化。当给予液体推注或患者体液过负荷时，随着心室收缩（无论主动脉瓣是否打开），功率或流量都会有规律地增加。HMⅡ监测每个心动周期的功率变化，高 PI 反映更大的功率变化。在 UF 期间心室清空时，我们预期每次搏动可用的血液更少。心室收缩期与舒张期相比，功率的增加减少导致整体功率降低，每次心跳的功率变化更低，此时 HMⅡ的 PI 下降，HVAD 的功率下降。

LVAD 患者的 SLEDD，移位透析和 SHD

在透析过程中，肾脏病专家和透析护士的主要关注点是“压力”反映的 LV 充盈和全身血流的变化。泵速由心内科或外科手术团队设定。透析护士只有在治疗团队医生的直接命令下才能添加或增加肌力药物或调整血管加压剂。功率降低通常意味着泵流量减少，如果功率低于设定值，则会激活“低流量”报警。在极端情况下，患者可以出现所谓的“吸壁事件”引起室性心动过速。目前考虑这是心室排空导致入口管接触心室壁引发的。

如果瓣膜开放，护士有时可以触及或听到脉搏（如上所述），或者有创动脉监测记录到收缩压。更常见的是有创动脉已被移除，护士需要另一种方法来检测左心室充盈的变化（即血压），通过使用标准压力袖带来完成，该压力袖带以常用方式放置在上臂以检测听觉或可触知的第一次脉冲出现，如果瓣膜未开放，则检测多普勒信号。为了在透析期间监测患者，要密切观察功率、间接流量和 PI（在 HMⅡ中）以及血压。在 UF 期间预计功率、流量和 PI（在 HMⅡ中）会有轻度下降。我们通常接受功率或 PI 降低 5%～10%，但这种变化取决于患者和临床情况。肾病专家和心脏病专家需要赋予这些限制并与透析护士讨论参数。在患者达到生理上的净体重后，患者通常在肾脏替代治疗中保持稳定。我们通常为 SHD、移位透析或 SLEDD 患者设定 60～70mmHg 的“平均压力”限值，但这个限制是可变的。需要特别关注低流量警报或室性心动过速的吸壁事件。应给予 3～5mL / kg 静脉输液并通知肾病专家和心脏病专家。室性心动过速可以在短时间内耐受并通过容量替换来解决，不需胸部按压。

术后仍在服用止痛药物和血管扩张性正性肌力药物的患者全身血管阻力低，难以在没有升压药的情况下进行 UF。使用钠浓度为 145meq / L 和 / 或钙浓度为 3meq / L 的透析液将通过增加心输出量、血管收缩和更好的右心室充盈以及血压来允许更多的 UF。我们在短期内使用这种“建模”透析液直到患者稳定，然后切换到标准透析液。患者可能使用升压剂，但如上所述这些药物通常仅由医生调整而且调整是医嘱的一部分。

有两种情况值得特别考虑。首先，患有严重主动脉瓣关闭不全的患者可能在手术时关闭主动脉瓣，因此通过血泵会有搏动性但在动脉追踪上没有重搏切迹。这些患者不会有可触知的脉搏或 Korotkoff 音，护士需要依靠多普勒测压力。其次，一些患者需要双心室支持。与一个泵一样，两个泵的速度也被设定为优化患者血流动力学。右侧过度抽吸可导致肺充血或肺部灌注损伤。一旦患者稳定，监测指南基本上与之前仅有 LVAD 所描述的指南相同。

大多数患者已经抗凝，因此不需添加抗凝剂，这方面治疗由心脏病团队负责。

总之，透析护士应使用现有工具监测 LV 充盈程度，包括使用标准袖带、触诊或听诊、多普勒脉冲监测压力，如果与肾脏科医生或团队讨论，则使用功率、流量或 PI（在 HMⅡ中）。功率、流量或 PI 降低表明 LV 充盈减少。在写透析医嘱时，肾脏科医生应该告诉护士预期的 UF 容量和血液动力学参数。尽管基于个体患者的经验来确定预期的“压力”值，但“平均压力”通常保持在 > 55～65mmHg。偶尔，特别是在间歇性治疗开始的早期，我们会要求护士同时监测功率或 PI 突然减少，如有明显（即 20%～30%）变化要通知肾病或心脏病专家。

如果低流量报警被激活，表示 LV 容量出现低的危险（见上文），功率和测定的流量已降到极低水平（“低流量”报警阈值由 LVAD 团队设定），这时应立即补充容量并停止使用 UF。如一些患者发生“吸壁事件”并伴随短暂的室性心动过速发作，可通过液体治疗终止，护士应该通知心脏病和肾病专家。由于许多患者仍然服用镇静剂或止痛药，并且可能具有较低的全身血管阻力，我们有时发现必须使用低剂量的加压剂来预防外周血液储留并维持 LV 复苏。这是 ICU 考虑的一个重要选择，但我们总是首先与心脏病专家商量。此外在透析和 UF 期间，一些患者可能受益于泵速的小幅增加，这要由心脏病专家设定。也有一些患者因小左室或流入管位置不佳需要在治疗期间降低泵速以防止心室塌陷和反复低流量或吸壁事件以及伴随的晕厥症状。这同样需要 LVAD 团队协调。在患者离开 ICU 后，使用钠浓度增加的透析液，可能需要在短期内进行钠模拟甚至增加钙浓度，应根据患者治疗前钾水平调整钾（按常规）。

按照上述计划，有时需要延长标准治疗至 4.5～5 小时来达到必要的 UF，尤其是右心功能不全或心室小的患者。

尽管许多患者在 30 天后恢复，但其他患者需要继续肾脏替代疗法。我们认为这些患有 ESRD 并准备门诊透析的患者，晚期康复是可能的，我们将继续监测他们的肾功能和尿液输出。

患者过渡到门诊透析和 ESRD 护理

关于 LVAD 患者的 ESRD 文献很少，但我们预计这一独特的患者人数会增加。预期这种增长归因于患有 ESRD 的患者中植入 LVAD 作为 BTT 等待双器官移植数量的增加，和将

LVAD 植入作为 DT，在 CF-LVAD 植入术后发生 ATN 继而出现 ESRD 的患者（估计风险为 50%）。这与在整个手术治疗患者群体中进行的研究一致（见表 9.8）。此外预计植入 LVAD 患者的数量将增加。因此即使肾功能在 LVAD 植入早期有改善，更多的患者将经历肾功能随时间的推移缓慢下降，最终需要长期肾替代疗法。随着 ESRD 患者人群的增长和年龄增长，更多患者会出现或发展为心脏病，并将被转诊进行双器官移植。这些患者可能需要 LVAD 作为 BTT 并且将继续需要门诊透析。

表 9.8 急性肾损伤后患者的终末期肾病（ESRD）（平均年龄 < 60 岁）

作者	日志	患者	ESRD 占比（%）
Schmidt R	AJKD 2008	汇总分析	31
Thakar CV	AJKD	110	70
Palevsky PM	NEGM	533 存活	66
Kurella Tamura M.	NEGM	3702	> 24

患有 ESRD 的 LVAD 患者数量的增加将在疾病管理中提出新的挑战。ESRD 很复杂，患者可能面临心理障碍。许多患者认为他们的肾功能不全是由心脏病引起的并且会恢复，实际上（如上所述）可能只有 50%的机会恢复。如果患者在没有康复的情况下出院，则恢复的可能性甚至更低。如果 LVAD 团队和肾脏病学家对最终肾脏恢复持乐观态度，患者乐观的期望可能会加剧，其中最重要的原因是对患者和家属关于 ESRD 护理和治疗教育的延迟或不足。此外，患者通常将尿量作为即将发生的肾脏恢复的证据，由于上述的疾病教育不足继而导致治疗依从性差、治疗失误、体液增多，最终患者意识到他们的肾脏无法恢复。在这些患者中，心理并发症的发生率很高，例如抑郁和家庭结构受到破坏，这一点并不令人惊讶，因为教育优先考虑 LVAD 治疗而导致 ESRD 教育不足。我们采用了多学科方法，包括 LVAD 团队、受过 LVAD 护理培训的肾病专家以及 ESRD 社会工作者合作，优先将患者转诊至指定的 LVAD /透析诊所。在患者出院前对其进行教育，这对于提高患者的透析意识和接受度起到了至关重要的作用。

大多数透析患者被转诊进行 SHD。据报道腹膜透析具有令人满意的结果，但该技术的经验受到限制。从理论上讲，腹膜透析可能有几个优点，但这种治疗形式尚未得到很好的研究，很可能仅限于胸腔内泵或腹膜前置位的 LVAD 患者[51,53]。

入路

透析通常由临时导管开始，然后转换为永久性导管，通过隧道进入颈内静脉。在门诊治疗和出院时需要留置永久性动静脉通路。应向患者、患者家属和医疗保健机构介绍静脉导管的风险。泵感染的理论风险可能会加剧这种担忧，但这一点尚未得到很好的研究，实际的泵感染很少见。

对于门诊 ESRD 治疗，包括治疗患有 ESRD 的 LVAD 患者，理想的通路是动静脉瘘（AVF）。我们避免在自动植入式心律转复除颤器一侧放置 AV 入路，因为存在血管性水肿的风险。Patel 等人[1]讨论了 LVAD 植入伴随 ESRD 的入路问题，并得出结论 AV 移植物是这些患者的最佳选择，而不是 AVF。作者的建议是基于理论上关注自体静脉的薄壁不会接收来自动脉的典型脉动流，这在 CF-LVAD 患者中还不够成熟。但我们的经验并不同意这一结论，我们已经看到令人满意的瘘管，并且适用于低搏动性的患者，因此瘘管仍然是我们的首选通道。但我们还没有针对主动脉瓣闭合的患者做瘘管。即使是没有明显脉搏的患者，我们的护士也能够通过瘀伤来触诊瘘管，插管并不是严重的障碍。凝血在瘘管通畅时的作用不明，但华法林在多次血栓形成患者中维持通畅的失败表明抗凝作用可能很小。一些患者因胃肠道出血而停止抗凝治疗，他们与其他未接受慢性抗凝治疗的 AVF 患者一样接受治疗。大多数 CF-LVAD 患者对华法林的要求使得 AV 通路的放置变得复杂，因为该手术需要肝素“过渡”以使患者在手术当天不抗凝血。作为教育和准备过程的一部分，我们在患者出院前留置 AV 入路。我们的外科医生均已接受了入路留置培训。

透析监测

在文献中，有人提出 CF-LVAD 受者的血压监测要么不准确，要么不可行。这将对接受门诊透析的患者造成障碍，因为患者监测将更加耗时并且需要花费使用多普勒机器的额外费用。大多数患者具有足够的脉动流量以允许自动血压读数。当然，这需要一定程度的残余 LV 功能和瓣膜开闭，Patel 等人[1]认为当与标准患者评估相结合时，使用自动袖带进行监测对大多数患者来说已经足够。透析期间的患者监测可以单独调整，并且通常保持非常稳定。脉动的消失可能表明 UF 需要降低，但根据我们的经验患者通常不会变得不稳定。

与监测患者血压的实际生理细微差别相比，患者行为对增加的液体和盐摄入量提出了更大的挑战。正如在非 LVAD 患者中一样，LVAD 患者的治疗前容量的标准评估至关重要，增加的流体去除速率降低了泵的功率和流量。与非 LVAD 患者一样，需要控制 UF 的比率。UF 应限制在 10mL / (kg·h)。患者如果获得超过其允许的体重，则需要相应地增加透析时间。

有三种特殊情况很少发生，但可能需要额外注意。主动脉瓣关闭不全的患者可能需要手术闭合主动脉瓣，在这种情况下不会有可触知或听觉的脉搏。对于这些患者，我们建议使用多普勒仪检测和监测“平均压力”，再次了解 CF-LVAD 患者的真实平均压力。对于 LV 功能较差且主动脉瓣不能定期打开的患者也是如此。有时，患者需要左右连续血流泵。一般来说，这些患者是稳定的，建议他们与上述患者一样进行治疗，无论是否有瓣膜开放。最后，LVAD 患者偶尔会有持续的心室颤动或心动过速，这些患者通常会闭合主动脉瓣，应该进行相应的治疗。根据我们的经验，这些患者在透析时是稳定的，可以通过标准检查进行评估，包括皮肤颜色、意识水平和发汗。我们没有发现患者在门诊透析时发生持续室性心动过速或室颤。与 LVAD 团队的沟通至关重要，我们为门诊透析的 LVAD 患者指定了病例管理员。

透析小组应该熟悉胃肠道出血的风险主要来自小肠的 AV 畸形。肾脏团队要关注血红蛋白的突然减少并及时与 LVAD 团队沟通。我们在进行抗凝治疗的 LVAD 患者中启动红细胞生成刺激方案。对于那些没有抗凝的患者，我们会与心脏病学 / LVAD 团队讨论，因为血栓形成的风险可能会增加。

总之，血液透析和腹膜透析（虽然经验有限）是 CF-LVAD 植入后发生 ESRD 或已经接受透析的 CF-LVAD 患者令人满意的治疗方式（目前只批准用于双器官移植）。透析团队应该对连续血流生理学有基本的了解，最好让临床医生和病例管理者专门负责照顾这些患者。通过标准检查和治疗前评估以及使用标准血压袖带来监测“平均压力”，监测透析患者的血流动力学并不困难，我们首选的是 AVF。除标准 LVAD 培训外，初次出院前的患者教育和培训应包括透析和 ESRD 的信息。因为患者满意度良好，CF-LVAD 植入后住院率低，一些患者选择继续进行透析而不是进行双器官移植。

参考文献

[1] Patel UD, Hernandez AF, Liang L, et al. Quality of care and outcomes among patients with heart failure and chronic kidney disease: a get with the guidelines—Heart Failure Program study. Am Heart J. 2008; 156(4): 674-81.

[2] Berl T, Henrich W. Kidney-heart interactions: epidemiology,pathogenesis, and treatment. Clin J Am Soc Nephrol. 2006; 1(1): 8-18.

[3] Anavekar NS, McMurray JJ, Velazquez EJ, et al.Relation between renal dysfunction and cardiovascular outcomes after myocardial infarction. N Engl J Med. 2004; 351(13): 1285-95.

[4] Firth JD, Raine AE, Ledingham JG. Raised venous pressure: a direct cause of renal sodium retention in oedema? Lancet. 1988; 1(8593): 1033-5.

[5] Damman K, van Deursen VM, Navis G, Voors AA, van Veldhuisen DJ, Hillege HL. Increased central venous pressure is associated with impaired renal function and mortality in a broad spectrum of patients with cardiovascular disease. J Am Coll Cardiol.2009; 53(7): 582-8.

[6] Cruz DN, Schmidt-Ott KM, Vescovo G, et al.Pathophysiology of cardiorenal syndrome type 2 in stable chronic heart failure: workgroup statements from the eleventh consensus conference of the Acute Dialysis Quality Initiative (ADQI). Contrib Nephrol. 2013; 182: 117-36.

[7] McCullough PA, Kellum JA, Haase M, et al. Pathophysiology of the cardiorenal syndromes: executive summary from the eleventh consensus conference of the Acute Dialysis Quality Initiative (ADQI). Contrib Nephrol. 2013; 182: 82-98.

[8] Mullens W, Abrahams Z, Francis GS, et al. Importance of venous congestion for worsening of renal function in advanced decompensated heart failure. J Am Coll Cardiol. 2009; 53(7): 589-96.

[9] Vallet M, Metzger M, Haymann JP, et al. Urinary ammonia and long-term outcomes in chronic kidney disease. Kidney Int. 2015; 88(1): 137-45.

[10] Sandner SE, Zimpfer D, Zrunek P, et al. Renal function and outcome after continuous flow left ventricular assist device implantation. Ann Thorac Surg. 2009;87(4):1072-8.

[11] Haglund NA, Feurer ID, Dwyer JP, et al. Does renal dysfunction and method of bridging support influence heart transplant graft survival? Ann Thorac Surg. 2014; 98(3): 835-41.

[12] Yoshioka D, Sakaguchi T, Saito S, et al. Predictor of early mortality for severe heart failure patients with left ventricular assist device implantation: significance of INTERMACS level and renal function. Circ J. 2012; 76(7): 1631-8.

[13] Alba AC, Rao V, Ivanov J, Ross HJ, Delgado DH. Predictors of acute renal dysfunction after ventricular assist device placement. J Card Fail. 2009; 15(10): 874-81.

[14] Borgi J, Tsiouris A, Hodari A, Cogan CM, Paone G, Morgan JA. Significance of postoperative acute renal failure after continuous-flow left ventricular assist device implantation. Ann Thorac Surg. 2013; 95(1): 163-9.

[15] Topkara VK, Dang NC, Barili F, et al. Predictors and outcomes of continuous veno-venous hemodialysis use after implantation of a left ventricular assist device. J Heart Lung Transplant. 2006; 25(4): 404-8.

[16] Burke MA, Givertz MM. Assessment and management of heart failure after left ventricular assist device implantation. Circulation. 2014;129(10):1161-6.nuous-flow left ventricular assist device implantation. Ann

Thorac Surg. 2013; 95(1): 163-9.

[17] Cooper TK, Zhong Q, Nabity M, Rosenberg G, Weiss WJ. Use of urinary biomarkers of renal ischemia in a lamb preclinical left ventricular assist device model. Artif Organs. 2012; 36(9): 820-4.

[18] Moreno JA, Martin-Cleary C, Gutierrez E, et al. AKI associated with macroscopic glomerular hematuria: clinical and pathophysiologic consequences. Clin J Am Soc Nephrol. 2012; 7(1): 175-84.

[19] Morgan JA, Brewer RJ, Nemeh HW, et al. 547: impact of acute renal failure on survival after HM II LVAD implantation. J Heart Lung Transplant. 2010; 29(2): S178.

[20] Aaronson KD, Patel H, Pagani FD. Patient selection for left ventricular assist device therapy. Ann Thorac Surg. 2003; 75(6): S29-35.

[21] Bank AJ, Mir SH, Nguyen DQ, et al. Effects of left ventricular assist devices on outcomes in patients undergoing heart transplantation. Ann Thorac Surg. 2000; 69(5): 1369-74; discussion 1375.

[22] Burnett CM, Duncan JM, Frazier OH, Sweeney MS, Vega JD, Radovancevic B. Improved multiorgan function after prolonged univentricular support. Ann Thorac Surg. 1993; 55(1): 65-71; discussion 71.

[23] Butler J, Geisberg C, Howser R, et al. Relationship between renal function and left ventricular assist device use. Ann Thorac Surg. 2006; 81(5): 1745-51.

[24] Demirozu ZT, Etheridge WB, Radovancevic R, Frazier OH. Results of HeartMate II left ventricular assist device implantation on renal function in patients requiring post-implant renal replacement therapy. J Heart Lung Transplant. 2011; 30(2): 182-7.

[25] Farrar DJ, Hill JD. Recovery of major organ function in patients awaiting heart transplantation with Thoratec ventricular assist devices. Thoratec Ventricular Assist Device Principal Investigators. J Heart Lung Transplant. 1994; 13(6): 1125-32.

[26] Frazier OH, Rose EA, Oz MC, et al. Multicenter clinical evaluation of the HeartMate vented electric left ventricular assist system in patients awaiting heart transplantation. J Thorac Cardiovasc Surg. 2001; 122(6): 1186-95.

[27] Kamdar F, Boyle A, Liao K, Colvin-adams M, Joyce L, John R. Effects of centrifugal, axial, and pulsatile left ventricular assist device support on end organ function in heart failure patients. J Heart Lung Transplant. 2009; 28(4): 352-9.

[28] Khot UN, Mishra M, Yamani MH, et al. Severe renal dysfunction complicating cardiogenic shock is not a contraindication to mechanical support as a bridge to cardiac transplantation. J Am Coll Cardiol. 2003; 41(3): 381-5.

[29] Russell SD, Rogers JG, Milano CA, et al. Renal and hepatic function improve in advanced heart failure patients during continuous-flow support with the HeartMate II left ventricular assist device. Circulation. 2009; 120(23): 2352-7.

[30] Singh M, Shullo M, Kormos RL, et al. Impact of renal function before mechanical circulatory support on posttransplant renal outcomes. Ann Thorac Surg.2011; 91(5): 1348-54.

[31] Deo SV, Sharma V, Altarabsheh SE, et al. Hepatic and renal function with successful long-term support on a continuous flow left ventricular assist device. Heart Lung Circ. 2014; 23(3): 229-33.

[32] Feitell S, Patel J, Pirlamarla P, et al. Type 2 cardiorenal syndrome in the left ventricular assist device (LVAD) population. J Heart Lung Transplant. 2013; 32(4): S227.

[33] Hasin T, Topilsky Y, Schirger JA, et al. Changes in renal function after implantation of continuous-flow left ventricular assist devices. J Am Coll Cardiol. 2012; 59(1): 26-36.

[34] Jacobs S, Droogne W, Waelbers V, et al. Evolution of renal function after partial and full mechanical support for chronic heart failure. Int J Artif Organs. 2014; 37(5): 364-70.

[35] Lok SI, Martina JR, Hesselink T, et al. Single-centre experience of 85 patients with a continuous-flow left ventricular assist device: clinical practice and outcome after extended support. Eur J Cardiothorac Surg. 2013; 44(3): e233-8.

[36] Amir O, Radovancevic B, Delgado RM 3rd, et al. Peripheral vascular reactivity in patients with pulsatile vs axial flow left ventricular assist device support. J Heart Lung Transplant. 2006; 25(4): 391-4.

[37] Bartoli CR, Giridharan GA, Litwak KN, et al.Hemodynamic responses to continuous versus pulsatile mechanical unloading of the failing left ventricle. ASAIO J. 2010; 56(5): 410-6.

[38] Grosman-Rimon L, Tumiati LC, MA MD, et al.(194)—chronic inflammation in heart failure patients with

mechanical circulatory support. J Heart Lung Transplant. 2014; 33(4): S76-7.

[39] Kihara S, Litwak KN, Nichols L, et al. Smooth muscle cell hypertrophy of renal cortex arteries with chronic continuous flow left ventricular assist. Ann Thorac Surg. 2003; 75(1): 178-83; discussion 183.

[40] Nishinaka T, Tatsumi E, Nishimura T, et al. Change in vasoconstrictive function during prolonged nonpulsatile left heart bypass. Artif Organs. 2001; 25(5): 371-5.

[41] Ohnishi H, Itoh T, Nishinaka T, et al. Morphological changes of the arterial systems in the kidney under prolonged continuous flow left heart bypass. Artif Organs. 2002; 26(11): 974-9.

[42] Ootaki C, Yamashita M, Ootaki Y, et al. Reduced pulsatility induces periarteritis in kidney: role of the local renin-angiotensin system. J Thorac Cardiovasc Surg. 2008; 136(1): 150-8.

[43] Segura AM, Gregoric I, Radovancevic R, Demirozu ZT, Buja LM, Frazier OH. Morphologic changes in the aortic wall media after support with a continuous-flow left ventricular assist device. J Heart Lung Transplant. 2013; 32(11): 1096-100.

[44] Feldman D, Pamboukian SV, Teuteberg JJ, et al. The 2013 International Society for Heart and Lung Transplantation guidelines for mechanical circulatory support: executive summary. J Heart Lung Transplant. 2013; 32(2): 157-87.

[45] Fulop T, Pathak MB, Schmidt DW, et al. Volumerelate weight gain and subsequent mortality in acute renal failure patients treated with continuous renal replacement therapy. ASAIO J. 2010; 56(4): 333-7.

[46] Vermeulen H, Hofland J, Legemate DA, Ubbink DT. Intravenous fluid restriction after major abdominal surgery: a randomized blinded clinical trial. Trials. 2009; 10: 50.

[47] Brandstrup B, Tonnesen H, Beier-Holgersen R, et al. Effects of intravenous fluid restriction on postoperative complications: comparison of two perioperative fluid regimens: a randomized assessor-blinded multicenter trial. Ann Surg. 2003; 238(5): 641-8.

[48] González-Fajardo JA, Mengibar L, Brizuela JA, Castrodeza J, Vaquero-Puerta C. Effect of postoperative restrictive fluid therapy in the recovery of patients with abdominal vascular surgery. Eur J Vasc Endovasc Surg. 2009;37(5):538-43. https://doi.org/10.1016/j.ejvs.2009.01.010. Epub 2009 Feb 20.

[49] Kellum JA. Fluid resuscitation and hyperchloremic acidosis in experimental sepsis: improved short-term survival and acid-base balance with Hextend compared with saline. Crit Care Med. 2002; 30(2): 300-5.

[50] Cox ZL, Calcutt MW, Morrison TB, Akers WS, Davis MB, Lenihan DJ. Elevation of plasma milrinone concentrations in stage D heart failure associated with renal dysfunction. J Cardiovasc Pharmacol Ther. 2013; 18(5): 433-8.

[51] Guglielmi AA, Guglielmi KE, Bhat G, Siemeck R, Tatooles AJ. Peritoneal dialysis after left ventricular assist device placement. ASAIO J. 2014; 60(1): 127-8.

[52] Ronco C, Bellomo R, Homel P, et al. Effects of different doses in continuous veno-venous haemofiltration on outcomes of acute renal failure: a prospective randomized trial. Lancet. 2000; 356(9223): 26-30.

[53] Thomas BA, Logar CM, Anderson AE. Renal replacement therapy in congestive heart failure requiring left ventricular assist device augmentation. Perit Dial Int. 2012; 32(4): 386-92.

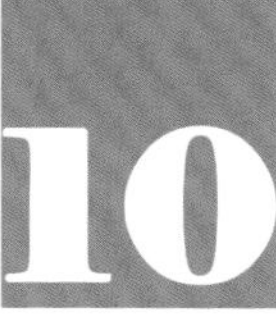

作者：Luke C. Cunningham 和 Ajith P. Nair

左心室辅助装置患者的长期护理

介绍

自 1988 年首次长期放置这种装置以来，植入式左心室辅助装置（LVAD）的使用持续增加。此事件发生后，FDA 于 1994 年批准植入式 LVAD 作为移植过渡。由于终末期充血性心力衰竭（CHF）患者可用器官供体的持续短缺，自 2002 年获得 FDA 批准后，耐用的 LVAD 植入现在也被用于目标治疗（DT）。这些患者群需要密切监测并持续治疗充血性心力衰竭。

初始装置试图保留搏动血流，例如 HeartMate XVE，其使用中心血液腔和由 25mm 猪瓣隔开的流入及流出管。得克萨斯心脏研究所（THI）是该设备开发和测试的关键，并于 1991 年成功植入。然而连续血流 LVAD 显示更耐用并且已经取代了旧型号。随着技术的进步，这些设备的尺寸也在减小，从较大的 XVE 装置，重 1250g 需要腹膜内植入，到更小的装置如 HeartMate Ⅱ（390g）和 HeartWare HVAD 装置（160 g）（见图 10.1 和图 10.2）[1]。目前，

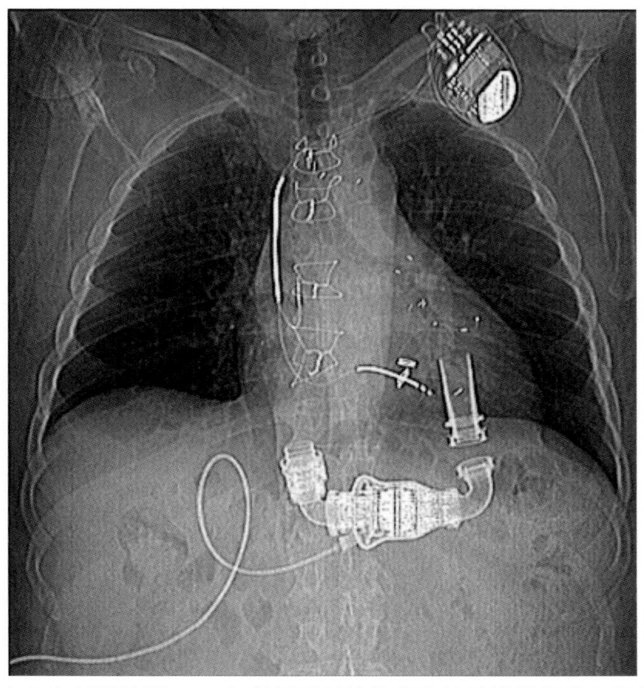

图 10.1　HeartMate Ⅱ左心室辅助装置。CT 扫描展示了该设备在放射线照相术中的外观，这对于长期使用设备的患者来说非常重要。看到流入管进入左心室，泵位于心包空间外

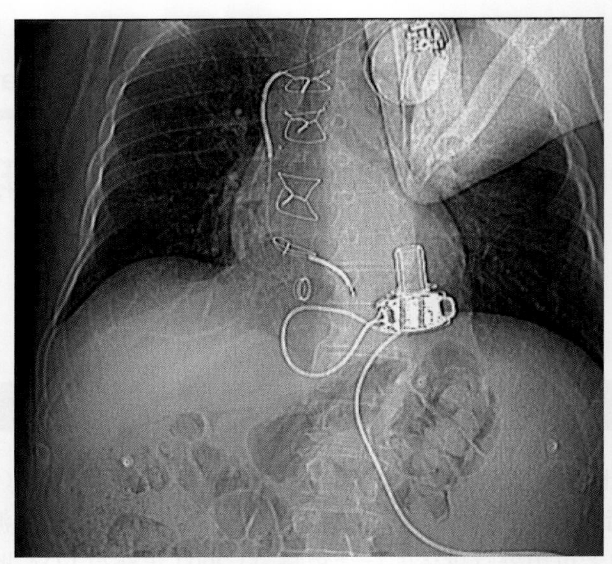

图 10.2 HeartWare HVAD 左心室辅助装置。CT 扫描演示了设备的外观，将泵植入心包空间

FDA 批准的连续血流装置包括轴流式 HeartMate Ⅱ（Thoratec，Pleasanton，CA）和离心式 HeartWare HVAD（HeartWare International，Framingham，MA）。此外，HeartMate Ⅲ是一种连续血流离心装置，目前正在进行临床试验研究（见图 10.3）。鉴于连续血流设备的使用增加，我们将审查所有上述设备的保养和使用情况。HeartMate Ⅱ装置（Thoratec，Pleasanton，CA）最初于 2008 年被批准用作移植过渡（BTT），2010 年作为目标疗法（DT）用于不符合移植条件的患者。2012 年 HeartWare 作为 BTT 设备获得批准，目前正在完成试验以获得 DT 认证。在最近的机械辅助循环支持机构间注册（INTERMACS）数据中已经看到 LVAD 越来越多地用于 DT，其中接受 DT 设备的患者从 2008—2011 年的 28.3%增加到 2014 年的 45.7%，大约 60%的患者仍然接受 LVAD 作为 BTT 治疗，立即列入心脏移植或计划在不久的将来列入名单[2]。

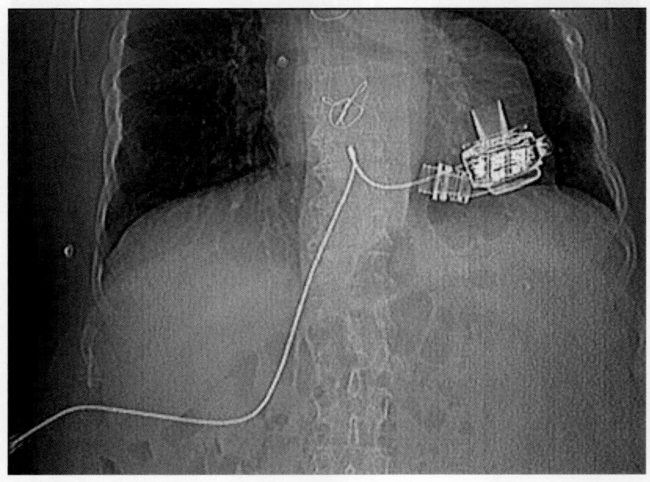

图 10.3 HeartMate Ⅲ左心室辅助装置。CT 扫描图像显示该装置植入心包空间。与 HVAD 相比，它具有更短更大的流入管

终末期心力衰竭患者接受设备 DT 治疗已被证明比没有干预者有更高的生存率。对于 DT 患者，植入 LVAD 后 1 年和 3 年存活率分别为 76%和 57%。连续血流 LVADs 的技术改进可改善终末期心力衰竭患者接受 BTT 或 DT 治疗的长期生存率。根据最新估计，轴流或离心 LVAD 的 2 年生存率为 83%。尽管设备有所改进，但这些患者的护理仍然存在挑战。

设备管理

综合管理

当代设备无论是离心泵还是轴流泵使用单一转子来减少前一代设备机械故障引起的并发症，但是这些设备的连续血流改变了此类患者监测特性。虽然速度是 LVAD 患者根据其血液动力学状态调整的主要参数，但还应继续优化 CHF 方案、平均动脉压和可能新开始的抗凝方案。这应该包括维持最佳耐受的神经激素阻滞、容量优化和减少后负荷。

植入 LVAD 后监测设备参数和报警可以提供对患者功能和血液动力学状态的了解。HeartMate Ⅱ设备参数包括速度（r / min）、功率（W）、搏动指数（PI）和估计流量（L / min）。应在每次就诊时测量和记录这些参数，以评估 LVAD 功能的趋势或急剧变化。此外，回顾任何最近的警报和这些警报的时间涉及对 LVAD 患者的重要评估。警报的具体解释将在本章后面进行讨论。

通常，流速和功率在给定速度下呈线性关系。但在某些特定临床情况下可能不适用。流量和功率之间呈给定线性关系，流量是基于直接测量功率的计算量，如果功率因机械故障而增加，从 LVAD 上反映流量的增加则可能不真实。例如，当流入管中存在血栓时，由于血栓的阻塞可以使功率增加而不会增加流量。这可能会导致与报告的设备读数相关的一些混淆，因为功率和流量都会被错误地报告为增加。类似地，如果存在流出阻塞，这将导致错误的低功率及流量减少。

PI 是对 LVAD 提供给 LV 辅助的度量，范围在 1～10。PI 是 HeartMate 设备仅有的特定参数。PI 基于心脏收缩期间的流量脉冲计算，其由 LVAD 感测并且在 15s 的持续时间内平均。较低的值表明泵对全身血流的贡献更大并且将转化为更小的搏动，而高值表明泵对血流的贡献小且脉动更高。PI 值应保持相对恒定，如有降低应引导临床医生考虑循环血容量的减少。如 PI 显著增大应进一步评估可能的液体潴留、高动态状态（如败血症）、明显主动脉瓣关闭不全以及在极少数情况下的心脏恢复。

另外植入后应在每次就诊时根据平均动脉压、超声心动图评估 LVAD 的适宜速度，并在必要时进行右心导管术（RHC）进一步测试。速度是为了保持外周压力和灌注，同时最小化右心室（RV）超负荷、避免主动脉瓣关闭不全（AI）或左心室（LV）塌陷[3,4]。由于 RV 功能、AI 和 LV 大小是动态因素，因此在植入 LVAD 后至少每 6 个月进行一次评估，或者出现症状后尽快进行评估。

血液动力学评估的作用

运动能力的降低是晚期心力衰竭的特征。在心脏移植或 LVAD 放置前对严重左心室损害患者使用心肺运动试验（CPET）将显示运动时间和氧消耗峰值显著减少。与左心室功能不全和 VO2 大于 14mL / (kg·min) 的患者相比，VO2 降低至 14mL / (kg·min) 以下的患者存活率降低[5]。虽然 CPET 通常在心脏移植之前完成，但在植入 LVAD 后也建议患者使用 CPET。为临床医生提供运动能力的客观评估以及帮助指导运动方案的制定是有用的。研究表明，LVAD 植入后的前 6～8 周运动时间有所改善，然而 VO2 的反应各不相同。年龄可能是 VO2 改善的一个重要预测指标，患者在 LVAD 植入后仅达到年龄和性别预测 VO2 的 50%～60%[6,7]。

现行指南建议定期检查右心导管血流动力学，特别是那些等待移植的患者。连续评估可以识别肺动脉高压（pHTN）患者，肺高压不可逆转与同种异体移植物功能障碍的高风险相关[8-10]。关于测试的间隔时间目前没有具体建议。随访 6 个月的右心导管数据显示，LVAD 植入后 2～3 个月发生持续或进展性 pHTN 的风险最大。此外，在 LVAD 植入前和手术植入后 pHTN 发生之前，右心导管检查的预测价值很小。

右心导管检查也被证明可用于血流动力学引导的 LVAD 优化和诊断泵速不足、右心衰竭或容量超负荷。研究表明在导管室评估增加泵速，可以降低肺毛细血管楔压和中心静脉压以及增加心输出量和心排指数[11]。间断评估还可以将患有持续性心力衰竭症状的患者区分为右心衰竭类型（相对正常的 PCWP 伴随持续升高的中心静脉压）与左侧容量超负荷的患者（尽管泵速度增加，PCWP 持续升高）（见图 10.4）。一些患者增加泵速后会出现 PCWP 和中心静脉压降低的反应，表明 LVAD 速度不足。虽然右心导管检查已经证明了血流动力学改善，但是这与症状改善或降低发病率和死亡率没有直接相关性。

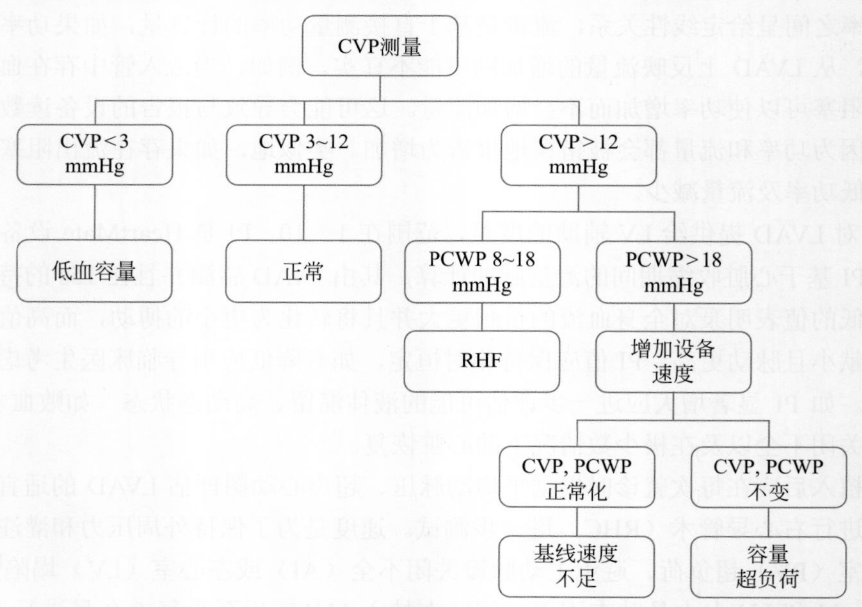

图 10.4 LVAD 患者右心导管检查的说明（CVP 表示中心静脉压；PCWP 表示肺毛细血管楔压；RHF 表示右心衰竭）

超声心动图

本节将确定植入 LVAD 后患者长期管理中超声心动图的基础知识，而前面的章节将解决术前评估和术后的问题。经胸超声心动图（TTE）对于优化 LV 减压、减少主动脉瓣关闭不全和评估可能的装置故障至关重要。使用标准超声心动图切面、2D 测量、彩色多普勒和频谱多普勒可以共同用于提供 LV 尺寸、分析瓣膜功能和检查流入/流出管。美国超声心动图学会指南建议：如果患者保持临床稳定，在术后第 2 周和第 1、3、6 个月和第 12 个月监测 TTE，然后每 6～12 个月进行一次评估[12]。

左心室舒张末期直径（LVIDd）的测量是评估 LVAD 植入后 LV 卸载的重要参数。虽然通过 Simpson 磁盘法获得的舒张末期容量在某些情况下已经被证明是 LV 卸载的更准确的测量，但是由于 LVAD 流出管的阴影，可重复性是一个问题。已发现使用胸骨旁长轴图像来获得 LVIDd 是可重复的测量。LVAD 植入术后 3 个月预计 LV 大小减少约 15%[13,14]。该数据仅在 HM II 患者中获得，而设备之间可能存在差异。

关于 LV 射血分数，连续测量可以为临床医生提供数据以评估心肌恢复或随时间的恶化。如上所述，采用 Simpson 磁盘法测量 LVEF 是推荐的方法，然而由于心尖部 LV 流出管阴影、室间隔的反向运动或显著的节段性室壁运动异常，使得测量变得困难。因此在心内膜可视化困难的情况下，替代方法包括 LV 缩短分数、LV 面积变化分数或 Quinones 方法（对于后者，考虑到 LV 心尖存在 LV 流入管，这种方法应该是动态的，见表 10.1）。重要的是要记住，这些方法未在原位 LVAD 患者中得到验证。

表 10.1 评估 LVAD 患者 LVEF 的替代方法

方法	方程	优点	局限
面积变化分数（%）	FAC = (舒张末期面积 – 收缩末期面积) / (舒张末期面积)	可以在没有足够的心尖可视化的情况下使用	在有显著的 LV 壁运动异常（即动脉瘤）时不太可靠
缩短分数	FS = (LVIDd – LVIDs) / (LVIDd)	可以在没有足够的心尖可视化的情况下使用	在有显著的 LV 壁运动异常（即动脉瘤）时不太可靠
Quinones 方法	LVEF = (LVIDd2 – LVIDs2) / (LVIDd2)	通过使用多个测量区域减少错误	在有显著的 LV 壁运动异常（即动脉瘤）时不太可靠

注：FAC 表示面积变化分数；FS 表示缩短分数；LVIDd 表示左心室舒张末直径；LVIDs 表示左心室收缩末直径；LVIDd2 表示表示在舒张末期的胸骨旁长轴、四腔和长轴切面的不同水平的八个不同 LV 尺寸的测量值。LVID2 表示在收缩末期的胸骨旁长轴、四腔和长轴切面的不同水平的八种不同 LV 尺寸的测量值。

评估主动脉瓣运动是 LV 卸载连续评估的替代参数。如果 LVAD 速度设定高于允许主动脉瓣开放的速度，则可能导致主动脉瓣关闭不全（AR）而损害 LVAD 功能。这会产生从 LV 流出管到主动脉再回流到 LV 的连续循环血流。因此，严重 AR 可以影响 LV 卸载并因此影响 LVAD 的有效性。AR 的发展对发病率和死亡率具有重要意义，本章后面将对此进行更详细的讨论。另外，如果主动脉瓣保持闭合，患者可能易患主动脉根部血栓和/或主动脉瓣瓣尖的融合。

在 LVAD 监测期间可根据 TTE 评估主动脉瓣膜的开放。使用 M 型超声心动图在多达 5～6 个心动周期中记录主动脉瓣可以最准确地实现这一点，因为瓣膜可以在每个心动周期开放、间歇开放或者在每个周期保持闭合。虽然主动脉瓣膜开放可以在每个心动周期发生，但它开放时间短，因此主动脉瓣开放的持续时间也应通过平均多个心动周期开放的持续时间来解决，通常以毫秒（ms）为单位。

用于定义 AR 严重性的参数尚未经过专门验证，但通常遵循以前使用的指南。当缩流断面≥0.3cm 或 AR 射流宽度＞LVOT 直径的 46%时，如果不是严重的 AR 也至少有中度。AR 可以仅在舒张期存在，也可延伸至收缩期几近连续，出现在全舒张期和全收缩期时则为连续存在。由于 AR 可以出现于心脏收缩期和 LVAD 心外环路，因此压力半衰期和主动脉舒张血流逆转的存在或不存在都不是定量 AR 的可靠方法。

LVAD 植入后应定期监测 TTE 来评估二尖瓣关闭不全（MR），因为它可能对设备管理产生影响。可以基于一般超声心动图指南来量化 MR 的严重性。重要的是 MR 的存在和严重程度可以作为 LVAD 是否提供充分卸载的指标。适宜的 LVAD 速度将导致 LV 尺寸减小和二尖瓣瓣环减少。二尖瓣环尺寸的减小将改善瓣叶对合并减少二尖瓣反流。如果 LV 卸载后增加二尖瓣反流仍持续存在，则应评估 LVAD 故障，在某些情况下流出管可能干扰二尖瓣装置。

在 LVAD 植入后，使用标准方法可检查三尖瓣和肺动脉瓣。中度至重度三尖瓣反流（TR）可提供 LVAD 功能的间接数据。假设没有同期右心室辅助装置，在适当的临床情况下明显的 TR 可能表明 LV 卸载不足、RV 功能障碍或 LV 过度卸载导致室间隔移位和三尖瓣形态扭曲。因此明显 TR 的存在有助于回顾 LV 大小、射血分数、RV 功能测量和室间隔运动的连续变化。

最后，TTE 可用于评估 LVAD 的流入和流出管。在胸骨旁长轴或 LV 四腔切面可以观察到流入管并评估其相对于室间隔及二尖瓣装置的位置。可以使用脉冲和连续多普勒检查并在 3～4 个心动周期内获得通过插管的流量。正常的多普勒波形是脉动的，因为即使主动脉瓣关闭，LV 也会对其流动产生影响（见图 10.5）。多普勒速度也应该≤1.5m / s，当出现较高的流量时表明可能有阻塞或血栓的存在。

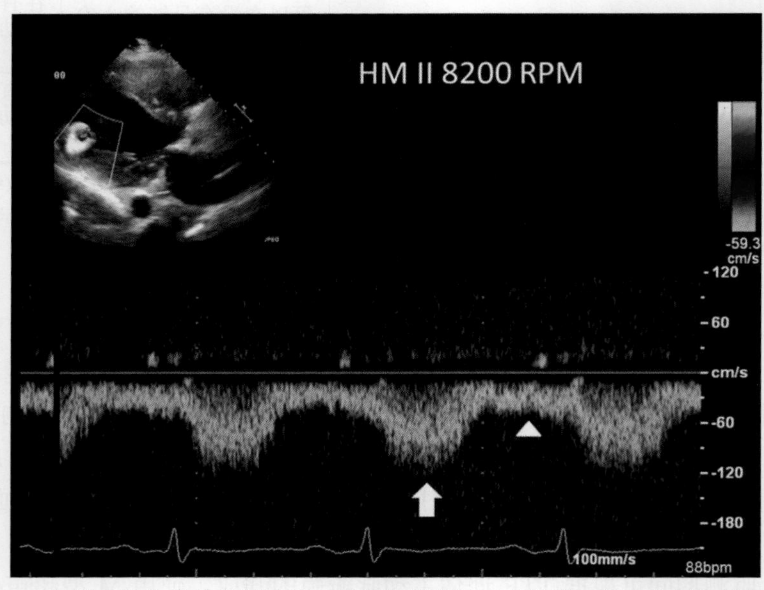

图 10.5　HeartMate Ⅱ流入管的多普勒脉冲波。尽管它是连续流动装置，但左心室收缩的贡献导致收缩期峰值（带线的箭头）和舒张期最低点（箭头）。这些可以在标准的四腔心超声切面或胸骨旁长轴切面（左上图）获得。速度应≤1.5m/ s（图中 RPM 为转速，即 r/min）

主动脉流出道吻合的评估更加困难，但可以在侧重于升主动脉的改良的胸骨旁切面上观察到。如果还不够，让患者右侧卧即可获得正确的胸骨旁切面。移植物的光谱速度可用于速度时间积分（VTI）和根据流出道移植面积方法计算流量，要牢记移植物不同直径之间的速度可以变化。例如，HeartMate Ⅱ具有比 HeartWare 设备（10mm）更大的流出移植物（16mm）。通常，对于流出道移植物，流量＞2m / s 被认为是异常的，应该进一步进行阻塞评估。

使用 TTE 获得上述参数，可以对无症状非卧床患者完成 LVAD 速度的优化。这些优化研究，有时称为“速度变化”超声， 可以通过在基线速度和较低或逐渐增加的速度下完成 TTE 研究来获得。在每个速度下应获得患者的平均压力以及超声参数，包括 LVIDd、室间隔位置、主动脉瓣开放的频率及持续时间、定量或定性 AR、MR 和 TR。应该注意的是，如果在主动脉根部可见血栓，则不应改变 LVAD 速度，因为它会增加血栓活动度，尤其是在较低速度时。

HeartMate Ⅱ和 HeartMate Ⅲ设备参数

植入 HeartMate Ⅱ或 HeartMate Ⅲ设备后，患者将接收带有两组电池、主要操作设置和备用电池的系统控制器。此外，患者将拥有系统控制器和电源基本单元（PBU）。在初始植入和随后回顾设置和警报时需要监视器来检查，但不是出院所需组件。患者将在入院时接受系统控制器操作培训，系统控制器上有几个显示图标和按钮（见图 10.6）。有两个按钮“测试选择” 和“报警静音”允许患者操作。控制器上的点亮图标包括电源信号、带有电量计量的电源符号、电池模块符号和红色心形符号。

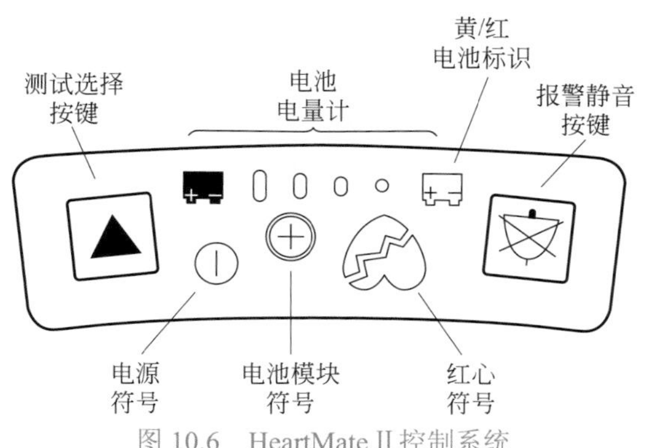

图 10.6 HeartMate Ⅱ控制系统

电源符号和电量计量对于患者日常使用至关重要。仪表有四个绿色标记显示剩余的电池寿命。当所有四个都点亮时，它表示仍有 75%～100%的电池能量，每个标记丢失将减少 25%的电池能量。当剩下单个绿色发光标记时表示剩余电池能量＜25%，一旦电池标识显示为黄色或红色，则表示仅剩 15min 或 5min 的电池能量。并非所有患者都可以获得相似的电池寿命持续时间，因为这可以根据设定的速度或电池的使用时间而变化。设定速度高将更快地耗尽电池，并且随着电池老化，充电后保持时间更短。

如前所述，LVAD 速度、流量、功率和脉动指数在设备连接到控制监视器时显示，并且可由临床医生通过该界面进行调整（见图 10.7）。HeartMate 设备的最低和最高运行速度为 6000 和 15 000r / min（RPM），但常用运行速度通常介于 8800 和 10 000r / min 之间。在 TTE 指导下进行速度调整或速度优化时，使用 200～400r / min 的增量更改。

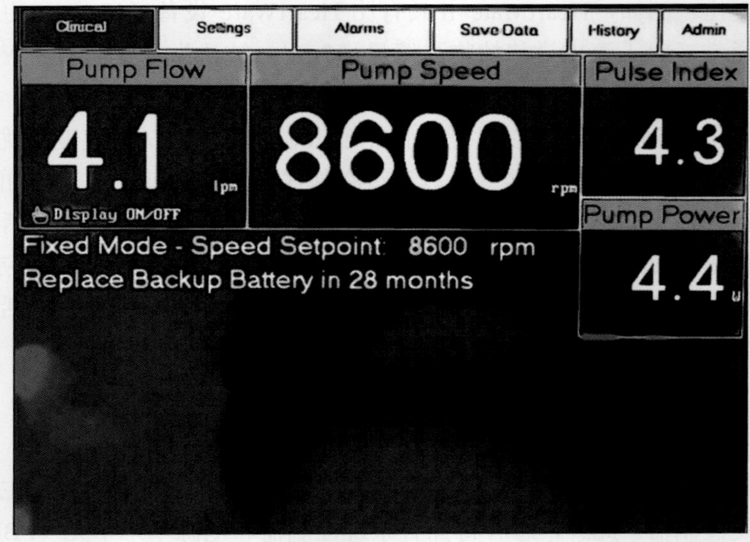

图 10.7　HeartMate Ⅱ显示面板（显示泵速、泵功率、脉动指数）

HeartMate Ⅱ和 HeartMate Ⅲ设备警报

HeartMate Ⅱ和 HeartMate Ⅲ系统中会出现多个警报，并分为危险警报和提示警报。前一种类型的警报对两者来说更为关键，表示设备即将或立即失去支持。危险警报由连续警报音和红色电池或心形符号闪亮表示。当连续警报音伴红色心形符号亮起时，表示低流量（≤2.5L / min）或泵停用。它提示评估泵与控制器和电源之间的连接。红色电池符号亮起表示低电量，应该更换当前电池。此时系统将恢复到省电模式，转速也将从当前设置降至 8000。最后，如果在没有指示灯闪亮时出现连续音频，则表明系统未接通电源并提示操作者检查控制器和电源之间的连接或更换当前电池。

提示报警表明系统状态变化或有轻微故障，这对血液动力学支持几乎没有影响。提示警报不会发出连续警报音，而是在有或没有控制器指示灯闪亮的情况下发出持续数秒的警报。黄色电池闪亮伴每 4 秒发出一声蜂鸣，提示电池寿命＜15min 的低电量，提示更换电池或切换到备用电源。同样，当为控制器供电的电池耗尽时，将出现黄色电池警报符号并每 4 秒发出一声蜂鸣，提示需要更换电池。如果断开电源线，则每秒钟都会发出警报，电源按钮的绿色亮起，绿色电量指示灯闪烁，此时应立即重新连接电源线。最后，如果模块每 4 秒提供一个没有警告灯的警报音，则表明泵在低速限制下运行。控制器应该连接到系统监视器并调整速度。此外，如果系统恢复到备份操作系统，将在 1 秒内出现两个警报音，然后是 2 秒静音，没有警报指示灯亮起，此时应更换系统控制器。

应在系统控制器上完成每日自检，以确保设备正常运行。按住“测试选择”按钮至少 3 秒来完成自检，此时所有指示灯应该亮起并且应该听到连续的警报音。患者或临床医生在测试期间应确保所有指示器都正常运行。如果发生报警系统故障，它将每隔一秒发出 1 次音频，如果控制器出现故障需要更换，它将每秒发出两声嘟嘟音，并且没有指示灯亮起。正常自检完成后释放“测试选择”按钮，警报音和指示灯将熄灭 5 秒。在整个自检过程中，LVAD 保持其设定参数。

HVAD 设备参数和波形分析

植入时的 HVAD 装置配备有两组电池、电池充电器和控制器。与 HeartMate 设备不同，患者在出院时接受触摸屏平板电脑监视器，可以监控设备功能并根据需要调整参数。推荐的设备速度范围为 2400～3200r / min，相当于约 3～8L 的流量。速度可以设置为低至 1800r / min，但通常不使用这样的低速，除了在初始植入停用体外循环期间。高于 3200r / min 的速度与 LV 吸壁事件的高风险相关。

HVAD 控制器表面有两个按钮和四个指示器以及一个显示器。按钮包括“报警静音”和“滚动”按钮，指示灯包括 AC / DC 指示灯、电池 1 和 2 以及警报指示灯。患者必须始终将控制器连接到两个电源，这可能包括两节电池或一节电池和一个 AC / DC 适配器。控制器上的电池图标包括带有四个格的电池符号，当连接完全充电的电池时，它将亮起绿色。随着电池能量耗尽，格子依次熄灭提示剩余电池能量的百分比。例如，当剩余三个格时，表示剩余 50%～74%的电池能量，两个盒子剩余 25%～49%的能量，一个盒子剩余的能量 < 25%。根据一个或两个电池是否耗尽，可能会发出不同的警报，这将在后续章节中讨论。

在 HVAD 触摸屏监视器上看到的“主屏幕”显示重要参数，这些参数可帮助评估患者和泵的当前状况。屏幕的左上角由上向下依次显示泵流量（L / min）、速度（r / min）和功率（W）（见图 10.8）。该显示栏的右侧有五个触摸响应图标，允许临床医生在显示屏操作。从上到下包括“主屏幕”“报警屏幕”“趋势屏幕”“系统屏幕”和监视电源图标。每一个

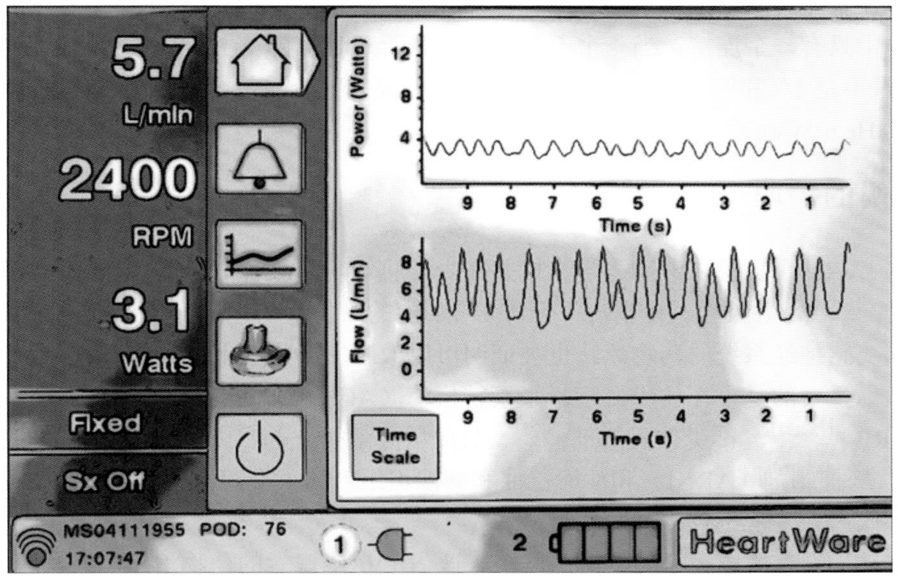

图 10.8 HeartWare HVAD 的波形显示

分别允许查看当前设置、警报回顾、流量/速度/功率的即时趋势以及 LVAD 速度或患者数据的调整。

最后，主屏幕包括两个实时波形显示流量和功率的脉动。流量的正常脉动应包括波形从峰值到谷值的至少 2L / min 的变化。此外，流量的最小值应大于 2L / min。正常波形的偏差提示泵功能或血液动力学障碍，例如反流病变、泵血栓形成或吸壁事件。当出现反流性病变时，例如主动脉瓣关闭不全，脉动波形可能呈现大的变异性，而谷底波达到负流速。相反，对于吸壁事件或小的减压 LV 患者由于流出管邻接 LV 壁并且减少血液流入，会降低可变性。由于主屏幕上的波形显示只提供短期评估，因此通过趋势屏幕回顾较长时间段的波形很有用，可以检索之前 60 分钟、4 小时、24 小时、14 天或 30 天的数据。

HVAD 设备警报

HVAD 的设备警报可分为低优先级、中优先级和高优先级警报。每个警报都有一组单独的指示灯和警报音，控制器将发出一条短信指出故障的确切来源。

高优先级警报表示需要立即采取措施，因为已经或即将发生支持失效。发生高优先级警报时，红色警报指示灯闪烁并且会发出无法静音的连续警报音。高优先级警报发生的情况包括经皮电缆与系统断开或连接器损坏、控制器故障或两个电池电源时间有限。每个报警控制器将产生两行消息，例如，如果是控制器故障，则第一行可以读取“VAD 已停止”，第二行可以读取“更换控制器”。

中优先级警报将产生黄色警报指示灯闪烁和低音量音频，如果不静音将在接下来的 1 分钟内增大音量。这种类型的警报可以提示设备低流量、吸壁事件、电路故障或设备高电压。这些警报提示患者联系临床医生以获得进一步的指示。文本消息包括第 1 行的“低流量”和第 2 行的“呼叫”。低优先级警报将产生黄色警报指示灯点亮和低音量音频，如果没有静音将在 5 分钟后增大音量。当两个电源中的一个电源电量较低时发生这些警报，例如，两个电池中只有一个连接。当一个电源与控制器断开时也会发生。文本消息包括第 1 行的“电池电量不足 1”和第 2 行中的“更换电池 1”。要完整查看每个警报提供的文本，临床医生应阅读 HeartWare 使用手册。

心力衰竭的护理

植入 LVAD 可提供血液动力学支持并减少心肌做功而改善 CHF 患者的症状。这种支持还提供 LV 卸载，并且在某些情况下允许 LV 功能的恢复[15-17]。增加肾素-血管紧张素-醛固酮系统和交感神经系统的药物疗法也被证明可以改善左心室功能，减少纤维化和改善心力衰竭症状。重要的是，在使用血管紧张素转换酶（ACE）抑制剂[18-21]、血管紧张素受体阻滞剂（ARB）[22,23]、β-受体阻滞剂[24-27]、盐皮质激素拮抗剂[28,29]以及最近验证的血管紧张素-脑啡肽酶抑制剂（ARNI）和沙库巴曲和缬沙坦组合的大型随机试验中，CHF 患者的死亡率已降低[30]。

目前，还没有完成大型随机对照试验来评估 LVAD 患者的药物治疗。通常鼓励使用利尿剂、ACEI / ARB 和β-受体阻滞剂来分别控制容量超负荷\高血压和快速性心律失常。盐皮质激素拮抗剂也可用于肾功能好的 LVAD 患者以限制钾替代的需要。由于缺乏对 LVAD 患者神经激素阻断的直接评估，2013 年 ISHLT 指南为上述适应证使用这些药物提供了 I 类适应证，但只有 C 类建议（专家意见）[8]。

已有小型研究评估了联合疗法在 LVAD 患者 LV 恢复中的应用。一项单中心研究发现 15 名非缺血性心肌病患者植入器械后最大耐受赖诺普利（每日最大剂量 40 mg）、卡维地洛（最大剂量 50mg 每日两次）、螺内酯（每日最大剂量 25 mg）和氯沙坦（每日最大剂量 100 mg）。每两周对患者进行超声心动图检查，共 6 个月以评估装置开启和关闭时舒张末期 LV 的大小。一旦确定 LV 发生了最大程度恢复，除比索洛尔外，药物治疗改为患者最大耐受剂量（700μg 每日三次）的克伦特罗。研究结束时，11 名患者可以撤除设备，LVEF 从 12% ± 6% 改善至 64%±8%（$p = 0.001$），舒张末期直径从（75.1±16.3）mm 改善至（55.9±8.3）mm（$p = 0.002$）。其余 4 名患者不符合撤除标准但接受了移植手术。1 年和 4 年移植后的存活率分别为 90.1%和 81.8%[31]。

右心衰竭

晚期右心衰的发生率

LVAD 植入后患者可见右心衰竭（RVF），这些患者的预后较差。早期右心衰竭是植入后常见的并发症，并且在文献中已经频繁地提到。患者入院后右心衰已持续数月至数年。通常这些患者出现外周水肿增加、肝脏充血引起的肝酶升高、利尿剂需求增加和 LVAD 流量和/或搏动性降低的迹象。晚期 RVF 的发病率已经在一些小群体中进行了研究，并证实了 11%至 45%的可变发生率，但研究中 RVF 的定义差异很大[32,33]。

先前已经通过患者所需的治疗水平定义了 RVF 不同的严重程度。轻度 RVF 患者具有以下四个征象中的两个，通过 Swan-Ganz 测量中心静脉压升高（> 18mmHg）、心脏指数 < 2.3L / (min·m^2)、腹水或中度至重度外周水肿、体检或超声心动图检查提示 CVP 升高。轻度 RVF 可以用增加利尿剂剂量治疗。中度 RVF 被定义为符合轻度标准并且在 LVAD 植入后的任何时间需要 > 1 周的正性肌力药物支持或肺血管扩张剂。需要右心室辅助装置的患者定义为严重 RVF。

晚期 RVF 的病因尚未完全阐明，但可能是由于 LVAD 植入后的血液动力学变化。早期 RHF 与心输出量的增加有关，这直接增加了右心前负荷及右心做功。此外，当左心室减压和 / 或室间隔向左移动时，心脏的几何形状改变。鉴于植入 LVAD 后立即出现这些变化，它们不太可能导致晚期 RHF。研究表明 CVP 和 CVP / PCWP 比率的基线测量值对发生 RHF 的患者是相似的，表明存在其他机械原因[33,34]。发生晚期 RHF 患者之间的一个共同现象是快速性心律失常、出血、感染、三尖瓣反流和肺动脉高压进展再入院[33,35]。

肺动脉高压和右心衰竭使用肺血管扩张剂

先前的证据显示肺动脉高压与移植死亡率直接相关[36]，导致国际心肺移植学会将肺血管阻力（PVR）> 3Woods 单位患者列为心脏移植相对禁忌证。研究表明植入 LVAD 后使用肺血管扩张剂西地那非和波生坦可以有效降低 PVR，但它们对结果的影响仍不清楚。此外，慢性心力衰竭内皮素拮抗作用（REACH-1）的研究结果显示，CHF 患者使用内皮素受体拮抗剂（ERAs）存在安全性问题，大部分患者转氨酶升高且没有显著临床益处。

在 LaRue 等人的回顾性研究中，50 例植入 LVAD 患者接受波生坦治疗。这些患者主要是 HeartMate Ⅱ装置的接受者，70%为 BTT 治疗。LVAD 植入后中位数为 37 天开始治疗，持续约 16 个月（中位数）。78%的患者目标剂量为 125mg，每天两次，随访 6 个月的 BNP、总胆红素和碱性磷酸酶有统计学意义上的显著下降。超声心动图测量显示 PVR 显著降低，平均减少 1.4Woods 单位（3.93±1.53 至 2.58±1.05，$p < 0.0001$）。值得注意的是，3 名患者由于肝转氨酶升高而停止服药，但在停药后均恢复正常[37]。

高血压管理

对那些处于危险或已发展为 CHF 的患者，高血压管理具有明显的益处。此外，新出现的证据表明血压控制对于防止设备并发症或故障具有重要意义。由于连续血流 LVAD 的使用越来越多，大多数血压目标在失去脉动的情况下可以达到目标平均压。多普勒测量血压的结果已被证明与同时有创监测的收缩压和平均动脉压相关[38,39]。当血压计阻塞压力后缓慢放气时，可以用脉搏多普勒作为血流的第一指示在肱动脉处进行测量。这种类型的压力比从自动血压袖带或可触知的脉动获得的测量更准确，特别是对那些未以最佳速度实现主动脉瓣开放的患者。

国际心肺移植协会（ISHLT）为持久机械循环支持装置患者的目标血压提出了建议。在那些使用脉动装置的人中，他们建议血压目标为收缩压＜130mmHg，舒张压＜85mmHg。对于非脉冲支持装置的患者，他们建议平均血压目标＜80mmHg。这些都是专家意见中的“C”类建议。

最近对 CF-LVAD 患者的研究表明，平均血压＜80mmHg 与出血性卒中、血栓栓塞事件和主动脉瓣关闭不全的发生率降低有关。一项回顾性研究涵盖了 123 例 CF-LVAD 植入 30 天的门诊患者。评估终点包括颅内出血、血栓栓塞事件或中度至重度主动脉瓣关闭不全。基于至少 10 个门诊多普勒血压读数，将受试者分为受控（＜80mmHg），中间（80～90mmHg）或高血压（＞90mmHg）组。根据 LVAD 植入 18 个月后的结果，受控组、中间组及高血压组的无并发症生存率分别为 97%，86%和 70%[40]。

主动脉瓣关闭不全和瓣膜性心脏病

LVAD 植入后 1 年轻度以上的 AI 发生率在 25%～31%[41,42]。已经证实这一发现导致心力衰竭症状恶化，并且由于 LVAD 和 LV 之间发生连续回路而导致 LVAD 流量增加[43]。该临床表现的可能病因源于流出道在瓣膜主动脉侧施加的持续正压以及流入管在瓣膜的 LV 侧形成的负压，导致主动脉瓣叶重塑、融合、最终关闭不全[44,45]。目前用于明显 AI 的疗法包括药物治疗、主动脉瓣修复、主动脉瓣闭合或主动脉瓣膜置换。

已经评估了 LVAD 术前和术后出现明显 AI 的预测因子。术前重要预测因子包括使用连续血流装置、较低的体重、较低的术前射血分数和女性[41,46,47]。有趣的是，基线时 AI 的存在尚未被确定为 LVAD 植入后的危险因素。术后 LVAD 速度高、LV 尺寸小、主动脉瓣开放不足和 AV 交界融合[41,47-49]患者的 AI 风险较大。

明显 AI 的药物治疗通常旨在减少后负荷。AI 导致 LV 舒张压增加和 LVAD 流量增加。当 LVAD 速度增加以补偿时，更有助于扩大跨瓣梯度（通过增加全身舒张压和降低 LV 舒张压）。这些血液动力学变化促进 AI 的恶化和主动脉瓣膜重塑。降低 LVAD 速度实际上可以通过至少间歇性主动脉瓣开放来改善 AI，但如果血压太高，则器官灌注可能受损。因此降低后负荷是首选治疗方法，目前 ISHLT 的建议是平均动脉压≤80mmHg。本章前面的部分对抗高血压治疗已有介绍。

参考文献

[1] Slaughter MS, Rogers JG, Milano CA, et al. Advanced heart failure treated with continuous-flow left ventricular assist device. NEJM. 2009; 361: 2241-51.

[2] Kirklin JK, Naftel DC, Pagani FD, et al. Seventh INTERMACS annual report: 15,000 patients and counting. J Heart Lung Transplant. 2015; 34: 1495-504.

[3] Smith EM, Franzwa J. Chronic outpatient management of patients with a left ventricular assist device. J Thorac Dis. 2015; 7: 2112-24.

[4] Cowger J, Romano MA, Sulak J, et al. Left ventricular assist device management in patients chronically supported for advanced heart failure. Curr Opin Cardiol. 2011; 26: 149-54.

[5] Mancini DM, Eisen H, Kussmaul W, et al. Value of peak exercise oxygen consumption for optimal timing of cardiac transplantation in ambulatory patients with heart failure. Circulation. 1991; 83: 778-86.

[6] Dunlay SM, Allison TG, Pereira NL. Changes in cardiopulmonary exercise testing parameters following continuous flow left ventricular assist device implantation and heart transplantation. J Card Fail. 2014; 20: 548-54.

[7] Haft J, Armstrong W, Dyke DB, et al. Hemodynamic and exercise performance with pulsatile and continuous-flow left ventricular assist devices. Circulation. 2007; 166: I-8-I-15.

[8] Feldman D, Pamboukian SV, Teuteberg JJ, et al. The 2013 International Society for Heart and Lung Transplantation guidelines for mechanical circulatory support: executive summary. J Heart Lung Transplant. 2013; 32: 157-87.

[9] Goland S, Czer LS, Kass RM, et al. Pre-existing pulmonary hypertension in patients with end-stage heart failure: impact on clinical outcome and hemodynamic follow-up after orthotopic heart transplantation. J Heart Lung Transplant. 2007; 2007: 312-8.

[10] Uriel N, Sims DB, Jorde UP. Fixed pulmonary hypertension and mechanical support: an unclear opportunity. J Heart Lung Transplant. 2011; 30: 600.

[11] Uriel N, Sayer G, Addetia K, et al. Hemodynamic ramp tests in patients with left ventricular assist devices. J Am Coll Cardiol Heart Fail. 2016; 4: 208-17.

[12] Stainback RF, Estep JD, Agler DA, et al. Echocardiography in the management of patients with left ventricular assist devices: recommendations from the American Society of Echocardiography. J Am Soc Echocardiogr. 2015; 28: 853-909.

[13] Lam KM, Ennis S, O'Driscoll G, et al. Observations from non-invasive measures of right heart hemodynamics in left ventricular assist device patients. J Am Soc Echocardiogr. 2009; 22: 1055-62.

[14] Topilsky Y, Oh JK, Atchison FW, et al. Echocardiographic findings in stable outpatients with properly functioning HeartMate II left ventricular assist devices. J Am Soc Echocardiogr. 2011; 24: 157-69.

[15] Dipla K, Mattiello JA, Jeevanandam V, et al. Myocyte recovery after mechanical circulatory support in humans with end-stage heart failure. Circulation. 1998; 97: 2316-22.

[16] Terracciano CMN, Harding SE, Adamson D, et al. Changes in sarcolemmal Ca entry and sarcoplasmic reticulum Ca content in ventricular myocytes from patients with end-stage heart failure following myocardial recovery after combined pharmacological and ventricular assist device therapy. Eur Heart J. 2003; 24: 1329-39.

[17] Zafeiridis A, Jeevanandam V, Houser SR, et al. Regression of cellular hypertrophy after left ventricular assist device support. Circulation. 1998; 98: 656-62.

[18] Lewis GR. Comparison of lisinopril versus placebo for congestive heart failure. Am J Cardiol. 1989; 63: D12-6.

[19] Lechat P, Garnham SP, Desche P, et al. Efficacy and acceptability of perindopril in mild to moderate chronic congestive heart failure. Am Heart J. 1993; 136: 798-806.

[20] Magnani B, Magelli C. Captopril in mild heart failure: preliminary observations of a long-term, double-blind, placebo-controlled multicentre trial. Postgrad Med J. 1986; 61: 153-8.

[21] Swedberg K, Kjekshus J. Effects of enalapril on mortality in severe congestive heart failure: results of the cooperative North Scandinavian Enalapril Survival study. Am J Cardiol. 1988; 62: 60A-6A.

[22] Maggioni A, Anand I, Gottlieb SO, et al. Effects of valsartan on morbidity and mortality in patients with heart failure not receiving angiotensin-converting enzyme inhibitors. J Am Coll Cardiol. 2002; 40: 1414-21.

[23] McMurray JJV, Ostergren J, Swedberg K, et al.Effects of candesartan in patients with chronic heart failure and reduced left-ventricular systolic function taking angiotensin-converting-enzyme inhibitors: the CHARM-added trial. Lancet. 2003; 362: 767-71.

[24] The cardiac insufficiency bisoprolol study II (CIBIS-II): a randomised trial. Lancet. 1999; 353: 9-13.25. MERIT-HF-investigators. Effect of metoprolol CR/XL in chronic heart failure (MERIT-HF). Lancet. 1999; 353: 2001-7.

[26] Packer M, Bristow MR, Cohn JN, et al. The effect of carvedilol on morbidity and mortality in patients with chronic heart failure. NEJM. 1996; 334: 1349-55.

[27] Packer M, Coats AJ, Fowler M, et al. Effect of carvedilol on survival in severe chronic heart failure. NEJM. 2001; 344: 1651-8.

[28] Pitt B, Remme W, Zannad F, et al. Eplerenone, a selective aldosterone blocker, in patients with left ventricular dysfunction after myocardial infarction. NEJM. 2003; 348: 1309-21.

[29] Zannad F, McMurray JJ, Krum H, et al. Eplerenone in patients with systolic heart failure and mild symptoms. NEJM. 2011; 364: 11-21.

[30] McMurray JJV, Packer M, Desai AS, et al. Angiotensin-Neprilysin inhibition versus enalapril in heart failure.NEJM. 2014; 371: 993-1004.

[31] Birks EJ, Tansley PD, Hardy J, et al. Left ventricular assist device and drug therapy for the reversal of heart failure. NEJM. 2006; 355: 1873-84.

[32] Kapelios CJ, Charitos C, Kaldara E, et al. Late-onset right ventricular dysfunction after mechanical support by a continuous-flow left ventricular assist device.J Heart Lung Transplant. 2015; 34: 1604-10.

[33] Takeda K, Takayama H, Colombo PC, et al. Incidence and clinical significance of late right heart failure during continuous-flow left ventricular assist device support. J Heart Lung Transplant. 2015; 34: 1024-32.

[34] Kormos RL, Teuteberg JJ, Pagani FD, et al. Right ventricular failure in patients with the HeartMate II continuous-flow left ventricular assist device: incidence,risk factors, and effect on outcomes. J Thorac Cardiovasc Surg. 2010; 2010: 1316-24.

[35] Garan AR, Iyer V, Whang W, et al. Catheter ablation for ventricular tachyarrhythmias in patients supported by continuous-flow left ventricular assist devices. Am Soc Artif Internal Organs J. 2014; 60: 311-6.

[36] Hosenpud JD, Bennett LE, Keck BM, et al. The registry of the international society for heart and lung transplantation: seventeenth official report. J Heart Lung Transplant. 2000; 19: 909-31.

[37] LaRue SJ, Garcia-Cortes R, Nassif ME, et al. Treatment of secondary pulmonary hypertension with bosentan after left ventricular assist device implantation. Cardiovasc Ther. 2015; 33: 50-5.

[38] Bennett MK, Roberts CA, Russell SD. Ideal methodology to assess systemic blood pressure in patients with continuous-flow left ventricular assist devices. J Heart Lung Transplant. 2010; 29: 593-4.

[39] Lanier GM, Orlanes K, Hayashi Y, et al. Validity and reliability of a novel slow cuff-deflation system for noninvasive blood pressure monitoring in patients with continuous-flow left ventricular assist device. Circ

Heart Fail. 2013; 6: 1005-12.

[40] Saeed O, Jermyn R, Kargoli F, et al. Blood pressure and adverse events during continuous flow left ventricular assist device support. Circ Heart Fail. 2015; 8: 551-6.

[41] Cowger J, Pagani FD, Haft JW, et al. The development of aortic insufficiency in left ventricular assist device-supported patients. Circ Heart Fail. 2010; 3: 668-74.

[42] Soleimani B, Haouzi A, Manoskey A, et al. Development of aortic insufficiency in patients supported with continuous flow left ventricular assist devices. Am Soc Artif Internal Organs J. 2012; 58: 323-9.

[43] Morgan JA, Brewer RJ, Nemeh HW, et al. Management of aortic valve insufficiency in patients supported by long-term continuous flow left ventricular assist devices. Ann Thorac Surg.2012; 94: 1710-2.

[44] Jorde UP, Uriel N, Nahumi N, et al. Prevalence, significance, and management of aortic insufficiency in continuous flow left ventricular assist device recipients. Circ Heart Fail. 2014; 7: 310-9.

[45] Tuzun E, Rutten M, Dat M, et al. Continuous-flow cardiac assistance: effects on aortic valve function in a mock loop. J Surg Res. 2011; 171: 443-7.

[46] Mano A, Gorcsan J, Teuteberg J, et al. Incidence and impact of de novo aortic insufficiency following continuous flow LVADs implantation. J Heart Lung Transplant. 2012; 31: S22.

[47] Rajagopal K, Daneshmand MA, Patel CB, et al. Natural history and clinical effect of aortic valve regurgitation after left ventricular assist device implantation. J Thorac Cardiovasc Surg. 2013.

[48] Toda K, Fujita T, Domae K, et al. Late aortic insufficiency related to poor prognosis during left ventricular assist device support. Ann Thorac Surg. 2011; 92: 929-34.

[49] Westaby S, Bertoni GB, Clelland C, Nishinaka T, Frazier O. Circulatory support with attenuated pulse pressure alters human aortic wall morphology. J Thorac Cardiovasc Surg. 2007; 133: 575-6.

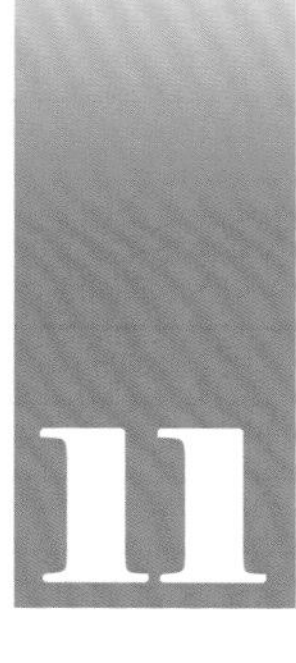

作者：Raymond F. Stainback

LVAD患者的超声心动图监测

前言

目前已经公布了 LVAD 患者各个护理阶段的超声心动图应用指南[1]。本章重点介绍在出院前或常规随访期间超声心动图的使用方法。通过超声检查可确定个体患者的基线参数，当患者出现新的异常体征或症状时，这些基线资料将有助于问题的解决。超声检查还可以检测自体心脏异常和泵故障（见表 11.1），这些问题在活动较少的患者中可能是难以察觉的。本章旨在为机械循环支持（MCS）医疗和技术团队成员提供教学材料，同时提供可适应各个 LVAD 医疗中心现有内部标准的成像协议和报告工作表。

表 11.1　超声心动图监测连续式 LVAD 植入后的并发症和装置故障

心包积液
有无心脏压塞，包括 RV 受压、压塞：伴随呼吸的血流变化，RVOT 每搏量（SV）明显下降
LV 衰竭继发于部分 LV 卸载
（通过系列检查比较）
(a) 2D / 3D：通过线性或容积法测定的 LV 增大；AV 开放持续时间增加，左心房容积增加
(b) 多普勒：二尖瓣 E 峰增高，E/A 和 E/e'比值增大，二尖瓣 E 峰减速时间减少，功能性 MR 加重，肺动脉收缩压升高
RV 衰竭
(a) 2D：RV 增大，RV 收缩功能下降，RAP 升高（IVC 扩张/房间隔向左移动），室间隔左偏
(b) 多普勒：TR 加重，RVOT SV 降低，LVAD 流入管与流出管流速降低（严重衰竭时低于 0.5m / s），若发生吸壁事件，则流入管流速增高。注："过高"的 LVAD 泵速可能会表现为 TR 加重（室间隔偏移）或 RV 前负荷增加，从而导致 RV 衰竭
LV 充盈不足或 LV 卸载过多
LV 径值小（典型表现为小于 3cm 或室间隔明显偏向 LV）。注：可能是由于 RV 衰竭或泵速超出负荷
LVAD 吸壁诱发心室异位
未充满的 LV 和 LV 心内膜（通常为室间隔）对流入管的机械碰撞，可通过调低泵速来解决
LVAD 相关的持续性主动脉瓣关闭不全
中度或重度症状的临床表现为：AR 射流起始部宽度与 LVOT 径值比大于 46%，或 AR 缩流宽度不低于 3mm，流入管或流出管流量正常或增加，但 LV 容积增加且 RVOT SV 相对减少
LVAD 相关的二尖瓣关闭不全
(a) 原发：流入管影响二尖瓣装置
(b) 继发：MR 功能不全，与 LV 部分性卸载和持续性心力衰竭有关。注：a 和 b 因素可能并存

续表

心内血栓
包括右心房和左心房、LV 心尖和主动脉根部血栓
流入管异常
(a) 2D / 3D：流入区狭窄，伴有或不伴有局部梗阻性肌小梁、临近 MV 装置或血栓迹象；流入管异位
(b) 流入道高速彩色或频谱多普勒。移位、吸壁事件 / 其他流入梗阻的结果：彩色血流多普勒混叠，CW 多普勒速度 > 1.5m / s
(c) 流入道速度过低（显著降低的收缩期峰值和最低的舒张期速度）可能提示流入管内血栓形成或更远端梗阻。多普勒流速曲线可能仅显示为相对“连续”（频谱图的期相性/脉动性降低）
流出管异常
通常由于梗阻或泵停止
(a) 2D / 3D 成像：可见的扭结或血栓（罕见）
(b) 多普勒：若接近梗阻点，则流出管峰值速度不低于 2m / s[a]；若取样容积远离梗阻位置，则频谱多普勒信号会减少或消失。在泵速变化时，不出现 RVOT SV 变化或预期的 LV 容积变化
高血压急症
相比于基线检查（正常血压）时，AV 开放减少或达到最小，特别是伴随着新出现的急剧扩大的 LV 和急剧加重的 MR 注：高血压可能随着泵速的增加而增加
泵故障/泵停止
(a) 彩色和频谱多普勒流入管或流出管流速减低，或泵停止时显示舒张期血流逆转
(b) 心衰恶化的征象，包括 LV 扩张、MR 加重、TR 加重和 TR 速度增加；转度与流量变化相关性减弱：泵速在增高或减低时，LV 直径、AV 开启持续时间和 RVOT SV 等的预期变化减小或消失；对于 HVAD，流入管多普勒伪像消失

注：2D 表示二维，3D 表示三维，A 表示二尖瓣舒张晚期峰值速度，AR 表示主动脉反流，AV 表示主动脉瓣，BP 表示血压，CW 表示连续波，E 表示二尖瓣舒张早期峰值速度，e' 表示二尖瓣环速度，HVAD HeartWare 表示心室辅助装置，IVC 表示下腔静脉，LV 表示左心室，LVAD 表示左心室辅助装置，LVOT 表示左心室流出道，MR 表示二尖瓣反流，MV 表示二尖瓣，RAP 表示右心房压，RV 表示右心室，RVOT 表示右心室流出道，SV 表示每搏输出量，TR 表示三尖瓣反流。修改和引自 Estep 等[15]。

[a]注：基于观测数据。“正常”流出管峰值速度没有准确的定义，因为 HVAD 流出管直径小于 HM-Ⅱ装置的直径（参见文中的讨论）。因此，基于多普勒的正常 HVAD 流出速度可能比 HM-Ⅱ LVAD 观察到的平均值略高一些。

LVAD 植入术后超声心动图的作用

LVAD 植入术后患者个体临床病程存在显著性差异，因此对植入术后的患者采用相同标准的超声检查是不可行的。尽管如此，仍推荐采用整体框架来改善患者的护理，以便同时提高 LVAD 临床科室和超声科的效率。超声心动图监测通常是指在超声科、LVAD 临床进行的标准经胸超声心动图（TTE）成像。

在植入 LVAD 的患者中，超声心动图监测是在泵的基线速度设置下进行的，包括 LVAD 特定切面和多普勒血流评估，以及心力衰竭（HF）患者标准 TTE 检查的全部指标。如果添加了 LVAD 优化方案，则可以在高于或低于基线速度的泵速下执行有限的进一步成像，以优化 LVAD 和自体心脏功能，然而最佳泵速标准可能会根据医疗中心和特定患者而改变。

术后无并发症（即没有心衰症状，14 天内停用静脉注射正性肌力药和血管加压剂，无 LVAD 控制器警报，无溶血或感染的血清学证据）的患者应在预定间隔内接受 TTE 监测随访。建议定期进行 LVAD 超声监测检查，以建立患者 LVAD 和自体心脏功能的特定“基线”参数。装置植入后约 2 周或出院前（以先发生者为准），应考虑进行 LVAD 超声检查。在植入后 1、3、6、12 个月以及此后每 6～12 个月应进行一次额外的常规 TTE 检查，但是目前没有研究结果能够支持一个具体的时间表。图 11.1 给出了一个植入术后 TTE 监测的合理采样时间表。

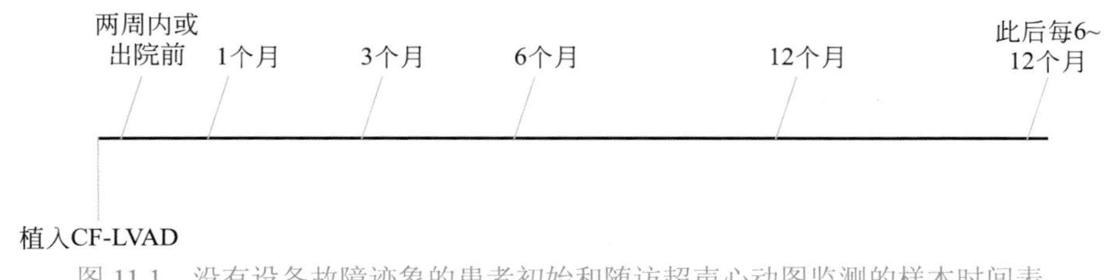

图 11.1　没有设备故障迹象的患者初始和随访超声心动图监测的样本时间表

将系列监测检查结果相互比较（针对个体患者）或基于人群的基准也可以帮助检查者了解患者对 LVAD 治疗的反应。此外，通过监测数据可以发现早期诊断中的隐匿性自体心脏异常［如 LVAD 相关主动脉反流（AR）的发展］或与设备相关的问题，包括是否偏离先前设置的最佳设备转速。当 TTE 监测配合患者的常规 LVAD 门诊就诊时，HF 专家可以将获得的信息整合到他们的临床评估和治疗计划中。LVAD 常规超声心动图监测（存在优化方案时）的公认益处是患者的预后更好，包括早期检测和治疗复发性 HF 的并发症，以及降低患者的再住院率。

关键点

- 术后无并发症的患者应在植入 LVAD 后的预定时间间隔内进行 LVAD 超声心动图监测，以评估患者对机械循环支持（MCS）治疗的反应，并筛查亚临床并发症的发生。
- 在可能的情况下，常规 LVAD 门诊就诊时应配合使用 LVAD 超声心动图监测。

临床数据采集标准和超声可重复性

在进行 LVAD 超声检查之前，除了记录标准的患者统计数据之外，超声医师还应该在成像屏幕（见图 11.2）上注释 LVAD 类型和基线 LVAD 速度（r / min）。如果设备速度发生变化，检查期间应加以注明。设备类型和速度信息也应常规整合到报告模板中。

血压

患者血压（BP）是反映外周血管阻力的重要参数，对心室卸载和超声心动图检查结果有重要影响，因此当调整泵速时，在调整前和调整后均应立即记录血压。植入连续式 LVAD（CF-LVAD）的患者脉压减小和变窄，可能不存在脉搏，因此很难在手腕处进行血压的测量。在重症监护室中，可以从有创动脉监测装置中获得血压数据。当患者没有脉搏时，血压测量的另外一种方法是使用标准血压袖带获得平均动脉血压，同时使用手持式听觉多普勒装置检测肱动脉或桡动脉血流[2]。需要注意的是，多普勒衍生的动脉血压读数介于收缩压和平均动脉血压之间[3]。出于实用目的，如果患者具有脉搏（主动脉瓣开放），则多普勒衍生

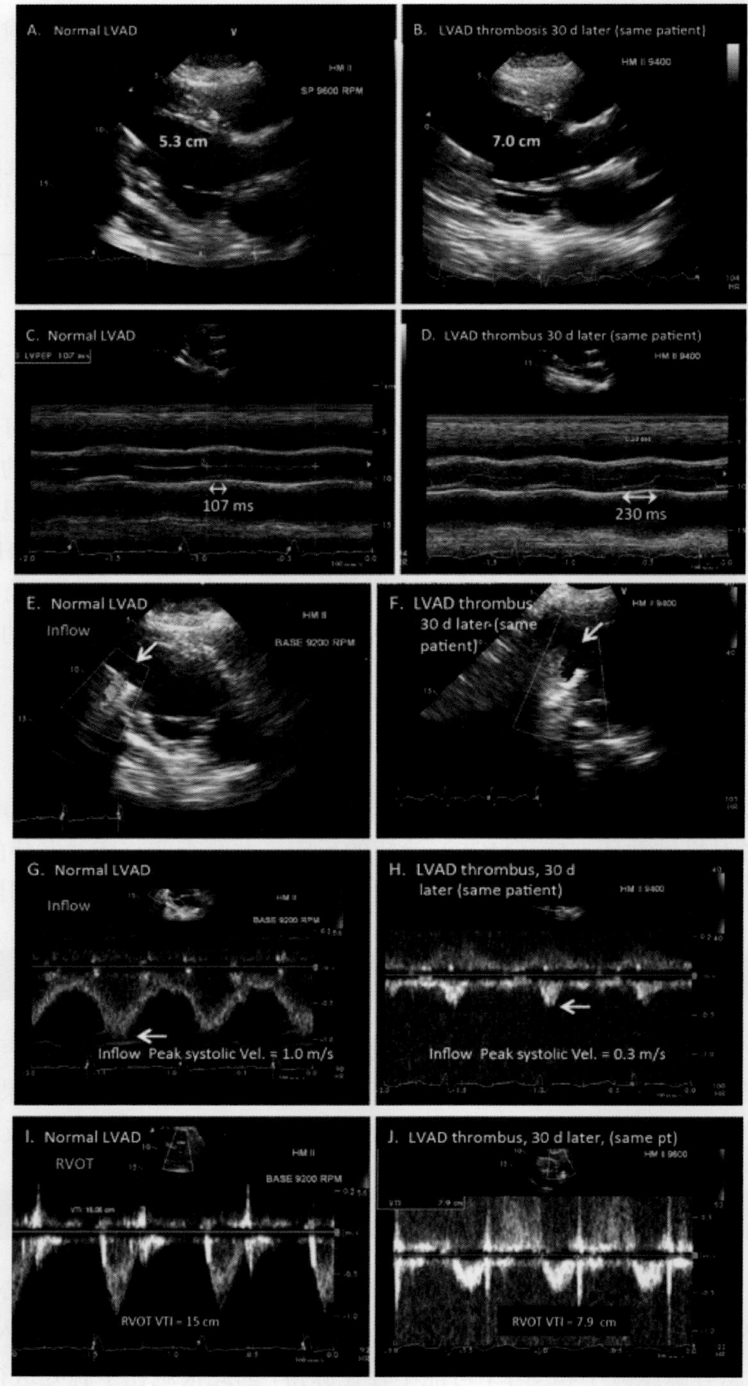

图 11.2 同一患者 HM-Ⅱ LVAD 叶轮血栓形成前后的多个成像指标比较。A. LVIDd，正常 LVAD;B. LVAD 血栓形成后 LVIDd 增大;C. AV 的 M 型超声，正常 LVAD 功能时极小开放（107ms）;D. AV 开放时间显著增加（230ms），LVAD 泵内血栓形成后;E、G. LVAD 功能正常时相应的流入管彩色血流（箭头）和脉冲多普勒图像;F、H. 分别为流入管的彩色血流（箭头）和脉冲多普勒图像，收缩期流速极低，（视图 H）在叶轮血栓形成发展后几乎没有舒张期血流；I. LVAD 功能正常时 RVOT 脉冲多普勒 VTI=15cm；J. LVAD 血栓形成后 RVOT 脉冲多普勒 VTI=7.9cm。

的血压与收缩压相同。如果患者没有脉搏（主动脉瓣未开放），则多普勒血压为平均动脉血压。

在泵转速调整期间出于准确的超声结果和安全考虑，特别是调整为更高速度设置时，血压的即时测量是必要的。敏感患者可能由于 LVAD 流量增加而出现临床意义上的高血压，因此建议平均动脉压应低于 85mmHg[4]。低血压通常被定义为平均动脉压低于 60mmHg，并可能伴有典型的灌注不足体征或症状。对于植入连续式 LVAD 的患者，超声医师（或其他一些受过训练的可用人员）很难方便地获取多普勒衍生的动脉血压读数，因此为了便于连续式 LVAD 患者的护理，可能需要更好的血压监测技术[5]。

关键点

- 尽管很难在 LVAD 患者中获得血压读数，但这一数据很重要，因为它会在很大程度上影响超声检查及其结果。
- 在没有可触及脉搏的情况下，超声检查之前可能需要由经过适当训练的人采用听觉多普勒进行血压测量。
- 在 LVAD 泵速调高后，敏感患者可能会出现明显的高血压。因此在泵速显著增加后应重复测量血压，特别是当患者血压在基线泵速下便会升高时。
- 建议平均动脉压低于 85mmHg。
- 低血压通常定义为平均动脉压低于 60mmHg，它可能伴随典型的灌注不足的症状或体征。

左心室容积和收缩功能

Lang 及其同事描述了测定非 LVAD 患者左心室容积和收缩功能的线性和容积性方法[6]。如下所述，但这些方法不一定适用于 LVAD 患者。

左心室容积

如上所述，二维胸骨旁长轴图像上的左心室舒张末期内径（LVIDd）被认为是测量 LVAD 患者左心室容积的可重复性最高的方法（见图 11.2A、B）。在功能正常的连续式 LVAD 患者中，患者自体左心室功能严重下降，二尖瓣开放变化，舒张末期难以确认。在这种情况下，将图像与心电信号相关联可能会有所帮助。此外，当心内膜的清晰度不足以进行准确的 LVIDd 测量时，应谨慎考虑使用微泡造影剂[7]。来自植入 HeartMate Ⅱ（HM-Ⅱ）且病情稳定的门诊患者提供的早期数据表明，植入后 3 个月的 LVIDd 值比植入前减小至少 15%[8,9]，因此必须注意将左心室收缩末期与舒张末期直径与心电信号相关联。但是，重要的是 LVIDd 可能小于左心室收缩末期内径（LVID），它可能意味着 LVAD 过度卸载或严重的右心室（RV）功能障碍。

通过 Simpson 双平面或单平面圆盘法（见图 11.3）测定的左心室容积比线性测量能更准确地反映左心室的容积。然而由于流入管导致的心尖阴影或回声失落，在 LVAD 植入后测量左心室容积在技术上具有挑战性，这是植入 LVAD 后超声心动图左心室容积评估小于心脏计算机断层扫描评估的原因之一[10]。在许多 LVAD 患者活动时可以进行合理的左心室

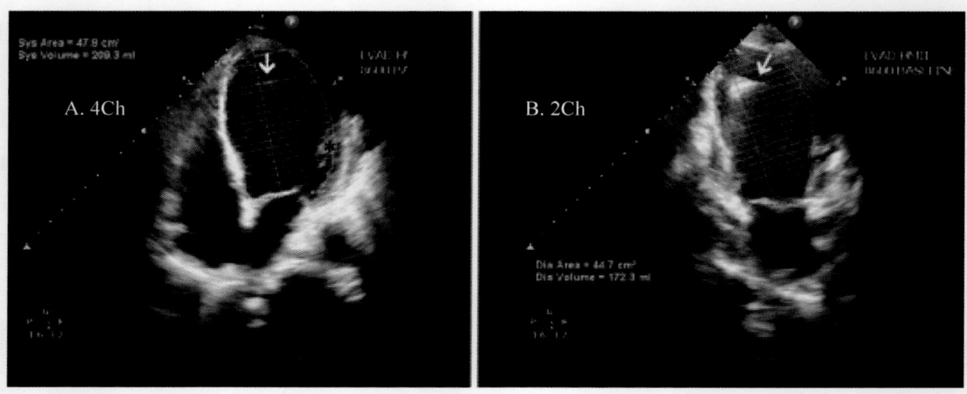

图 11.3 左心室舒张末期容积（LVEDV），通过 Simpson 双平面圆盘法测量。在可能的情况下，这种方法是评估左心室容积的首选方法。Simpson 的单平面 LVEDV 方法（使用最佳/缩短最少的（A）四腔[4Ch]或（B）双腔[2Ch]切面）就足以评估左心室容积，并且优于线性测量（见图 11.2）。流入管（箭头）和前外侧乳头肌（星号）在心内膜轨迹描画时应被排除。注：在视图 B 中，左心室心尖室壁瘤重构（相对于左心室基底部），这会导致胸骨旁长轴切面测量径值时低估左心室的容积（对照图 11.2A、B）

舒张容积评估，该测量可以整合到监测检查中，特别是在基线泵转速设置的情况下。LVIDd 测量方法更方便且易于重复，能够在基线泵速下追踪左心室容积随时间的变化（见图 11.2A、B 与图 11.3），也可在泵转速改变的情况下进行追踪（见下文），从而可以快速解决问题。连续 LVIDd 测量（结合主动脉瓣开启程度）似乎可用作连续式 LVAD 患者左心室卸载程度的直观替代指标，这得到了一部分现有文献的支持，这些文献主要来源于 HM Ⅱ研究。然而，可靠的数据相当有限，目前没有多少证据可证实这个方法适用于植入了 HeartWare LVAD（HVAD）的患者[11]。

左心室收缩功能

由于在器械植入后准确测定左心室容积比较困难，因此通过患者左心室射血分数（LVEF）准确评估整体左心室收缩功能是十分重要的。LVEF 测量有技术层面（关于成像质量）及生理学层面的局限性。由于心尖缩短和来自装置的心尖阴影或回声失落（信号衰减），导致左心室心内膜可能难以辨认。与 LVAD 相关的生理学挑战包括心室间互相依赖性增强及室间隔和下侧壁的运动不协调，这一点在同一患者不同泵速下有明显变化。如果左心室（包括心尖部）心内膜可以准确辨认，不管是否使用微泡造影剂，LVEF 计算都要优先考虑应用双平面圆盘法（改良 Simpson 法则，见图 11.3）[6]。虽然可以考虑与左心室收缩功能相关的其他参数，但 LVEF 是一个重要的替代指标，它可以揭示可能的左心室恶化或恢复，因此 LVAD 检查监测和恢复报告应包括 LVEF 评估，即使只能进行定性评估。在植入 LVAD 后，左心室的后负荷会显著降低，这是 LVEF 的重要决定因素，因此在 LVAD 支持期间的临床决策必须考虑 LVEF 值是否可以用来判定左心室收缩功能。

其他方法：对于心尖部不理想但胸骨旁视野良好的患者，可考虑采用以下测量左心室收缩功能的方法，尽管其准确性尚未在 LVAD 患者中得到验证：

1. 二维短轴切面中乳头肌水平的左心室分数面积变化（FAC）法：FAC（%）= [(舒张末期面积 – 收缩末期面积) / (舒张末期面积)][12]。

2. 测定 LVEF 的 Quinones 法[13]，假设心尖流入管存在时心尖是不运动的。

3. 左心室缩短分数（%）法：FS = [(LVIDd – LVIDs) / (LVIDd)]，其中 FS 为缩短分数，LVIDs 为左心室收缩末期内径[6]，这个方法已经应用于 LVAD 患者[10,14]。

上面提到的收缩功能线性和容积测量可作为个体患者病程随时间进行跟踪的方法和自我对照。然而，对于许多 LVAD 患者而言，作为常规方法应用上述三种方法可能不易实现或并不可取，这是由于在同一患者中，节段性室壁运动异常、室间隔明显的同向运动、室壁运动不协调、室间隔偏移等异常会随着泵速的变化而发生不同程度的变化。需要注意的是，不建议通过左心室每搏输出量计算 LVEF，因为许多 LVAD 患者的该参数存在逐搏变化[15]。早前的数据表明，大多数门诊状态稳定的 HM-Ⅱ植入者在器械植入后的前 6 个月内，左心室收缩功能存在持续的中度或严重下降[8,9]。

关键点

- 在连续式 LVAD 开始工作后，LVIDd 是跟踪观察不同泵速下左心室卸载随时间变化的可重复性最高的测量方法。
- 左心室舒张末期容积比 LVIDd 更准确反映左心室的容积。
- 植入 LVAD 后，测量左心室容积的 LVEF 在技术上具有挑战性。当需要获得 LVEF（特别是为了评估左心室恢复情况）时，建议尽可能使用 Simpson 双平面圆盘法。

左心室舒张功能

可以假设 LVAD 患者具有显著异常的基线舒张功能，虽然标准的左心室舒张功能参数[16]可以在临床研究的背景下进行测量并包含在报告中，但是缺乏数据证实它们在植入 LVAD 的患者中具有临床实用性。然而，LVAD 超声报告不应包括左心室舒张功能的评估，左心室舒张功能尚未在植入 LVAD 的患者中得到验证。使用某些获得性舒张参数可能会有帮助，特别是当它们与个别患者的症状相关时。因为这些参数反映了与先前检查期间记录的数据或同一检查期间不同泵速下的左心室卸载程度的变化，治疗决策时应参考这些参数。

早前的数据表明，在 HM-Ⅱ植入后 3～6 个月且病情稳定的门诊患者中，二尖瓣 E 峰速度（cm/s）、左心房容积（mL）、肺血管阻力（Wood 单位）和肺动脉收缩压（mmHg）显著降低，而二尖瓣减速时间（ms）则显著延长[8,9]，目前尚不清楚如何将这些参数整合到植入后临床管理，以及它们对患者预后的价值。针对临床 LVAD 超声报告，目前一个可用方法是采取以下（或类似）声明：“由于植入了连续式 LVAD，因此不提供对左心室舒张功能不全（假定异常）的解释。”

关键点

- 可以假设 LVAD 患者具有显著异常的基线舒张功能。
- 目前尚不清楚如何将 LV 舒张参数整合到 LVAD 超声心动图检查的解释和报告中以及如何根据这些数据进行治疗决策，这些参数对患者预后评估的价值尚不明确。

RV 容积和收缩功能

目前有许多关于 RV 容积和收缩功能的标准测量方法[17]，包括直径、RV FAC、三尖瓣环平面收缩期位移（TAPSE）和右心输出量，这些方法都可以应用于植入了 LVAD 的患者[8,18,19]。最近有数据表明，心胸外科手术后 TAPSE 与整体右心室收缩功能的相关性可能较弱，因此该参数的临床实用性可能低于其他测量方法[20]。关于植入 LVAD 后右心室收缩功能的预期反应，目前得到的数据是相互矛盾的：一项研究显示右心室 FAC 在 3 个月时显著改善[9]，但另一项研究显示该参数在 1 个月或 6 个月时均无显著差异[8]。

瓣膜评估

主动脉瓣（AV）

评估和报告 AV 开放程度（如果存在）很重要，它受到几个参数的影响，包括 LVAD 转速、自体左心室功能、容积状态和外周血管阻力。AV 开放状态可能具有临床提示意义，虽然最近的指南建议将 LVAD 转速降低以允许至少间歇性的 AV 开放[21]，但自体左心室功能极差的患者也有可能在任何 LVAD 转速下 AV 均不会开放。采取慢 M 型扫描速度（如 25～50mm/s）记录多个（5 个或 6 个）心动周期，可以尽可能准确地评估 AV 开放频率（见图 11.4），瓣膜特征应描述为：每个心动周期开放，间歇性开放或持续关闭[15,22]。

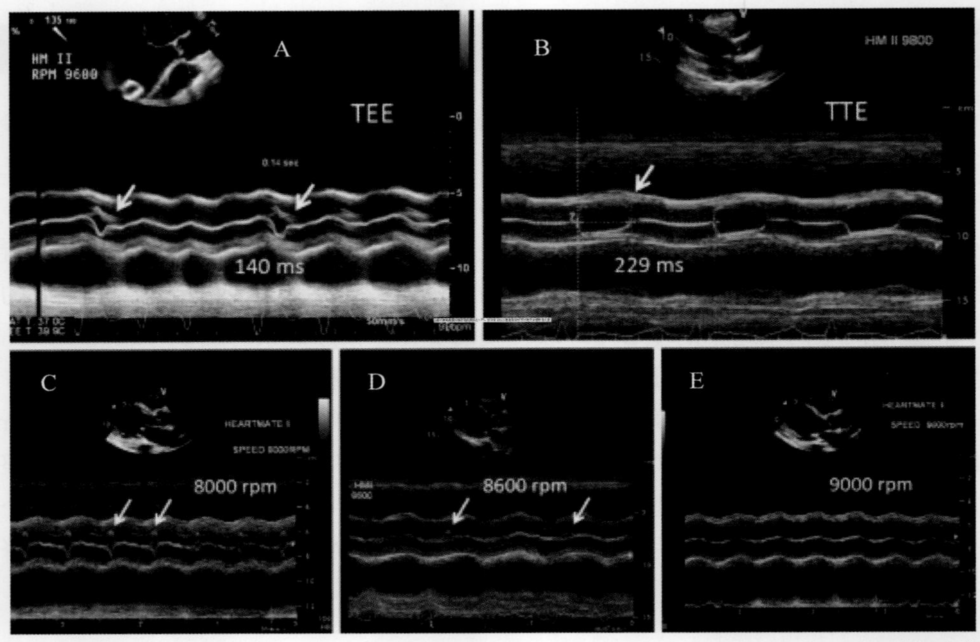

图 11.4 做 TEE（A）或 TTE（B）时，应用 M 型超声可以轻松测量 LVAD 支持期间 AV 开放的持续时间。在视图 A 中，AV 间歇性的“勉强打开”（箭头）;这可能部分与心律失常有关，表明在泵速为 9600r / min 时 LVAD 功能正常。在视图 B 中，AV 开口接近正常，持续时间大于 200ms;在高 LVAD 泵速（9800r / min）下，这可能是一个异常发现。C-E. 在不同 HM-Ⅱ泵速下的斜坡（变速）超声检查期间，同一患者的 AV 开口持续时间逐渐减少：在视图 C（8000r / min）中，AV“勉强打开”，在视图 D（8600r / min）中，AV“间歇打开”（箭头）;在视图 E（9000r / min）中，AV“持续关闭”

许多心衰团队还要求从相同的 M 型超声采集中测量主动脉瓣开放的持续时间（以 ms 计），此参数可能会因心动周期之间的不同而发生变化，因此最好测量多个心动周期并取平均值。当 AV 开放的持续时间相对恒定时，更快的扫描速度（如 75～100mm/s）会更为合适（见图 11.4）。使用 M 型超声评估 AV 分离的存在和持续时间中一个重要而潜在的缺陷如图 11.5 所示。在该病例中，AV 半月瓣运动轨迹与心脏平移运动轻微离轴成像重合，当瓣尖实际未分离时，可以产生 AV 瓣尖分离的假象。仔细观察和增加彩色 M 型超声对疑难病例可能是有用的，可以避免 M 型超声“假性主动脉瓣开放”或高估主动脉瓣开放的持续时间。有一些 AV 开放“极小”的病例，AV 瓣尖分离的持续时间和向前射血的持续时间并不总是相同，应用彩色 M 型超声有助于记录这一现象（见图 11.6）。

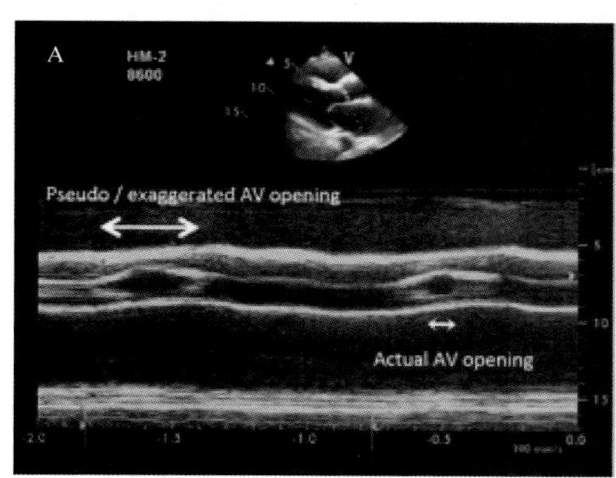

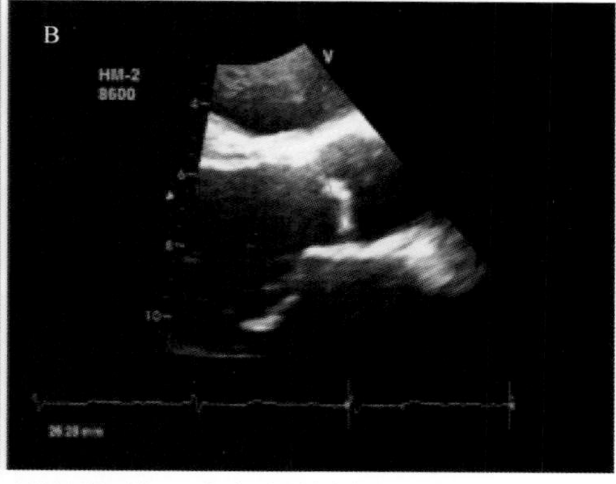

图 11.5 显示通过 M 型超声评估的夸大或“假性”AV 开放持续时间。当主动脉瓣尖开口形状呈梭形时，应怀疑为该伪像（A）。尽管此时 M 型超声表现为 AV 开启持续时间似乎大于 200ms（箭头），但事实上，很少或没有 AV 开口。（B）这个错误归结于几个因素，包括 AV 瓣叶的半月形状，取样线放在瓣叶闭合线左侧 [译者注：即闭合线偏上]（视图 B：红线）和主动脉根的平移运动。当检查者仅依靠 M 型超声在 LVAD 优化协议期间选择一个 AV 关闭状态的泵速时，这种缺陷可能具有负面影响。M 型超声不应单独使用。可通过将 M 型超声发现结合 2D 图像和彩色 M 型超声（存在 AR 时）来鉴别假性 M 型超声 AV 开口，以验证 AV 开放的程度

对于 AV 持续关闭的患者，评估主动脉根部血栓是很重要的，血栓可能是暂时性的或与瓣尖融合有关。下文中会讨论 AV 持续关闭可能与主动脉根部血栓和与 LVAD 相关的主动脉瓣反流（AR）有关[23]。AV 瓣尖融合可能是手术所致，也可能是继发于长期 AV 关闭，其原因可以在泵速改变时应用超声心动图加以鉴别（下文中讨论）。

在植入 LVAD 12 个月后大约 25%～33%的患者发生新发 AR[24,25]，这是一个重要的发现，因为 AR 对 LVAD 功能存在不利影响并且与发病率和死亡率有关[26-28]。一些研究表明，AV 持续关闭是植入 LVAD 术后新发 AR 的一个危险因素，即使主动脉根部并未形成血栓（见图 11.7）[24,29,30]。

在 LVAD 植入后使用标准方法定量分析 AR[31]可能具有挑战性。在尚未明确 LVAD 植入后轻度、中度和重度 AR 的界定标准时，应根据以下指标进行综合评估：持续时间（通过频谱多普勒确定 AR 发生的时间是持续性的还是以舒张期为主）、AR 缩流束宽（显著 AR 时缩流宽度不小于 3mm，见表 11.1）、胸骨上切面观察胸降主动脉是否存在全舒张期反流、比较反流束/左室流出道（LVOT）高度、比较 LVAD 和自体心脏血液流量（见图 11.8 和图 11.9）以及左心室容积。此外，当 LVAD 超声心动图监测发现明显 AR 时，可以通过设备控制器数据和 LVAD 出现问题时超声心动图中的心脏反应来进一步评估泵速变化，这一点在下文中将进行讨论。

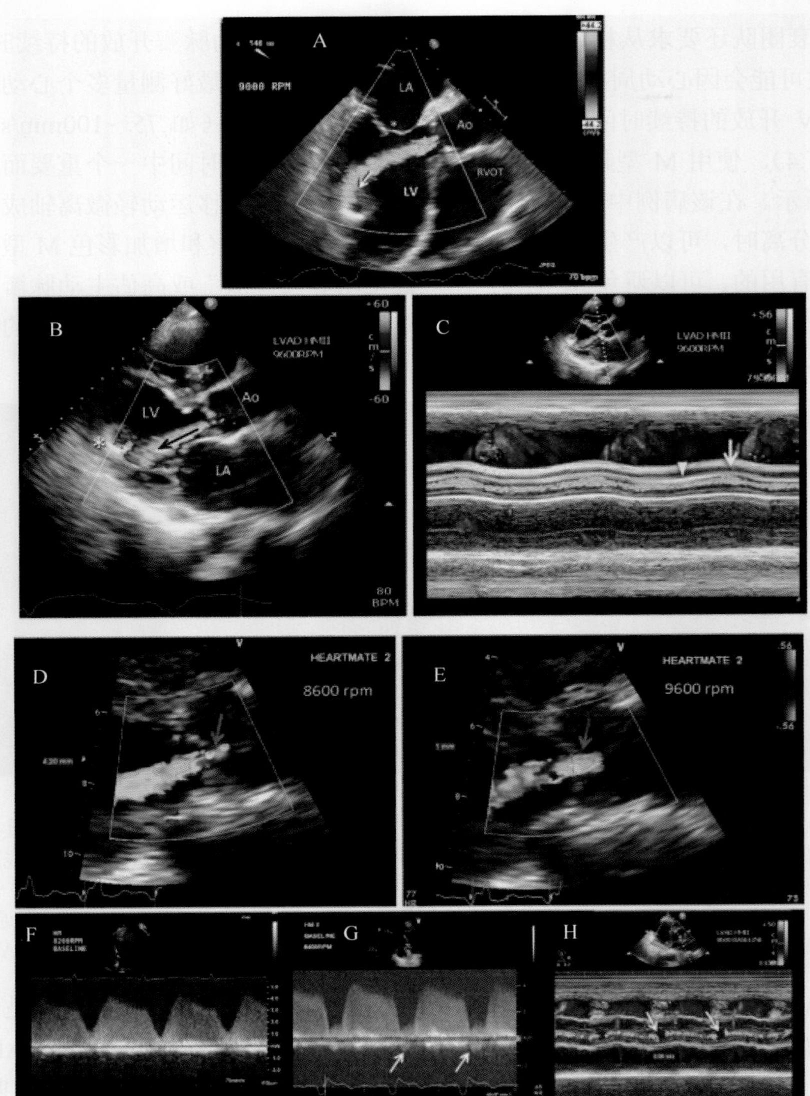

图 11.6 主动脉瓣反流（AR）评估。A. TEE 在 LVAD 支持期间显示至少中度或重度的连续主动脉瓣反流。主动脉瓣反流缩流束宽清晰显示大于 3mm，射流束宽度 / LVOT 宽度清晰显示 > 46%。彩色血流多普勒显示主动脉瓣反流射流束进入流入管（箭头）。关闭的 MV 和微量 MR（星号）提示明显的收缩期主动脉瓣反流。RVOT 为右心室流出道。B、C. 在 LVAD 支持期间，经胸胸骨旁长轴切面应用彩色多普勒（B）和彩色 M 型超声成像（C）观察到至少中等连续主动脉瓣反流（箭头）;流入管用星号表示。在视图 C 中，注意收缩早期（箭头）与收缩晚期（箭头）主动脉瓣反流缩流束宽度的差异，如 M 型超声所示。这一发现在不同患者中并不一致;它可能受到几个变量的影响。在泵速接近（但略低于）AV“开放速度”时，尽管有主动脉瓣反流，AV 瓣叶可以表现出收缩期开放增大。D、E. 如图所示，同一患者在较高的泵速下，主动脉瓣反流缩流宽度可能会增加。部分原因可能是在较高泵速下全身动脉压升高，增加了 AR 容量。在两种速度下，缩流束宽 > 3mm，表明至少中等甚至可能重度 AR。视图 D 中，在 8600r / min 下缩流宽度为 4.2mm；视图 E（HM-Ⅱ LVAD）中，在 9600r/min 下缩流束宽为 5.7cm。F. 连续波多普勒（TTE 心尖内腔切面）检测到“连续性的”全收缩期和全舒张期 AR。G. 连续波多普勒（TTE 心尖五腔切面）显示接近连续的主动脉瓣反流，其显著延伸到电和机械收缩期，伴随短暂的 AV 收缩期前向血流（箭头）。H. 彩色 M 型超声显示极小的 AV 开口，伴有短暂低速的收缩前向血流（箭头）。I. TTE 胸骨旁长轴切面 AR 射流的彩色血流多普勒成像（箭头）[译者注：正文中并无视图 I 和 J，想必为书中初稿残留文字]。J. AV 完全打开，前向血流阻断了主动脉瓣反流。HVAD 以 2600r/min 泵速工作时，主动脉瓣反流延伸及电和机械收缩期（箭头）

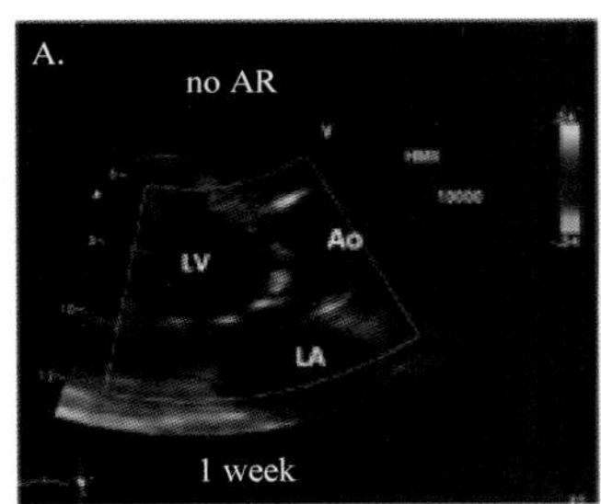

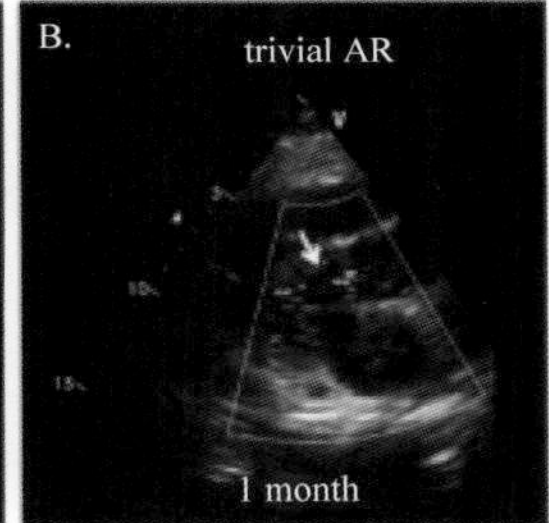

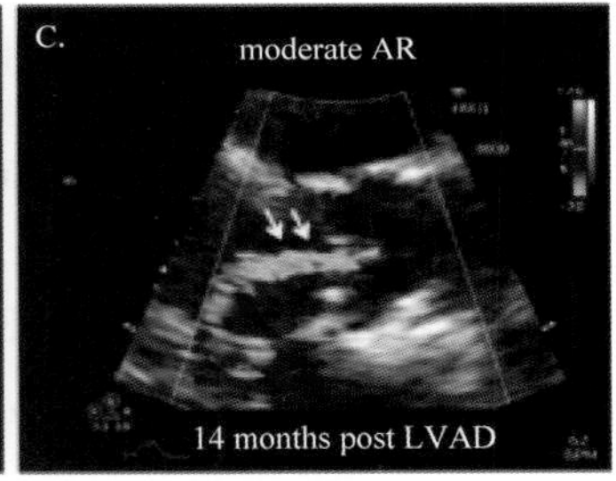

图 11.7 LVAD 植入后的新发 AR。这种情况从 1 周（A）的基线监测研究检查无 AR 到 1 个月（B）的微量 AR（箭头）到 14 个月（C）的至少中度 AR（箭头，缩流束宽> 3 mm）。所有图像均为经胸胸骨旁长轴切面彩色多普勒显像。该患者在 LVAD 支持期间 AV 从未在任何泵速下打开；主动脉根部无血栓

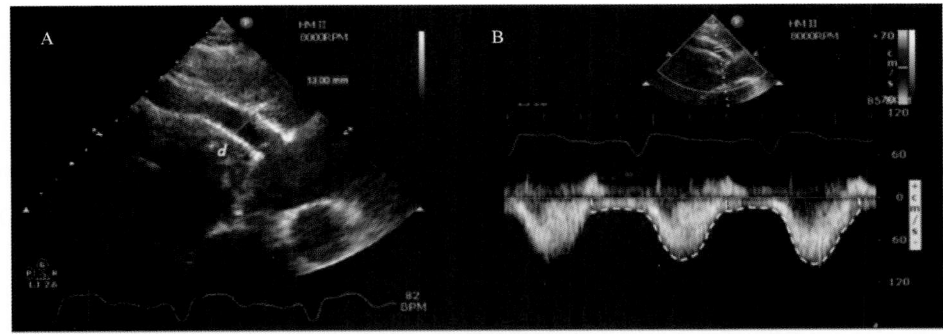

LVAD 输出 = (流出管 $d/2)^2 \times \pi \times$ 流出管 VTI × HR

- 对于不规律心率或每搏量，平均3~5个周期
- 流出管平均 VTI = VTI (包括 n 个心动周期) / n
- 由于连续式的流动，LVAD VTI包含了如图B所示的收缩期及舒张期曲线下方区域，其中 $n=2$ ($\pi \approx 3.14$)

在本例中：

$n=2$ 周期；$VTI_1=21.2cm$，$VTI_2=23.6cm$；$HR=82bpm$；$d_{graft}=1.3cm$

VTI 均值 = (21.2 + 23.6) / 2 = 44.8 / 2 = 22.4cm

LVAD 每搏量 = $(1.3cm/2)^2 \times \pi \times 22.4cm = 29.7mL$

LVAD 心输出 = 29.7mL × 82bpm = 2435mL / min = 2.4L/min

注意：尽管存在潜在用途，但这种类型的成像很难在常规实践中获得

图 11.8 通过 TTE（A）直接对 LVAD 流出管远端血流进行多普勒测量。流出管（LVAD 输出）血流（每搏输出量和心输出量）可以通过测量吻合部位近端流出管直径（箭头）和相同位置脉冲多普勒 VTI 来获取（B）

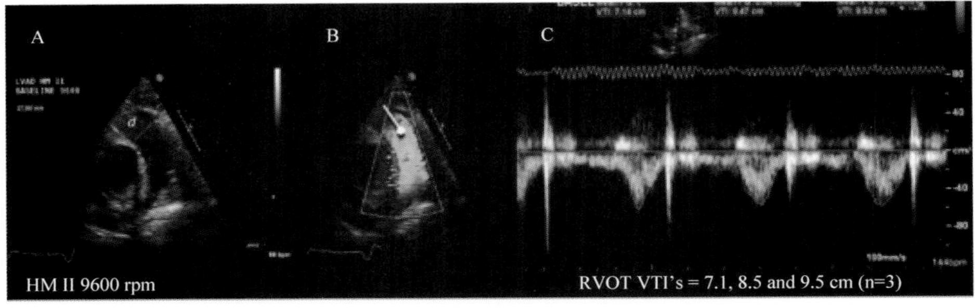

总心输出量(LVAD + 原始 LVOT) = (RVOT $d/2)^2 \times \pi \times$ RVOT VTI × HR

图 11.9 总心输出量（组合 LVAD 血流输出和原始 LVOT 血流输出[如果有的话]）与 RVOT 心输出量相同。通过使用标准成像技术测量 RVOT 心输出量，包括（A）测量 RVOT（肺环）直径（d）。进行彩色流（B）和频谱多普勒（C）研究以排除显著性肺动脉瓣反流并测量 RVOT VTI。注意：在上面所示的情况下，RVOT VTI 较低（7～9cm），相对较高的 HM-Ⅱ泵速为 9600r/m;这与低心输出量一致，这是由于受阻（弯曲）的流出移植物造成的。平均 3～5 个 VTI 可能是有用的，这取决于它们的可变性

关键点

- 建议使用彩色 M 模式以 25～50mm / s 的扫描速度记录多个心动周期，以准确评估 AV 开放的频率和持续时间。
- AV 持续闭合可能与主动脉根部血栓和新发 AR 有关。
- 如果怀疑主动脉根部存在血栓，应避免降低 LVAD 泵速（例如在计划转速调整时），因为有可能导致 AV 突然开启。
- 植入 LVAD 后，AR 并不少见。部分 AR 严重程度的评估可基于胸骨旁长轴切面彩色多普勒分析。

二尖瓣

如上所述，左心室负载降低通常导致二尖瓣环扩张减轻，瓣叶对合改善，从而显著改善二尖瓣反流（MR）。LVAD 植入后持续的显著 MR 可能表示左心室卸载不充分或流入管异位及二尖瓣瓣下装置受阻。如果存在 MR，可以通过标准方法进行量化[32]。LVAD 植入后偶发 MR 也可能表示 LVAD 的运转失常，应与临床团队讨论。

三尖瓣和肺动脉瓣

与 MR 一样，中度以上的三尖瓣反流（TR）是 LVAD 超声心动图监测中的一个重要发现，这种情况可能与左心室卸载不足（功能性 TR）、左心室过度卸载伴有室间隔左移（如吸壁事件）、肺动脉收缩压升高或固有右心室收缩功能障碍有关。下面将进一步详细讨论应用超声心动图参数来区分这些原因。无论是什么原因，LVAD 植入后的 TR 通常可用标准方法进行评估[32]。此外，LVAD 植入后自体肺动脉瓣通常功能正常，当怀疑有明显的狭窄或反流时，可以使用标准方法进行检查[31,32]。

室间隔位置

舒张末期室间隔位置取决于心室间压力阶差，常规记录为：中立位、左移位或右移位。左移位可能是由于右心室舒张末期压力升高，左心室前负荷降低或 LVAD 泵速过高导致的左心室过度减压，下文将进一步讨论如何鉴别这些原因。右移位通常是由于 LVAD 转速设置不足、泵功能障碍、严重 AR 或左心室后负荷增加导致左心室舒张末期压力升高所致。

流入管和流出管探查

流入管

在标准或改良 2D 胸骨旁和心尖 TTE 切面中，自心尖部插入的流入管通常可以充分成像。超声检查的目的是揭示流入管相对于室间隔和其他左心室结构的位置和方向，流入管通常可通过 3D 超声技术进行可视化，这种方法可以作为经验丰富的 3D 成像检查者的补充成像方法。如上文关于围手术期 TEE 的章节所述，彩色多普勒检查中显示的正确对准的流入管应表现为自心室到流入管的单向层流，没有紊流或反流的迹象[33]。脉冲和连续波（CW）频谱多普勒检查可能需要对标准胸骨旁、心尖或短轴 TTE 切面进行“离轴”校正，以实现取样声束和流入管血流束之间真正的同轴对准，此类检查还应显示血流具有低峰值速度（低于 1.5m / s）。由于自体左心室具有收缩性，即使 AV 未开放，插管内的血流通常也表现出某种程度的搏动性[9,15]。建议至少记录 3 到 4 个心动周期内收缩期血流速度最大值和舒张期血流速度最小值（见图 11.10 和图 11.11）。

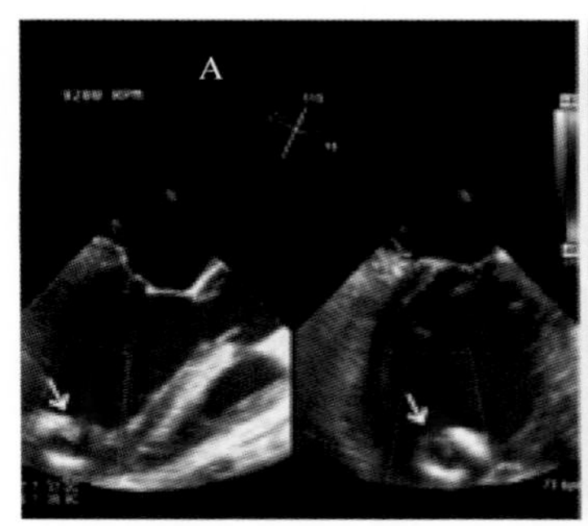

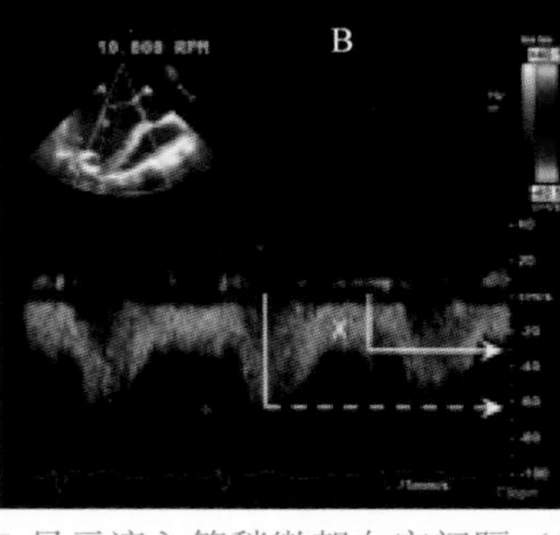

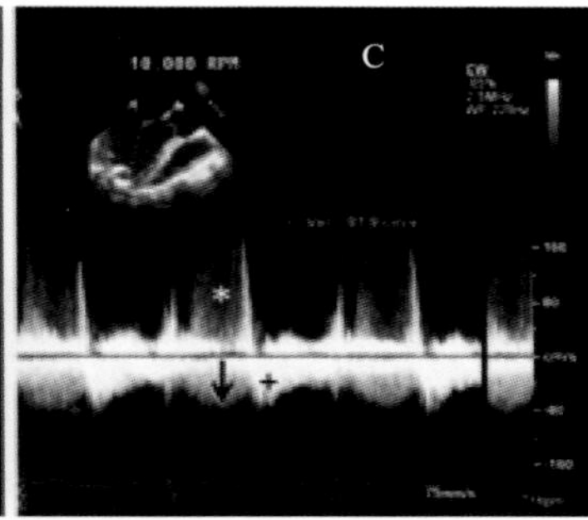

图 11.10 植入 LVAD 后，（A）TEE 显示流入管稍微朝向室间隔（箭头）。这是可以接受的，但可能会导致胸骨闭合或后来 LV 减少后流入套管阻塞。在这种情况下，插管位置和流速被证明是可接受的（正常）。同时正交平面成像显示在 2D 和彩色血流多普勒（蓝色）检查中无阻碍的层流流入套管。（B）流入管的脉冲多普勒检查显示典型的连续、收缩为主的流入模式。虚线箭头=收缩期峰值速度；X =最低舒张速度。（C）流入管的连续波多普勒检查（筛查流入阻塞）显示正常的流入——插管收缩流量（黑色箭头）；“+”表示由连续舒张期流入——套管流量和舒张期 MV 流入的重叠引起的混合信号；“*”表示 MR 速度

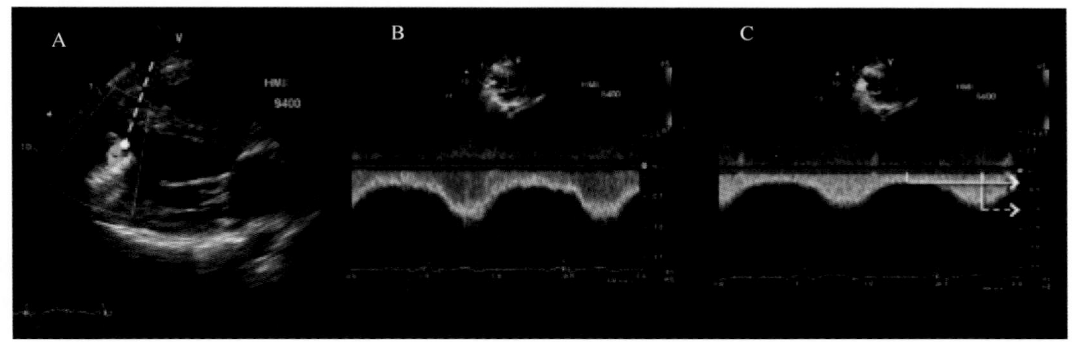

图 11.11 正常的 HM-Ⅱ流入管血流，这种情况的评估需要采用改良的胸骨旁长轴切面来对取样容积进行同轴校准。（A）在彩色血流多普勒模式下，脉冲多普勒取样容积置于流入管的流入孔处。彩色血流和脉冲频谱多普勒图（B）一致，均为层流。（C）通过连续波频谱多普勒评估的收缩期峰值速度=1.0m / s（虚线箭头）和最低舒张期速度= 0.3m / s（实线箭头）（正常峰值流速通常 < 2m/s）

在基线泵速下，特别是变速检查时（下文讨论），应定期使用 CW 频谱多普勒对流入管进行探查，以筛查流入管梗阻。需要注意的是，正常的流入管频谱多普勒流速曲线通常可能会受到低速舒张期 AR 或二尖瓣血流干扰（见图 11.12）。此外，在使用 TEE 评估流入管时，CW 多普勒信号可能被 MR 干扰（见图 11.5（C））。由于流入管直接连接到相邻叶轮壳体导致的特征性的多普勒伪像（见图 11.13），因此通常无法通过彩色或频谱多普勒来评估 HVAD 流入管流速。

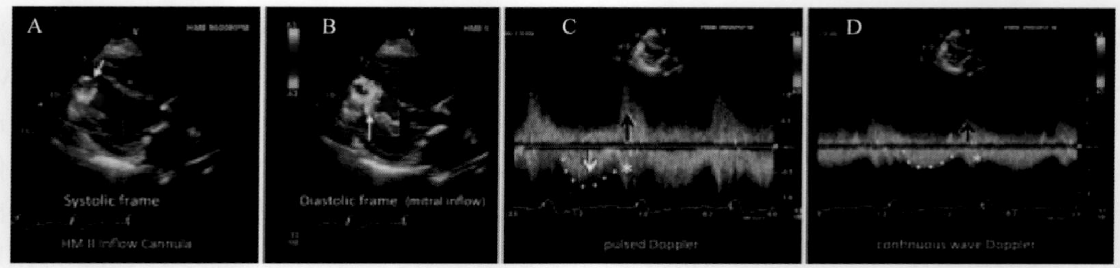

图 11.12 （A）HM-Ⅱ流入管，收缩期，显示正常流入血流彩色多普勒信号（蓝色，向下箭头）。（B）HM-Ⅱ流入管，舒张期，彩色多普勒显示既往二尖瓣环成形术后患者的明亮的舒张期二尖瓣血流（橙色，向上箭头）。（C）脉冲多普勒检查显示正常流入管收缩期流入信号（虚线）。然而，由于二尖瓣流入（箭头）以及套管与相邻室间隔之间的相互作用（星号），存在明显的双向舒张期流速。（D）连续波多普勒显示出相似的频谱，排除了梗阻。注意：AR 射流束也可以观察到混杂的流入管多普勒信号。此类低速的、正常变异、杂乱的流入管频谱多普勒图像可以用彩色多普勒解释，不应与高速信号（通常 > 2m / s）混淆，后者意味着流入管梗阻。尽管如此，没有看到如图 11.11 所示的单纯连续舒张期流速，无法报告最低舒张期速度

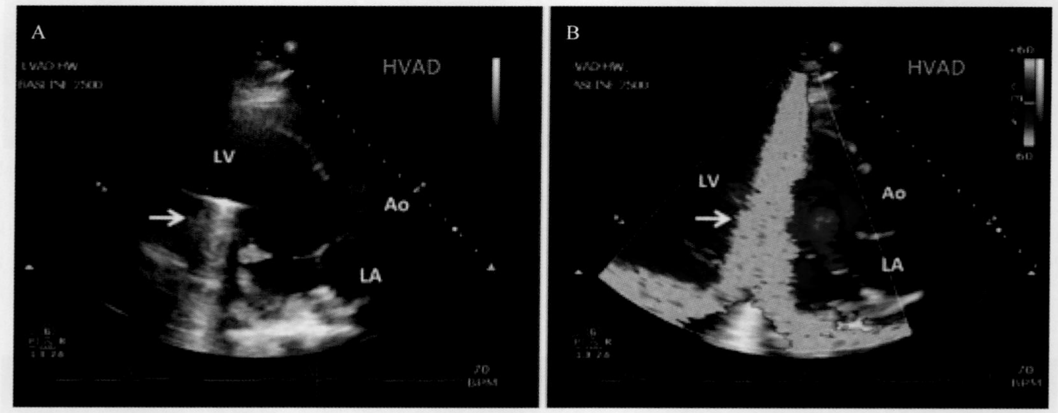

图 11.13 HVAD 流入管伪像。A. TTE 上 2D 胸骨旁长轴切面中可见伪像（箭头）。B. 与 HVAD 流入管相关的典型彩色血流多普勒伪像（箭头）。伪像妨碍了频谱多普勒对流入管的探查。流入管流量必须通过其他方式推测（例如，流出移管和 RVOT 流量，AV 开放，泵速变化期间的 LV 尺寸变化）

流出管

与流入管成像相比，观察流出管需要使用非典型超声心动图视窗。流出管的末端部分及其与主动脉的吻合通常可以从胸骨旁左缘高位长轴切面观察（见图 11.8 和图 11.14）。当患者处于右侧卧位时，流出管的中间部分最好从胸骨旁右缘切面进行观察，这些切面通常可

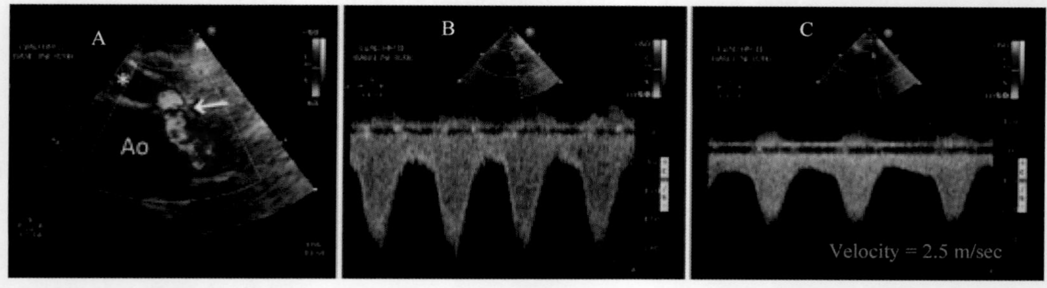

图 11.14 TTE 彩色和频谱多普勒评估 LVAD 流出管-升主动脉吻合口的轻度狭窄。A. 2D 图像：流出管（星号）。混叠彩色多普勒信号显示吻合口狭窄部位（箭头）。B. 脉冲多普勒检查显示吻合口区域湍流和异常增高的收缩期峰值速度。C. 连续波多普勒显示异常增高的吻合处速度为 2.5m / s

以进行彩色多普勒和频谱多普勒探查。与流入管一样，建议至少记录 3～5 个心动周期内收缩期和舒张期的血流速度极值（见图 11.14），这取决于频谱多普勒信号的均匀性。

注意流出管流速曲线将出现在频谱多普勒显示的基线上方或下方，这取决于超声检查者将取样容积在流出管内的定位方向（头侧或足侧）。除了提供最小夹角并确保流向（头侧或足侧）之外，对于流出管血流的正、负显示并没有统一标准。在一些患者中，流出管可以在剑突下或胸骨上窝切面中显示，这取决于患者本身情况。

在相同流速下，HM-Ⅱ流出管（直径 16mm）内的正常流速要略低于小口径 HVAD（直径 10mm），否则两种装置的期相性全收缩期和全舒张期层流速度频谱图形应该比较相似。利用流出管脉冲多普勒时间速度积分（TVI）结合预期或测量的流出管截面积可用于直接测量 LVAD 流量（见图 11.8 和下文讨论）。

关键点

- 当 2D 成像不明确时，3D 超声心动图能够帮助显示流入管与室间隔和其他左心室结构的关系。
- 对于 HM-Ⅱ LVAD 患者，可以从最小夹角的频谱多普勒中获得流入管和流出管收缩期和舒张期流速极值。
- HM-Ⅱ流入管收缩期峰值流速通常低于 1.5m / s。速度较高则表明可能存在流入管阻塞。
- 由于特征性的多普勒伪像，无法准确测量 HVAD 流入管速度。
- 流入管和流出管的收缩期和舒张期流速极值应取自 3～5 个心动周期，取决于频谱多普勒的均匀性。
- 尽管缺乏基准数据，但任何情况下流出管流速高于 2m / s 可能都是异常的，表明可能存在阻塞。

自体心脏与 LVAD 流量评估

在没有明显肺动脉瓣反流的情况下，净心输出量（自体左心室流出量和 LVAD 流出量之和）与右侧心输出量相同。

右心输出量采取以下常用方程计算：RVOT 输出量 = RVOT 脉冲多普勒 VTI×[3.14×（RVOT 直径/2）2×HR]（见图 11.9），其中 RVOT 是右心室流出道，VTI 是速度时间积分，HR 是心率。当 AV 未开放且没有发生显著反流时，RVOT 输出量与 LVAD 输出量相同。当 AV 明显开放且可使用脉冲多普勒测量足够的左心输出 VTI（无显著主动脉瓣反流）时，LVAD 输出量应该等于 RVOT 导出的右心输出量减去左心输出量。在有显著 AR 且 AV 不开放的患者中，由于存在如上所述的 LVAD 到主动脉的盲区，可以假设 LVAD 流量显著大于 RVOT 导出的心输出量。在存在轻度以上的 AR 时，可通过脉冲多普勒测量流出管内的流量直接计算 LVAD 输出量，计算方法如下：LVAD 输出 = 流出管 VTI×[3.14×（流出管直径）/2）2×HR]（见图 11.8）[9,34,35]，尽管这种方法还没有很好地在 HVAD 上验证。使用这个公式时，可以通过多普勒探查直接测量流出管直径（截面积）来提高精确度，而不是使用制造商提供的流出管直径（可能导致对流量的高估）[9]。AR 流量等于直接测量的 LVAD 每搏输出量减去 RVOT 导出的每搏输出量，如上文和图 11.9 所述。这些多普勒方法可用于验证设备控制器报告的 LVAD 流量状态（请参阅下文报警讨论）或在报警报告之前提出问题。

关键点

- 在没有 AV 开放、显著 AR 或显著肺动脉瓣反流的情况下，RVOT 多普勒导出的心输出量等于 LVAD 输出量。
- 如果 AV 开放并且可以测量 LVOT 输出量，可以通过 RVOT 和 LVOT 输出之间的差值计算 LVAD 输出量。
- 对于有明显 AR 且 AV 未开放的患者，最好在流出管内使用脉冲波多普勒直接计算 LVAD 输出量，然后通过减去 RVOT 心输出量估算 AR 流量。

调速时的超声心动图与安全性

“调速测试”是优化测试或问题导向（斜坡）测试的一部分，这两种测试在下文中进行概述。在开始调速检查之前，应考虑患者的抗凝状态。

调速测试通常只在患者接受了治疗剂量的华法林或肠外抗凝治疗时才进行，实施调速测试的风险包括在未确诊的主动脉根部血栓或外周或泵内血栓可能脱落的情况下 AV 突然开放（恢复搏动性血流），从而引发栓塞事件，特别是在泵速较低时。一般来说，如果基线成像资料显示可能存在心内或主动脉根部血栓，强烈建议应推迟调速测试。

在进行优化测试或问题导向测试的超声检查之前，应有一位经验丰富、知识全面的 MCS 团队成员解决潜在问题并确定关键点（如下所述）。在优化测试时，除非监督 MCS 医务人员或经验丰富的超声心动图工作人员正在积极监督检查，否则 HF 团队必须指出预计测试的速度、每个速度下应测量的超声参数、定义该特定患者的“最佳”LVAD 转速以及在研究结束时 LVAD 转速应该是多少，结构化的排序模板有助于制定这一流程。表 11.2 是一个典型的模板，该模板还概述了变速（斜坡）测试的终止原因，这些原因包括：（1）测试完成；（2）吸壁事件（速度过高）；（3）新的症状，包括心悸、头晕、胸痛、气短和头痛，可能与灌注不足或低血压有关；（4）高血压；（5）插管逆流。由于提高泵速可以显著增加平均动脉压，所以应该在泵速较高时重新检查血压[36]。在泵速较低时，特别是在平均动脉压（高血压）升高的患者中可能发生流出管逆流。在每个新的泵速下应该重复进行流出管内的彩色和频谱多普勒检查以确定以下参数：（1）随着泵速增加，收缩期最大值和舒张期最小值血流速度比值预期逐渐减小（见图 11.15）；（2）可能的逆流（上文提及的泵速较低或泵停止[见图 11.16]）；（3）流入管血流梗阻（见图 11.17 和图 11.18：吸壁事件）；（4）在泵内部形成血栓或其他机械性阻塞（见图 11.2）或在显著 AR 的情况下，不同泵速下流速曲线的变化减弱或消失。

表 11.2 超声医师检查表/指令工作表：LVAD 特定的统计数据，图像采集和“变速”超声检查的安全注意事项（优化，问题解决/斜坡研究）

√	研究类型顺序
	监测，初始（±优化，术前/出院）
	监测，出院后（±优化，数月后：1, 3, 6, 12，此后每 6～12）
	仅在基线速度下解决问题
	在基线+其他速度设置下解决问题
	康复
	指令/负责医生确定
	植入日期记录在案
	已注明症状（如适用）
	设备警报：如果存在，则识别警报类型
	与指示相关的其他关键临床病史/信息
	如果测试低泵速，抗凝治疗充足
	LVAD 名称在工作表上注明并在屏幕上显示
	工作表上注明的 LVAD 速度（基线和变化）和屏幕上的显示
	工作表上注明并在屏幕上显示的血压（袖带或多普勒）（由指定的受过训练的人员在检查时获得）
	指定人员可以改变泵速
	监督：适当的人员进行速度变化；安全终点 识别（例如，低流量，吸壁事件，低血压 / 高血压）
	变速测试的终点 协议完成 低血压 高血压 新症状 设备报警 吸壁事件的迹象 LV 变小（通常 < 3cm） 室间隔向左移位 流入管梗阻 由于室间隔移位，RV 增大，或两者兼而有之，TR 加重 AV 停止开放 AR 的严重程度增加（在基线时出现） 低心输出量征象 主动脉根部血栓（降低泵速会打开 AV） 套管逆流（低泵速）

注：AR 表示主动脉瓣反流，AV 表示主动脉瓣，LV 表示左心室，LVAD 表示左心室辅助装置，TR 表示三尖瓣反流。

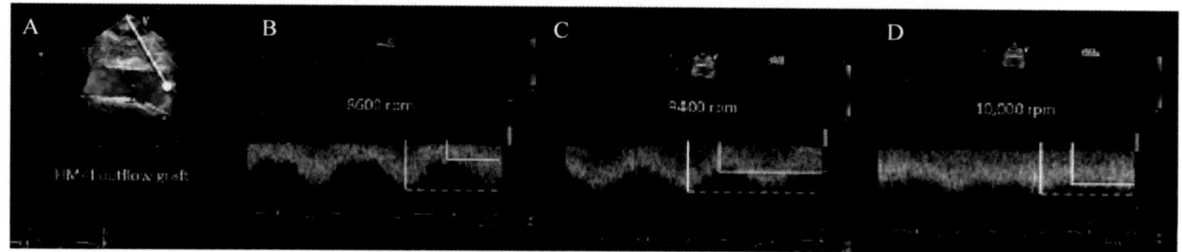

图 11.15 胸骨旁右缘中部视窗 TTE 显示的 LVAD 流出管。当泵速系统地增加（脉冲压力变窄），流出管内的流速应表现为层流状态，特征性的收缩期峰值速度（虚线）降低和最低舒张期速度（实线）增加。注意：若无任何原因引起流入管梗阻，泵速系统性地增加时，收缩期峰值速度的降低和最低舒张期速度的增加均会类似出现

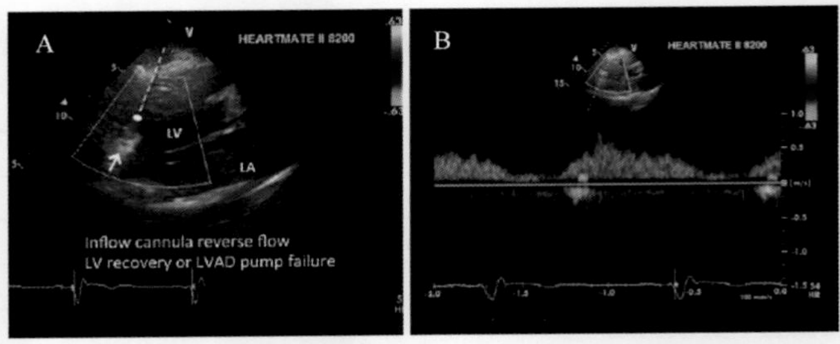

图 11.16 在改良胸骨旁长轴切面中，TTE 显示 LV 显著恢复的患者在相对低的泵速（8200r / min）下正常运行的 LVAD 中的 HM-Ⅱ流入管舒张期逆流。A. 彩色血流多普勒图像，流入管用箭头表示。B. 脉冲频谱多普勒图像由于舒张期回弹力改善，流入管显示收缩期前向血流减少，全舒张期反流（主动脉至左心室）。注意：LVAD 泵阻滞时可见类似多普勒图像，尽管这种阻滞与 HF 症状和超声心动图征象有关

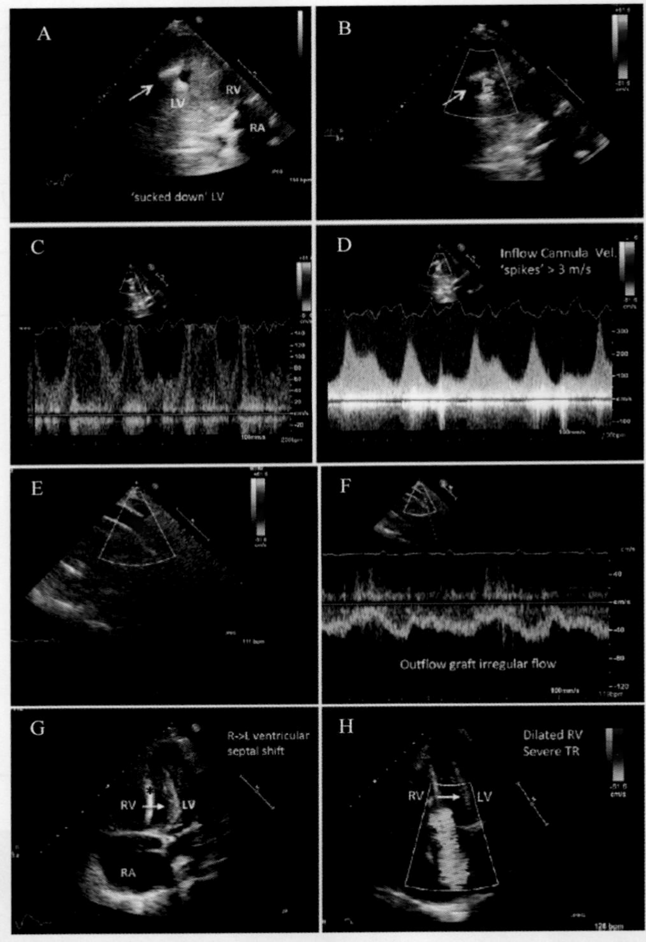

图 11.17 在相对较低泵速（HM-Ⅱ，8200r / min）下的吸壁事件，与严重 RV 衰竭一致（因为这种情况对医疗管理难以控制，在此次检查后，患者接受了 RVAD）。A. 改良胸骨旁右室流入道切面。微小的 LV 腔被“吸闭”在流入管周围（箭头），并且室间隔向左侧膨隆。B. 流入管的混叠彩色血流多普勒图像。C. 流入管的混叠高速脉冲频谱多普勒图像。D. 流入管的连续波频谱多普勒检查显示不规则血流信号，心动过速（HR = 154bpm）期间收缩速度“尖峰”高达 3.5m / s。E. 流出管的胸骨旁右缘 TTE 切面显示低速层流信号，与彩色多普勒评估的相似。F. 流出管的脉冲多普勒显示不规则低速血流信号，与不同程度的严重流入管梗阻一致。G. 心尖四腔切面显示严重扩张的右侧心腔、微小的 LV 腔以及室间隔自右向左膨隆（箭头），彩色血流多普勒（H）上有相关的重度 TR。星号表示起搏线

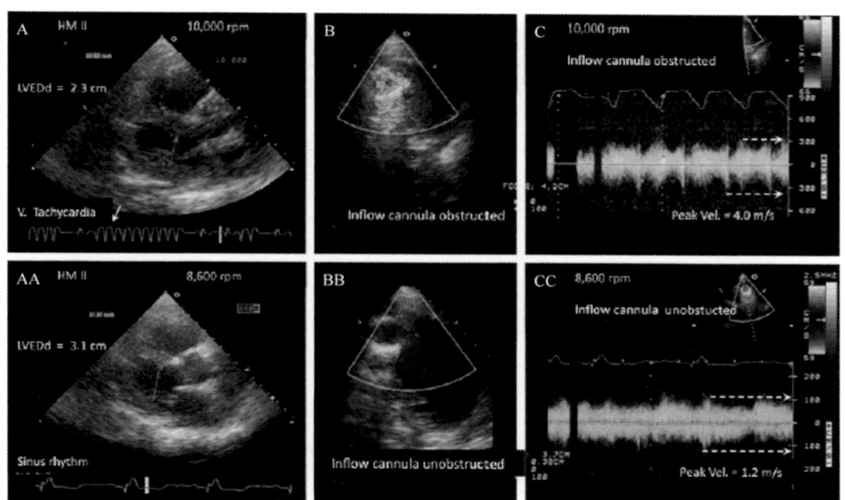

图 11.18 由于胃肠疾病导致新的低血容量引发高泵速（10000r/min）下吸壁事件产生的机械性室性心动过速。A. 小的 LV 腔径值（LVEDd = 2.3cm，红色箭头），频发的非持续性室性心动过速（白色箭头）。B. 彩色多普勒评价呈湍流、混叠的流入管流入血流。C. 连续波多普勒检查显示复杂形态的、“尖峰”状的流入管流速高达 4m / s。AA. 降低泵速（至 8600r/min）LVEDd 立即增加（至 3.1cm，红色箭头）并消除室性心动过速（通过减少室间隔和流入管之间的机械接触）。在降低的泵速下，在彩色（BB）和连续波多普勒（CC）上观察到正常的低速流入管血流。由于低血容量，LV 径值仍然很小（3.1cm），后来改善。注意：机械性室性心动过速也可能与胸骨闭合后流入管向室间隔或其他心内膜表面过度成角有关，特别是在泵速较高时

在检查流入管阻塞时，流入管的脉冲和 CW 频谱多普勒探查在基线速度和较高速度的情况下都是有效的。在可能的情况下，流出管的多普勒检查在基线速度下是有效的，但是当泵速改变时可能不需要多普勒检查（例如，在优化测试或问题导向测试的集中测试期间，下文讨论），除非基线值异常或所得信息可能与解决临床问题有关。流出管的多普勒检查对于 HVAD 患者尤为重要，因为他们无法使用多普勒测量 HVAD 流入管的速度。

LVAD 优化超声心动图

LVAD 优化超声检查（结合调速）通常在无症状或最少症状的患者中进行，这些患者没有设备警报或其他 LVAD 及心脏功能异常的临床指标。LVAD 的优化超声心动图由常规综合 TTE 组成，首先在基线速度下进行设置（见表 11.3），然后逐步递增调整 LVAD 转速（r/min）。在每个新的速度下，收集预先指定的超声心动图参数（见表 11.4 和表 11.5），这些参数能够反映 LVAD 功能及自体左心室功能（例如 LVIDd，室间隔位置，AV 开放频率及持续时间，TR 或 MR 的严重程度）[15,26,36]。

HM-Ⅱ转速

HM-Ⅱ型 LVAD 的最小和最大转速设置分别为 6000r / min 和 15000r / min。可以采用 200r / min 的转速增量。尽管调整范围取决于患者，但正常泵操作的推荐转速范围为 8800～10000r / min[37]。使用 HM-Ⅱ时，通常以 200～400r / min 的转速增量优化设备功能。

表 11.3 LVAD 超声监测策略：包含更多 LVAD 特异性参数的标准综合性 TTE（或 TEE）

血压（如果没有脉搏，则由多普勒测量平均动脉压），泵型和基线速度
主动脉瓣开启 / 关闭程度
室间隔和房间隔位置
LV 流入管 • 位置 • 标注最佳观察切面 • 血流类型 • 血流方向 • 收缩期和舒张期峰值流速（脉冲多普勒） • 流速频谱图
LV 流出管 • 位置 / 标注最佳观察切面 • 血流类型 • 血流方向 • 收缩期和舒张期峰值流速（脉冲多普勒） • 流速频谱图
LVAD 输出量 • 流出管脉冲多普勒 VTI • 从测量的套管直径或从已知的套管直径计算出横截面积
总心输出量 • RVOT 脉冲多普勒 VTI • 由 RVOT 直径计算其横截面积
心包：积液 / 血肿
LVAD 植入后示警性超声发现 • 室间隔和 / 或房间隔偏离中线 • 心内分流 • 管道流速过快 • 机械性管道梗阻 • 管道吸壁事件 • 主动脉或二尖瓣反流加重 • 心脏血栓 • 心包血肿 / 积液，伴或不伴有填塞 • RV 功能不全（多参数综合评估） —RV 腔径值增大 —RV 收缩功能不全（定性，尽可能定量） —中度或重度 TR —RA 压力升高

注：LV 表示左心室，LVAD 表示左心室辅助装置，RA 表示右房，RV 表示右心室，RVOT 表示右心室流出道，TEE 表示经食管超声心动图，TR 表示三尖瓣反流，TTE 表示经胸超声心动图，VTI 表示速度时间积分。

有关异常 /“示警”结果的可能意义的指导，请参阅表 11.1。

表 11.4 LVAD 优化/斜坡超声心动图策略

执行基线 LVAD 监测研究（注明 BP，泵类型，基线泵速）
在基线泵速下，获得以下信息： • 胸骨旁长轴切面 LVIDd • 胸骨旁短轴切面 RVOTVTI（计算心输出量） • 胸骨旁长轴切面中 2D 和 M 型 AV 开放（如果需要，可采用彩色多普勒 M 型超声） • 胸骨旁长轴和短轴切面 2D 成像 • 胸骨旁长轴和心尖切面 AR 和 MR 的彩色多普勒检查 • RV 流入道和心尖四腔切面 TR 的彩色多普勒检查 • 标准的二尖瓣 PW 多普勒参数 • 室间隔和房间隔位置
将泵速降至 8000r / min（适用于 HM-Ⅱ） 或将泵速降至 2400r / min（对于 HVAD） • 等 2min • 重复数据采集
将泵速提高 400r / min（适用于 HM-Ⅱ） 或将泵速提高 20～40r / min（对于 HVAD） • 等 2min • 重复数据采集
HM-Ⅱ：继续以 400r / min 的增量将泵速提高至 12000r / min 或直到终点（下方），在每个阶段获取数据 HVAD：继续以 20～40r / min 的增量将泵速提高至 3200r / min，或直至终点（下方），在每个阶段获取数据
终点 • 完成测试 • 吸壁事件：LV 减小（通常< 3cm），±心室异位，±流入管间歇性梗阻，室间隔左偏，TR 加重 • 症状包括但不限于心悸、头晕、胸痛、呼吸急促或头痛 • 高血压（也即，MAP > 100mmHg 或出现症状） • 低血压（也即，MAP < 60mmHg 或出现症状）

注意：应在每个泵速下评估流入管彩色和频谱多普勒（包括 CW）以测试梗阻情况。在基线时需要流出管的多普勒评估，改变泵速时若 LVAD 功能正常则多普勒评估为可选项。当评估异常情况时，应尽可能增加一些参数，例如流出管速度曲线/每搏输出量（例如，评估梗阻和 AR 反流容积）和流出管-主动脉吻合处以评估阻塞或逆流。

2D 表示二维，AR 表示主动脉瓣反流，AV 表示主动脉瓣，BP 表示血压，HM-II 表示 HeartMate II，HVAD 表示 HeartWare 心室辅助系统，LV 表示左心室，LVAD 表示左心室辅助装置，LVIDd 表示左室舒张末期内径，MAP 表示平均动脉压，MR 表示二尖瓣反流，PW 表示脉冲多普勒，RV 表示右心室，TR 表示三尖瓣反流，TV 表示三尖瓣，VTI 表示速度时间积分。

表 11.5 泵速调整：LVAD 优化或问题导向策略表

CF-LVAD 型： 植入日期： [PT INR= PTT=]

以前的超声检查日期和重要发现：

- 优化方案。最佳速度基于 MCS 中心自身标准。示例指令组合如下：（a）至少达到 AV 间歇性开放；（b）达到室间隔中立位和/或微-少量二尖瓣反流；（c）达到 AV 完全关闭以使左室卸载最大化，或（d）调节泵速介于最大泵速（伴有完全 AV 关闭）和最低泵速（伴有明显 MR 和室间隔右凸）之间。
- 问题导向的策略。示例指令组合如下：
  （a）逐渐发展的左心或右心衰竭
  （b）溶血或怀疑泵内血栓患者的泵功能排查
  （c）其他 LVAD 报警的故障排除

泵速（r/min）	BP	AV 开放（有 / 无 / 间歇）	LVIDd（cm）	RVOT-SV（cm）	显著 AR（有/无）	显著 MR（有/无）	显著 TR（有/无）	TR 速度（m / s）	MVE 峰速度（m / s），DT（ms）	室间隔方向（左 / 右 / 中立）	（a）症状（有 / 无）（b）流入管的梗阻证据（有 / 无）

续表

泵速（r/min）	BP	AV 开放（有 / 无 / 间歇）	LVIDd（cm）	RVOT-SV（cm）	显著 AR（有/无）	显著 MR（有/无）	显著 TR（有/无）	TR 速度（m / s）	MVE 峰速度（m / s），DT（ms）	室间隔方向（左 / 右 / 中立）	（a）症状（有 / 无）（b）流入管的梗阻证据（有 / 无）
终止原因： 最终速度设置= r/min				（例如，流入管阻塞，低血压，高血压，RV 或 LV 功能恶化的迹象）							
最终 BP= mmHg											

注：在每个速度设置下测量的参数可能会根据植入中心的内部标准而有所不同。作为一项有限的检查，在基线泵速下检查，多数病例在后续泵速下的大多数所需参数主要从胸骨旁切面获得。

AR 表示主动脉瓣反流，AV 表示主动脉瓣，BP 表示血压，CF 表示恒流，DT 表示减速时间，E 表示舒张早期，INR 表示国际标准化比值，IVS 表示室间隔，LV 表示左心室，LVAD 表示左心室辅助装置，LVIDd 表示左心室舒张末期内径，MCS 表示机械循环支持，MR 表示二尖瓣反流，MV 表示二尖瓣，PT 表示凝血酶原时间，PTT 表示部分促凝血酶原激酶时间，RVOT 表示右心室流出道，TR 表示三尖瓣反流，VTI 表示速度时间积分。

HVAD 速度

HVAD 的最小和最大速度设置分别为 1800r / min 和 4000r / min。可以采用 20r / min 的转速递增。泵正常运行的推荐速度范围为 2400～3200r / min。使用此设备时，通常以 20r / min 或 40r / min 的小转速增量进行设备功能优化[4]。

一些 LVAD 植入中心选择将优化（调速）策略纳入全部 LVAD 监测超声检查中。其余则选择在出院前或 LVAD 植入后 2 周进行初始监测超声检查（包括优化方案），仅在常规超声（无泵速变化）监测低于预定义标准时调整 LVAD 转速[19,26]。值得注意的是，使用超声心动图优化 LVAD 转速的技术相对较新，超声心动图引导的 LVAD 转速优化方案对临床结果的近期和远期影响目前尚不清楚。表 11.6 是来自三个不同机构的三组患者的总体基准超声心动图参数，从 LVAD 植入前至植入后 12 个月。

表 11.6 CF-LVAD 卸载导致的超声 LV 参数变化幅度和时间进程

变量	LVAD 前	LVAD 后 1 个月	LVAD 后 3 个月	LVAD 后 6 个月	LVAD 后 12 个月
	研究 1（N = 21）	研究 1（N = 21）	–	研究 1（N = 10）	–
	研究 2（N = 63）	–	研究 2（N = 63）	研究 2（N = 63）	–
	研究 3（N = 80）	研究 3（N = 68）	研究 3（N = 47）	研究 3（N = 32）	研究 3（N = 20）
LV 参数					
LV 舒张期直径					
研究 1（mm）	66 ± 11	55 ± 11**	–	52 ± 11*	–
研究 2（mm）	68 ± 9	–	56 ± 11*	57 ± 12	–
研究 3（cm / m^2）	3.2 (2.9, 3.6)	2.8 (2.3, 3.2)	2.9 (2.4, 3.4)	2.8 (2.2, 3.4)	2.6 (2.2, 3.0)*

续表

变量	LVAD 前	LVAD 后 1 个月	LVAD 后 3 个月	LVAD 后 6 个月	LVAD 后 12 个月
	研究 1（N = 21）	研究 1（N = 21）	–	研究 1（N = 10）	–
	研究 2（N = 63）	–	研究 2（N = 63）	研究 2（N = 63）	–
	研究 3（N = 80）	研究 3（N = 68）	研究 3（N = 47）	研究 3（N = 32）	研究 3（N = 20）
LV 收缩期直径					
研究 1（mm）	58 ± 10	47 ± 12	–	43 ± 13	–
研究 2（mm）	61 ± 9	–	47 ± 13 *	49 ± 13	–
研究 3（cm / m^2）	3.0 (2.6, 3.3)	2.6 (2.0, 3.1)	2.6 (2.1, 3.1)	2.5 (1.8, 2.9)	2.3 (1.9, 2.8)*
LV 舒张末期容积					
研究 1（mL）	242 ± 108	127 ± 68*	–	113 ± 45*	–
研究 2	–	–	–	–	–
研究 3（mL / m^2）	113 (94, 141)	77 (54, 109)*	86 (62, 106)*	86 (52, 108)*	69 (45, 93)*
LV 收缩末期容积					
研究 1（mL）	191 ± 93	100 ± 66*	–	82 ± 42*	–
研究 2	–	–	–	–	–
研究 3（mL / m^2）	3.0 (2.6, 3.3)	2.6 (2.0, 3.1)*	2.6 (2.1, 3.1)	2.5 (1.8, 2.9)*	2.3 (1.9, 2.8)*
LV 射血分数（%）					
研究 1	22 ± 5	25 ± 13	–	29 ± 10	–
研究 2	19 ± 7	–	26 ± 12 *	27 ± 14	–
研究 3	17 (14, 23)	20 (15, 30)	20 (14, 26)	25 (18, 33)*	22 (15, 31)
LV 质量					
研究 1	–	–	–	–	–
研究 2（g）	383 ± 113	–	295.9 ± 188*	314 ± 134	–
研究 3（g / m^2）	114 (93, 146)	95 (71, 114)**	92 (63, 118)**	111 (74, 134)	77 (50, 104)*
LV 舒张期参数					
LV 尺寸					
研究 1（mm）	47 ± 7	37 ± 9**	–	42 ± 13	–
研究 2（mL / m^2）	69 ± 30	–	42 ± 15*	–	–
研究 3（mL / m^2）	46 (35, 54)	28 (22, 36)*	32 (23, 38)*	25 (19, 39)*	28 (18, 38)*
E 波					
研究 1（cm / s）	96 ± 23	73 ± 27**	–	66 ± 12**	–
研究 2（cm / s）	98 ± 35	–	100 ± 160	80 ± 20	–
研究 3（cm / s）	100 (80, 110)	80 (60, 100)*	80 (70, 100)	80 (70, 110)	100 (60, 120)
E / A 比值					
研究 3	2.8 (2.1, 4.1)	2.2 (1.2, 3.6)	1.5 (1.0, 2.9)*	1.6 (1.3, 2.2)**	1.7 (1.0, 3.3)
Mitral DT					
研究 1	124 ± 39	180 ± 53**	–	164 ± 24	–
研究 2	132 ± 27	–	188 + 70*	166 ± 48	–
研究 3	133 (112, 165)	175 (137, 220)*	178 (141, 212)*	172 (121,220)*	170 (157, 225)

续表

变量	LVAD 前	LVAD 后 1 个月	LVAD 后 3 个月	LVAD 后 6 个月	LVAD 后 12 个月
	研究 1（N＝21）	研究 1（N＝21）	–	研究 1（N＝10）	–
	研究 2（N＝63）	–	研究 2（N＝63）	研究 2（N＝63）	–
	研究 3（N＝80）	研究 3（N＝68）	研究 3（N＝47）	研究 3（N＝32）	研究 3（N＝20）
组织多普勒 e′（cm / s）					
研究 1	–	–	–	–	–
研究 2（间隔 e′）	4 ± 1	–	4 ± 1	–	–
研究 3（间隔 e′）	4 (3, 6)	6 (5, 9)*	7 (5, 9)*	7 (4, 9)*	7 (6, 10)**
（侧壁 e′）	8 (5, 11)	9 (7, 10)	9 (6, 11)	10 (7, 13)	12 (8, 12)
E / e′（比值）					
研究 1	–	–	–	–	–
研究 2（间隔 e′）	26 ± 11	–	20 ± 9**	13 ± 7	–
研究 3（间隔 e′）	23 (16, 30)	13 (9, 19)*	12 (9, 16)*	12 (9, 19)*	15 (7, 17)**
（侧壁 e′）	14 (9, 19)	9 (16, 13**)	10 (6, 12)	9 (7, 13)	10 (6, 11)

研究 1 为 Lam 等人，JASE 2009[8]。研究 2 为 Topilsky 等，JASE 2011[9]。研究 3 为 Drakos 等，JACC 2013，61：1985-94。对于研究 1 和 2，值是平均值±SD；对于研究 3，值是中值（第 25，75 百分位数）。

研究 2 为 P 值仅提供比较 LVAD 前和 LVAD 后 3 个月的测量值。A 表示二尖瓣舒张晚期峰值速度，CF 表示恒流，DT 表示减速时间，E 表示二尖瓣舒张早期峰值速度，e'表示二尖瓣环速度，LA 表示左心房，LV 表示左心室，LVAD 表示左心室辅助装置。

*与 LVAD 前相比 $P < 0.01$；**与 LVAD 前相比 $P < 0.05$。

确定“最佳”LVAD 转速

最佳 LVAD 转速的定义随植入中心的不同而不同。但是各中心之间有一个普遍的共识，即最佳转速介于“最小”和“最大”转速之间，定义如下：

最小转速由超声心动图参数定义为低于 LVIDd（cm）超过其基线值时的泵速，最小转速下室间隔可能发生右移位，二尖瓣反流可能变得更加明显，可能发生主动脉瓣开放或开放变得更频繁或持续，预计右心房和肺动脉收缩压可能增加。临床上最低转速是指低于该转速则患者出现灌注功能下降、充血或终末器官功能恶化。

最大转速被定义为发生心动过速，心室间隔膜发生左移位或流入管阻塞时的速度。TR 可能由于左心室间隔移位伴有三尖瓣环变形或右心室扩大而加重，AV 可能停止开放，AR（如有）增加。在最大速度以上的一些或全部设置可能在流入管处形成“吸力”，并伴有低流量报警（见下文）。

为了提供一个安全的限制条件，植入中心将左室最大卸载作为心衰管理中最重要的参数，将最佳 LVAD 转速定义为略低于最大泵速，即便此时 AV 是保持关闭的（通常至少比 HM-Ⅱ [37]的最大速度低 400r/min，比 HVAD 的最大速度低 40r/min）。那些期望 AV 开放的植入中心将在可能的情况下选择一个较低的“最优”LVAD 转速，在此泵速下，AV 呈现间歇性开放或在每个心动周期开放，结合其他超声心动图数据来建议临床上的充分（即使不是最大）左心室卸载，这其中也有某些中心会选择最大化 AV 开放的持续时间。如上所述，表 11.5 提供了一组典型的参数，这些参数在 LVAD 优化检查时在每级泵速下测量 LVIDd、室间隔位置、AV 开放频率及持续时间、MR 严重程度、TR 严重程度和速度，以及插管流速。

在繁忙的临床工作中，随着医疗和技术人员的不断变化，实施安全和一致的 LVAD 超声心动图监测可能是具有挑战性的，有一些工具可以为我们提供帮助。表 11.3 是 LVAD 监测超声心动图策略，它提供了检查设置、LVAD 特定参数和“示警性发现”的检查表。实验室负责人可将该策略编辑为“基线速度监测超声策略”，纳入现有标准心力衰竭的常规检查中。当需要 LVAD 优化或斜坡策略时，则可以使用表 11.4。表 11.5 是一个泵速调整工作表，可用于帮助组织数据以进行分析和报告。LVAD 数据通常首先在基线泵速下获取，然后在监督医师指定的后续速度下获取。通常可以编辑数据列以符合实验室的内部标准，一旦超声技师熟悉这些设备，并考虑到获得上述标准图像的一些技术限制，再根据中心内部协议，当并非所有数据列都需要时，在随后的泵速下获得的数据可以大幅度简化。另一方面，如果根据基线转速结果怀疑存在某些问题，则可能需要在每个泵速条件下更加全面地收集数据。

总之，美国超声心动图学会专家给出了 LVAD 监测检查的内容和时间表[1]，但是关于最佳速度设置的数据仍然很少。理想情况下，常规监测超声心动图检查流程可以确认设备功能正常，或检测到可早期解决的设备或自体心脏的隐匿性异常，这样可以防止复发性心力衰竭住院并识别出需要更频繁监测的患者。实施统一安全的监督检查策略可能是一个挑战，希望本文中的材料和实施方案能够为制定更有效的 LVAD 患者护理计划提供很好的基础。

参考文献

[1] Stainback RF, Estep JD, Agler DA, Birks EJ, Bremer M, Hung J, et al. Echocardiography in the management of patients with left ventricular assist devices: recommendations from the American Society of Echocardiography. J Am Soc Echocardiogr. 2015; 28: 853-909.

[2] Bennett MK, Roberts CA, Dordunoo D, Shah A, Russell SD. Ideal methodology to assess systemic blood pressure in patients with continuous-flow left ventricular assist devices. J Heart Lung Transplant. 2010; 29: 593-4.

[3] Lanier GM, Orlanes K, Hayashi Y, Murphy J, Flannery M, Te-Frey R, et al. Validity and reliability of a novel slow cuff-deflation system for noninvasive blood pressure monitoring in patients with continuous-flow left ventricular assist device. Circ Heart Fail. 2013; 6: 1005-12.

[4] HeartWare ventricular assist system: instructions for use. Miami Lakes, FL: HeartWare; 2012.

[5] Markham DW, Drazner MH. Measuring nonpulsatile blood pressure: say goodbye to the Doppler? Circ Heart Fail. 2013; 6: 879-80.

[6] Lang RM, Badano LP, Mor-Avi V, Afilalo J, Armstrong A, Ernande L, et al. Recommendations for cardiac chamber quantification by echocardiography in adults: an update from the American Society of Echocardiography and the European Association of Cardiovascular Imaging. J Am Soc Echocardiogr. 2015; 28: 1-39.e14, e14.

[7] Porter TR, Abdelmoneim S, Belcik JT, McCulloch ML, Mulvagh SL, Olson JJ, et al. Guidelines for the cardiac sonographer in the performance of contrast echocardiography: a focused update from the American Society of Echocardiography. J Am Soc Echocardiogr. 2014; 27: 797-810.

[8] Lam KM, Ennis S, O'Driscoll G, Solis JM, Macgillivray T, Picard MH. Observations from non-invasive measures of right heart hemodynamics in left ventricular assist device patients. J Am Soc Echocardiogr. 2009; 22: 1055-62.

[9] Topilsky Y, Oh JK, Atchison FW, Shah DK, Bichara VM, Schirger JA, et al. Echocardiographic findings in stable outpatients with properly functioning HeartMate II left ventricular assist devices. J Am Soc Echocardiogr. 2011; 24: 157-69.

[10] Garcia-Alvarez A, Fernandez-Friera L, Lau JF, Sawit ST, Mirelis JG, Castillo JG, et al. Evaluation of right ventricular function and post-operative findings using cardiac computed tomography in patients with left ventricular assist devices. J Heart Lung Transplant. 2011; 30: 896-903.

[11] Sauer AJ, Meehan K, Gordon R, Abicht T, Rich JD, Anderson AS, et al. Echocardiographic markers of left ventricular unloading using a centrifugal-flow rotary pump.J Heart Lung Transplant. 2014; 33: 449-50.

[12] Schiller NB, Shah PM, Crawford M, DeMaria A, Devereux R, Feigenbaum H, et al. Recommendations for quantitation of the left ventricle by two-dimensional echocardiography. American Society of Echocardiography Committee on Standards, Subcommittee on Quantitation of Two-Dimensional Echocardiograms. J Am Soc Echocardiogr. 1989; 2: 358-67.

[13] Quinones MA, Waggoner AD, Reduto LA, Nelson JG, Young JB, Winters WL Jr, et al. A new, simplified and accurate method for determining ejection fraction with two-dimensional echocardiography.Circulation. 1981; 64: 744-53.

[14] Mancini DM, Beniaminovitz A, Levin H, Catanese K, Flannery M, DiTullio M, et al. Low incidence of myocardial recovery after left ventricular assist device implantation in patients with chronic heart failure. Circulation. 1998; 98: 2383-9.

[15] Estep JD, Stainback RF, Little SH, Torre G, Zoghbi WA. The role of echocardiography and other imaging modalities in patients with left ventricular assist devices. JACC Cardiovasc Imaging. 2010; 3: 1049-64.

[16] Nagueh SF, Appleton CP, Gillebert TC, Marino PN, Oh JK, Smiseth OA, et al. Recommendations for the evaluation of left ventricular diastolic function by echocardiography. J Am Soc Echocardiogr. 2009; 22: 107-33.

[17] Rudski LG, Lai WW, Afilalo J, Hua L, Handschumacher MD, Chandrasekaran K, et al. Guidelines for the echocardiographic assessment of the right heart in adults: a report from the American Society of Echocardiography endorsed by the European Association of Echocardiography, a registered branch of the European Society of Cardiology, and the Canadian Society of Echocardiography. J Am Soc Echocardiogr. 2010; 23: 685-713; quiz 786-788.

[18] Lee S, Kamdar F, Madlon-Kay R, Boyle A, Colvin-Adams M, Pritzker M, et al. Effects of the HeartMate II continuous-flow left ventricular assist device on right ventricular function. J Heart Lung Transplant. 2010; 29: 209-15.

[19] Topilsky Y, Hasin T, Oh JK, Borgeson DD, Boilson BA, Schirger JA, et al. Echocardiographic variables after left ventricular assist device implantation associated with adverse outcome. Circ Cardiovasc Imaging. 2011; 4: 648-61.

[20] Raina A, Vaidya A, Gertz ZM, Susan C, Forfia PR. Marked changes in right ventricular contractile pattern after cardiothoracic surgery: implications for post-surgical assessment of right ventricular function. J Heart Lung Transplant. 2013; 32: 777-83.

[21] Feldman D, Pamboukian SV, Teuteberg JJ, Birks E, Lietz K, Moore SA, et al. The 2013 International Society for Heart and Lung Transplantation guidelines for mechanical circulatory support: executive summary. J Heart Lung Transplant. 2013; 32: 157-87.

[22] Slaughter MS, Pagani FD, Rogers JG, Miller LW, Sun B, Russell SD, et al. Clinical management of continuous-flow left ventricular assist devices in advanced heart failure. J Heart Lung Transplant. 2010; 29: S1-S39.

[23] Mudd JO, Cuda JD, Halushka M, Soderlund KA, Conte JV, Russell SD. Fusion of aortic valve commissures in patients supported by a continuous axial flow left ventricular assist device. J Heart Lung Transplant. 2008; 27: 1269-74.

[24] Cowger J, Pagani FD, Haft JW, Romano MA, Aaronson KD, Kolias TJ. The development of aortic insufficiency in left ventricular assist device-supported patients. Circ Heart Fail. 2010; 3: 668-74.

[25] Pak SW, Uriel N, Takayama H, Cappleman S, Song R, Colombo PC, et al. Prevalence of de novo aortic insufficiency during long-term support with left ventricular assist devices. J Heart Lung Transplant. 2010; 29: 1172-6.

[26] Estep JD, Chang SM, Bhimaraj A, Torre-Amione G, Zoghbi WA, Nagueh SF. Imaging for ventricular function and myocardial recovery on nonpulsatile ventricular assist devices. Circulation. 2012; 125: 2265-77.

[27] Hatano M, Kinugawa K, Shiga T, Kato N, Endo M, Hisagi M, et al. Less frequent opening of the aortic valve and a continuous flow pump are risk factors for postoperative onset of aortic insufficiency in patients with a left ventricular assist device. Circ J. 2011; 75: 1147-55.

[28] Toda K, Fujita T, Domae K, Shimahara Y, Kobayashi J, Nakatani T. Late aortic insufficiency related to poor prognosis during left ventricular assist device support. Ann Thorac Surg. 2011; 92: 929-34.

[29] Aggarwal A, Raghuvir R, Eryazici P, Macaluso G, Sharma P, Blair C, et al. The development of aortic insufficiency in continuous-flow left ventricular assist device-supported patients. Ann Thorac Surg. 2013; 95: 493-8.

[30] Jorde UP, Uriel N, Nahumi N, Bejar D, Gonzalez-Costello J, Thomas SS, et al. Prevalence, significance, and management of aortic insufficiency in continuous flow left ventricular assist device recipients. Circ Heart Fail. 2014; 7: 310-9.

[31] Baumgartner H, Hung J, Bermejo J, Chambers JB, Evangelista A, Griffin BP, et al. Echocardiographic assessment of valve stenosis: EAE/ASE recommendations for clinical practice. J Am Soc Echocardiogr. 2009; 22:1-23; quiz 101-2.

[32] Zoghbi WA, Enriquez-Sarano M, Foster E, Grayburn PA, Kraft CD, Levine RA, et al. Recommendations for evaluation of the severity of native valvular regurgitation with two-dimensional and Doppler echocardiography. J Am Soc Echocardiogr. 2003; 16: 777-802.

[33] Ammar KA, Umland MM, Kramer C, Sulemanjee N, Jan MF, Khandheria BK, et al. The ABCs of left ventricular assist device echocardiography: a systematic approach. Eur Heart J Cardiovasc Imaging. 2012; 13: 885-99.

[34] Horton SC, Khodaverdian R, Chatelain P, McIntosh ML, Horne BD, Muhlestein JB, et al. Left ventricular assist device malfunction: an approach to diagnosis by echocardiography. J Am Coll Cardiol. 2005; 45: 1435-40.

[35] Schwarz KQ, Parikh SS, Chen X, Farrar DJ, Steinmetz S, Ramamurthi S, et al. Non-invasive flow measurement of a rotary pump ventricular assist device using quantitative contrast echocardiography. J Am Soc Echocardiogr. 2010; 23: 324-9.

[36] Uriel N, Morrison KA, Garan AR, Kato TS, Yuzefpolskaya M, Latif F, et al. Development of a novel echocardiography ramp test for speed optimization and diagnosis of device thrombosis in continuous-flow left ventricular assist devices: the Columbia ramp study. J Am Coll Cardiol. 2012; 60: 1764-75.

[37] HeartMate II LVAS: clinical operation & patient management. Pleasanton, CA: Thoratec Corporation; 2011.

作者：Cyril Varughese, Ajith P. Nair 和 Jordan Chaisson

12 装置血栓的诊断

介绍

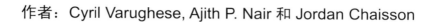

随着连续流左心室辅助装置变得更加流线型和更小型化，泵的血栓和溶血反而成了植入后的严重并发症。涉及连续流左心室辅助装置（LVAD）的早期研究显示，泵植入初期血栓形成的发生率为每患者每年 0.014～0.03 次[1]。另有研究回顾了从 2005 年到 2007 年间的数据，显示发生泵血栓的患者占比约为 4%[2]。最近来源于 INTERMACS 的数据分析进一步揭示了可能的风险因素，如年龄、性别和 BMI（身体质量指数）等可能使患者更容易发生泵血栓[3]。平衡抗凝治疗和出血风险仍然是临床医生在植入 LVAD 后面临的一个挑战。抗凝治疗以及抗血小板治疗因机构而异，但主要目标仍然是减少患者出血和泵血栓形成的风险。多数中心使用的最重要指标仍然是国际标准化比值（INR），泵血栓风险较高的患者其典型目标值在 2～3 甚至 2.5～3.5。ISHLT（国际心肺移植协会）的现行指南建议 HeartMate II 和 HeartWare 装置的 INR 范围是 2.0～3.0。然而，尽管进行了积极的抗凝治疗，但患者仍然有可能会发生装置血栓，早期检测可对提高整体存活率起到关键作用。

病因

虽然目前没有发现任何一个单一因素会引发左心室辅助装置血栓，但几个因素的共同作用可能造成某些患者的血栓。首次评估应侧重于鉴别那些自身易形成血栓的患者。根据各种机构的指南，通常在装置植入之前进行泵血栓形成的风险评估。那些已经处于高风险的患者（高凝状态，自身免疫性疾病，恶性肿瘤）虽然不是机械循环支持的直接禁忌证，但在植入装置之前需要进行详细的检测。患者的体重也会导致潜在泵血栓形成。正如先前的研究揭示的低 BMI 患者人群（$< 18.5\text{kg/m}^2$）泵血栓形成的风险小，肥胖甚至病态肥胖的患者泵血栓形成的风险高[3,4]。早期的回顾性研究表明，BMI 大于 30 的患者形成泵血栓的风险增加[3]。通过分析 INTERMACS 的数据，发现女性早期泵血栓发生率高，这可能是由于女性左心室尺寸更小的缘故[3]。即使在植入装置后，也必须警惕可能引发患者血栓的其他因素。在 LVAD 植入后，导线感染和/或泵囊袋感染会促进血栓前期的状态形成，从而导致泵血栓的风险增加[5]。

除了评估患者泵血栓形成的内在风险，外部因素也对泵血栓的形成有影响。减少泵血栓形成的一个关键因素仍然是严格的抗凝治疗。有一篇关于不同 LVAD 植入中心的综述文章指出，部分泵血栓发生率提高排第 2 位的原因是降低了抗凝目标[6]。当患者处于急性胃肠道出血等风险时，抗凝治疗变得非常困难。通常为了减少 GI（胃肠道）出血的发生率，会降低泵速以保持一些脉动特性。这带来的间接结果可能是流过血泵的血液减少，阻碍了电机本身的充分散热，从而增加了血栓形成的风险。通过对 HeartMate Ⅱ 血泵低轴向流速的情况进行流场仿真，证明了一旦流量降至 3.8L / min 就会出现血栓形成早期的现象，这支持了先前的研究结果，即低流量会大大增加泵血栓形成的风险[7,8]。除了保持适当的抗凝目标和调整转速外，评估装置本身也很重要，这样可以确定出入口连接管路的某些特定方位可能会增加泵血栓形成的倾向。早期 HeartMate XVE 心室辅助装置的纹理表面使泵血栓的发生率减小，这是由于其表面形成的一层生物薄膜减少了凝血酶沉积。遗憾的是，新的左心室辅助装置入口管上类似的纹理表面未能在一定程度上重复先前的效果。

泵血栓的定位

确定泵血栓形成的区域也很具有挑战性。通常，机械连续流血泵可划分为三个易形成血栓的区域：入口管、泵体和出口管。实验室测试有助于帮助诊断泵血栓的形成，2D 超声心动图和 CT 血管造影也有助于确定泵血栓形成的位置。

通常可以使用 2D 超声心动图评估入口管的方位。通常，入口管的角度偏向室间隔或者靠近乳头肌都会增加入口附近形成血栓的可能。因为特定的机械结构，入口管的直接可视化程度会受到超声心动图超声信号丢失的影响。用连续波多普勒观察，入口管流速 > 1.5 m/s 表明入口血栓或抽吸事件[9]。由于成像的限制，识别泵内部的血栓是很困难的。金属电机外壳的表面在做 CTA 时会有严重的条纹状伪影，使得直接观察泵体内部的血栓变得非常困难。通常，可以在手术室中直接目视观察或在生产车间分解装置来完成对电机壳体等血栓的评估。

与评价入口管的方法类似，连续流 LVAD 的出口管可以通过 CTA 的 3D 重建技术实现可视化（见图 12.1）。这可以帮助临床医生确定是否存在扭结阻碍出口管道内的血液流动。

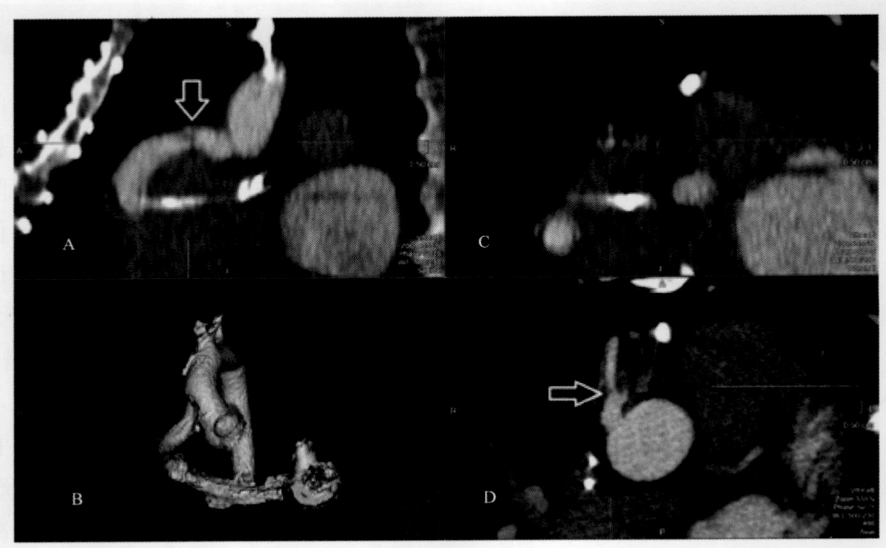

图 12.1 左心室辅助装置 CT 血管造影。A. 在造影剂给药后，沿着出口管的末端部分可以看到充盈缺损。B. 完整的 LVAD、出口管和升主动脉三维重构。C. 出口管的正交视图。D. 进一步观察出口管末端由血栓造成的充盈缺损

根据二维超声心动图也可以评估 LVAD 出口管道内的流速。通常，如果多普勒估算血流的速度 > 2m / s，则预示可能有堵塞[9]。

泵血栓的诊断

评估患者急性血栓的形成通常从临床评估开始，但最终除了各种成像方法外，还需要进行实验室测试（见图 12.2）。实验室测试的主要目标之一仍然是检测溶血的存在。溶血的临床症状通常与实验室检测结果一致。因泵血栓造成的溶血会引起血红蛋白破坏的增加，这可能导致患者的尿液变黑。当泵血栓形成时，流量减小，妨碍了左心室充分卸载。很快，患者可能会感觉到与装置植入前缺血性心力衰竭类似的症状。一旦出现这些临床症状，必须从实验室分析开始评估泵血栓的形成。在一篇回顾性研究论文中，作者提到在成像检测或泵参数明显变化前血液学标记物是预测泵血栓形成的更好标志[10]。大部分先进的心脏研究中心常规筛查植入左心室辅助装置患者的方法是检查乳酸脱氢酶（LDH）水平[11]。长期监测患者的 LDH 趋势是评估逐渐形成的泵血栓和急性泵血栓的关键。前者的 LDH 数值倾向于稳定升高，而后者的 LDH 数值可能突然上升。一旦 LDH 水平超过正常值的 2～2.5 倍，应确诊是否发生了部分或全部泵血栓。此外，血浆游离血红蛋白水平是另一种确定溶血的实验室检测方法。如果两次独立的游离血红蛋白水平都大于 40mg/dL，就说明正在发生溶血。将升高的 LDH 和血浆游离血红蛋白读数与其他常见的溶血标志物相结合，例如降低的

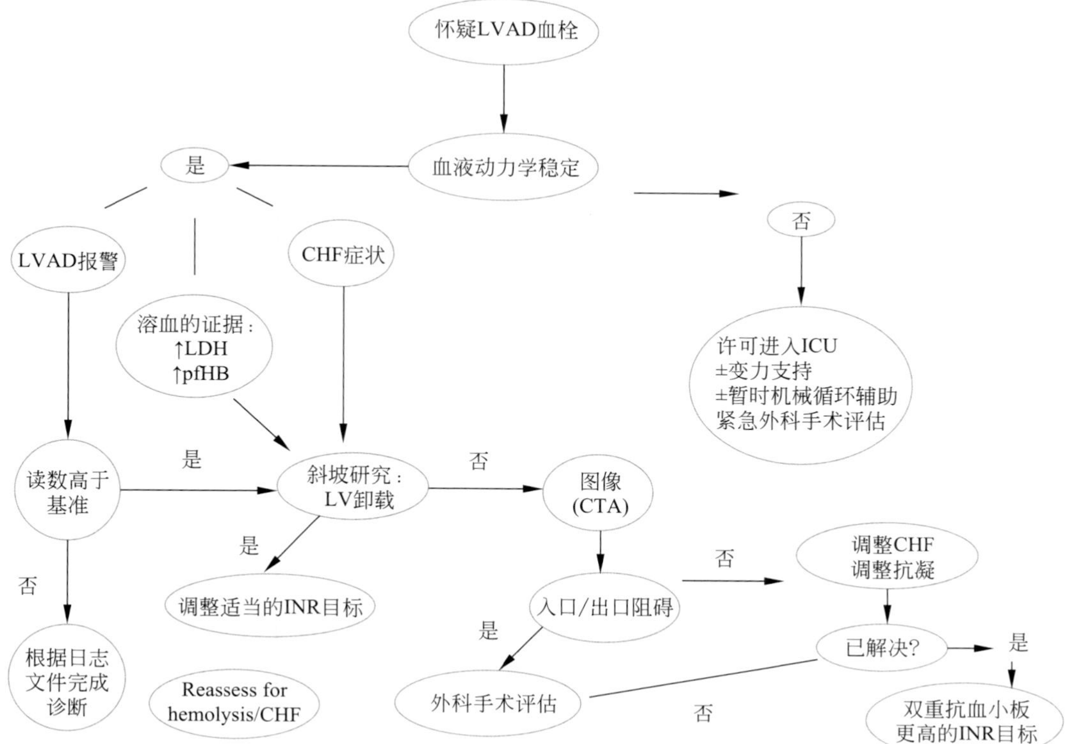

图 12.2 诊断和管理急性泵血栓的流程图。LVAD 异常报警包括功率读数 > 10W 或超过患者的基准值 2W。溶血的依据是 LDH 为正常上限的 2～2.5 倍和血浆游离血红蛋白（pfHb）> 40mg / dL

血红蛋白、血细胞压积和结合珠蛋白、增加的间接胆红素，这些都是由于泵血栓而导致发生溶血的强有力指征。

除了溶血的实验室测试之外，还可以使用各种影像学研究来评估 LVAD 的位置和左心室卸载能力。对疑似泵血栓形成患者进行的第一次影像学检查应该是胸部 X 光检查。胸部 X 光片不仅可用于评估缺血性心力衰竭引起的肺淤血，还可用于评估入口管的移位或任何扭结（人工血管）。除了标准的胸部 X 光检查外，胸部 CTA 在评估出口和入口管时也很有用。如前所述，入口管的位置以及 LV 尺寸和泵血栓可能形成的位置都可以通过 CT 血管造影来观察。出口管也可以充分可视化以确定是否有任何部位存在血栓或弯折。大多数急性泵血栓患者由于持续的溶血会存在肌酐水平升高的趋势，从而需要静脉造影剂而增加了 CTA 的难度。当面对一个出现急性泵血栓的患者时，由低心排量导致肾灌注恶化的风险也是一个需要考虑的重要因素。

在评估疑似泵血栓患者时，二维超声心动图是一种有用的工具。当发生泵血栓时，LV 的充分卸载变得困难，最后导致左心室舒张末期的直径增大。如果左心室尺寸比先前相似转速下的基准尺寸还要大，这就可能代表泵故障。在 2D 超声心动图上观察二尖瓣反流也是一个有用的手段，可以帮助判定在确定泵速下 LV 是否充分卸载。虽然正常的 LVAD 基线速度可能存在轻微的二尖瓣反流，但理论上增加 LVAD 转速应该能够使 LV 充分卸载以减少或最小化二尖瓣反流的存在。一旦形成泵血栓，在较高速度下依然不能进行足够的 LV 卸载，尽管 LVAD 转速设置较高，但严重的二尖瓣反流可能仍然存在。主动脉瓣是在 2D 超声心动图上可以看到的帮助确定泵在更高速度下 LV 是否充分卸荷的另一种手段。在更高的转速下，正常的左心室辅助装置应该将左心室卸载的大部分血流导向 LVAD 而不是左心室流出道。因此，在较高的 LVAD 转速下可以看到较小限度的主动脉瓣打开，这表示泵的功能充足。对疑似泵血栓患者进行转速渐变研究时应谨慎。根据血栓的位置，如果进行泵转速调整，很可能发生末端栓塞。通常 HeartMate Ⅱ LVAD 每次增加 200r / min 转速，而 HeartWare HVAD 转速每次增加 20r / min。早期的研究表明使用转速渐变超声心动图有助于评估 HeartMate Ⅱ LVEDD 的性能，但这与评估 HVAD 并没有很好的关联[12]。

在无法从 CTA 或 2D 超声心动图中获得充足信息的情况下，根据右心导管检查评估的心输出量和血流动力学可以确定在不同泵转速下 LV 卸载是否充分。右心导管术与 2D 超声心动图或 CTA 相比的一个优点是能够同时测量左心和右心的压力。转速渐变测试时右心导管检查的具体方案可能因机构而异；然而，类似于转速渐变超声心动图研究，其可以实现在不同转速下多种数值的测量，例如心输出量、肺毛细血管楔压（PCWP）和右心充盈压。一个正常运行的泵，在较高的转速下，心输出量增加，PCWP 降低，并且较高的前负荷导致右心充盈压可能增加。

左心室装置功率波动或脉动指数的变化也可用于帮助诊断泵血栓形成。通常，泵血栓经常导致高功率尖峰伴随着低脉动指数。应该注意避免基于单一的泵参数变化就做出临床决策，而是应该对比一个患者的基准值评估 LVAD 参数的变化。通常泵血栓会导致功率示数 > 10W 或持续高出患者基准值 2W[13]。最近，关于泵血栓形成的研究建议识别多种因素，如明显的溶血、缺血性心力衰竭症状、影像学异常或转速渐变研究表现异常，和/或异常泵参数，这些因素都可以帮助进行诊断。

管理和治疗

会导致泵停转的急性血栓可能危及生命，这取决于自然心脏功能还残存多少功能。对于完全依赖于左心室辅助装置维持心输出量的患者（例如主动脉瓣缝合患者），急性血栓的形成会导致严重的血液动力学异常和死亡。早期发现和管理对于稳定患者状况和确定进一步的治疗策略至关重要。

管理泵血栓患者的第一步是评估患者的血流动力学稳定性（见图 12.2）。如前所述，心输出量完全依赖其辅助装置的那些患者在临床表现上会迅速恶化。这些患者通常需要正性肌力药物，并且在某些情况下需要临时的机械循环支持。对那些处于休克状态且对药物治疗无反应的患者，则需要紧急评估是否需要换泵，并且手术不应延迟从而降低终末器官损伤。除了正性肌力药物支持外，还必须注意抗凝治疗。抗凝治疗的第一条仍然是静脉注射肝素；如果存在禁忌证或血栓无法解除，则必须考虑使用直接凝血酶抑制剂。实验室检测可用于诊断溶血，可通过趋势确定泵血栓是否持续存在或正在缓解。一旦患者血流动力学稳定，除了转速渐变研究之外，还可以对泵本身进行进一步评估，以确定是否正在进行适当的 LV 卸载。

如果溶血的症状通过调整抗凝和抗血小板的方案得到缓解，那么必须仔细评估以确定泵血栓是否真正得到解决。可能需要连续的转速渐变超声心动图研究来验证是否已有足够的左心室卸载和溶血症状是否消失。对这些患者，可能需要更高的 INR 目标和额外的抗血小板治疗，以最大限度地降低未来装置血栓形成的风险。在把装置植入作为心脏移植的过渡治疗的情况下，出现明显的溶血、泵装置功能障碍或影像检测出泵血栓的患者有资格获得 UNOS 1A 移植身份。

大多数泵血栓患者最终需要手术置换。有多种因素会影响将泵取出的手术，例如出血风险、潜在的肺部疾病、BMI 和任何持续感染。当需要手术换泵时一个常见的讨论是与二次开胸相关的风险。手术切除和置换 LVAD 的二次开胸需要考虑是否将装置完全暴露在术野。当入口管的位置需要调整或整个泵需要更换时，实施再次开胸非常必要。如果担心出口管存在血栓，这种方法也特别有用。然而，这种方法对已经接受过开胸手术的患者确实存在几个相关的风险因素。由于疤痕和炎症夹层的形成，表面会变得难以观察，这会增加接下来开胸手术的出血风险。然而，最近一项研究表明，二次开胸与首次开胸患者术后并发症的结果是几乎相似的[14]。替换左心室辅助装置的另一种手术方法，特别是 HeartMate Ⅱ，是肋下入路。如果认为泵血栓位于入口管则可以避免开胸手术，通常考虑使用肋下入路进行手术移除[15]。

结论

左心室辅助装置的血栓是一种并发症，在先进的心脏研究中心的临床医生对其会有更恰当的管理。虽然每个机构都有自己的泵血栓治疗方案，但明确了解诱发因素和进一步的临床检查有助于及时诊断。对患者的早期诊断和稳定可以为之后的手术置换带来更好的预后结果。

参考文献

[1] Slaughter MS, Rogers JG, Milano CA, Russell SD,Conte JV, Feldman D, et al. Advanced heart failure treated with continuous-flow left ventricular assist device. N Engl J Med. 2009; 361: 2241-51.

[2] Park SJ, Milano CA, Tatooles AJ, Rogers JG, Adamson RM, Steidley E, et al. Outcomes in advanced heart failure patients with left ventricular assist devices for destination therapy. Circ Heart Fail. 2012; 5: 241-8.

[3] Kirklan JK, Naftel DC, Pagani FD, Kormos RL,Myers S, Acker MA, et al. Pump thrombosis in the Thoratec HeartMate II device: an update analysis of the INTERMACS Registry. J Heart Lung Transplant. 2015; 34: 1515-26.

[4] Kilic A, Acker MA, Pavan A. Dealing with surgical left ventricular assist device complications. J Thorac Dis. 2015; 7(12): 2158-64.

[5] Trachtenberg BH, Cordero-Reyes AM, Aldeiri M,Alvarez P, Bhimaraj A, Ashrith G, et al. Persistent blood stream infection in patients supported with a continuous-flow left ventricular assist device is associated with an increase risk of cerebrovascular accidents. J Card Fail. 2015; 21(2): 119-25.

[6] Starling RC, Moazami N, Silvestry SC, Ewald G,Rogers JG, Milano CA, et al. Unexpected abrupt increase in left ventricular assist device thrombosis. N Engl J Med. 2014; 370: 33-40.

[7] Yang F, Kormos RL, Antaki JF. High-speed visualization of disturbed pathlines in axial flow ventricular assist device under pulsatile conditions. J Thorac Cardiovasc Surg. 2015; 150(4): 938-44.

[8] Hurst TE, Moazami N, Starling RC. Left ventricular assist device thrombosis in the setting of left ventricular recovery. J Heart Lung Transplant. 2014; 34: 622-3.

[9] Stainback RF, Estep JD, Agler DA, Birks EJ, Bremer M, Hung J, et al. Echocardiography in the management of patient with left ventricular assist devices:recommendations from the American Society of Echocardiography. J Am Soc Echocardiogr. 2015; 28: 853-909.

[10] Bartoli CR, Ghotra AS, Pachika AR, Birks EJ,McCants KC. Hematologic markers better predict left ventricular assist device thrombosis than echocardiography or pump parameters. Thorac Cardiovasc Surg. 2014; 62(05): 414-8.

[11] Pamboukian SV, Elliot T, Mohacsi P, Potapov EV,Russell SD, Teuteberg JJ. The 2013 International Society of Heart and Lung Transplantation guidelinesfor mechanical circulatory support: task force 5: outpatient management of the mechanical circulatory support device recipient. J Heart Lung Transplant. 2013; 32(2): 157-87.

[12] Uriel N, Levin AP, Sayer GT, Mody KP, Thomas SS, Adatya S, et al. Left ventricular decompression during speed optimizations ramps in patients supported by continuous-flow left ventricular assist devices: device specific performance characteristics and impact on diagnostic algorithms. J Card Fail. 2015; 21: 785-91.

[13] Maltais S, Kilic A, Nathan S, Keebler M, Emani S, Ransom J, et al. PREVENtion of HeartMate II pump thrombosis through clinical management:the PREVENT multi-center study. J Heart Lung Transplant. 2017; 36: 1-12.

[14] Tsiouris A, Brewer RJ, Borgi J, Hodari A, Nemeh HW, Cogan CM, et al. Is Resternotomy a risk for continuous- flow left ventricular assist device outcomes. J Card Surg. 2012; 28: 82-7.

[15] Halbreiner MS, Tong MZ, Moazami N. Subcostal approach to replacement of a HeartMate II device: indication and technique. Oper Tech Thorac Cardiovasc Surg. 2014; 19: 443-53.

作者：Tadahisa Sugiura 和 Masashi Kawabori

13 设备更换：左侧肋下入路的THI技术

前言

由于心脏移植的等待时间较长或将辅助装置作为最终治疗手段，连续式左心室辅助装置（CF-LVAD）正在被用于长期支持终末期心力衰竭的患者。辅助装置长时间的持续使用使 CF-LVAD 的更换更为常见。在本章中，我们通过左肋下入路的方法介绍 HeartMate Ⅱ（St. Jude Inc., St. Paul, MN）血泵的更换技术。

术前注意事项

当泵血栓形成、泵感染或经皮导线发生问题时，需要进行 CF-LVAD 的更换。在更换手术前，必须进行完整的系统检查[1]，包括体检、病史和药物依赖性的检查。所有患者均应进行超声心动图检查以评估其血流动力学，而计算机断层扫描是制定外科手术策略必要的手段。根据这些信息，外科医生会考虑是否需要全部或者部分更换设备。如果只需要更换血泵，则可以通过左肋下入路的方法进行。

手术前需要调整患者的状态，如果患者的血流动力学状态受损，应立即开始使用正性肌力药物或临时机械循环支持。机械呼吸支持和肺血管扩张剂（如一氧化氮和依前列醇）可用于治疗右心衰竭，Swan-Ganz 导管可用于评估心脏功能以及优化心脏容积状态，手术前应排除严重的神经系统问题。

术前有泵感染的患者需要进行积极的抗生素治疗，术前应纠正各种凝血异常并逆转抗凝效果。

左肋下入路法血泵更换技术

我们通过左肋下入路的技术进行单个血泵更换，这种技术不需要将胸骨切开[2]。如果在大约 6000r / min 的转速下患者能够保持足够的血液动力学参数，则无需 CPB 即可完成更换，但是当需要 CPB 时则需要暴露股动脉。左肋下切口在左肋缘下方两指宽度处，从中线到腋中线，在腹部肌肉组织延伸至血泵假囊。为了充分暴露手术视野，必须使用重型自保持式卷收器（Thompson Surgical Instruments, Inc., Traverse City, MI）（见图 13.1A）。一只手向前在头侧拉动左肋骨，另一只手将肋骨笼的左侧从侧面收回。切口通常延伸至中线右侧数厘米处，切除肋骨连接，使血泵出口移植环和可拆卸的出口弯管安全阀之间的连接环向

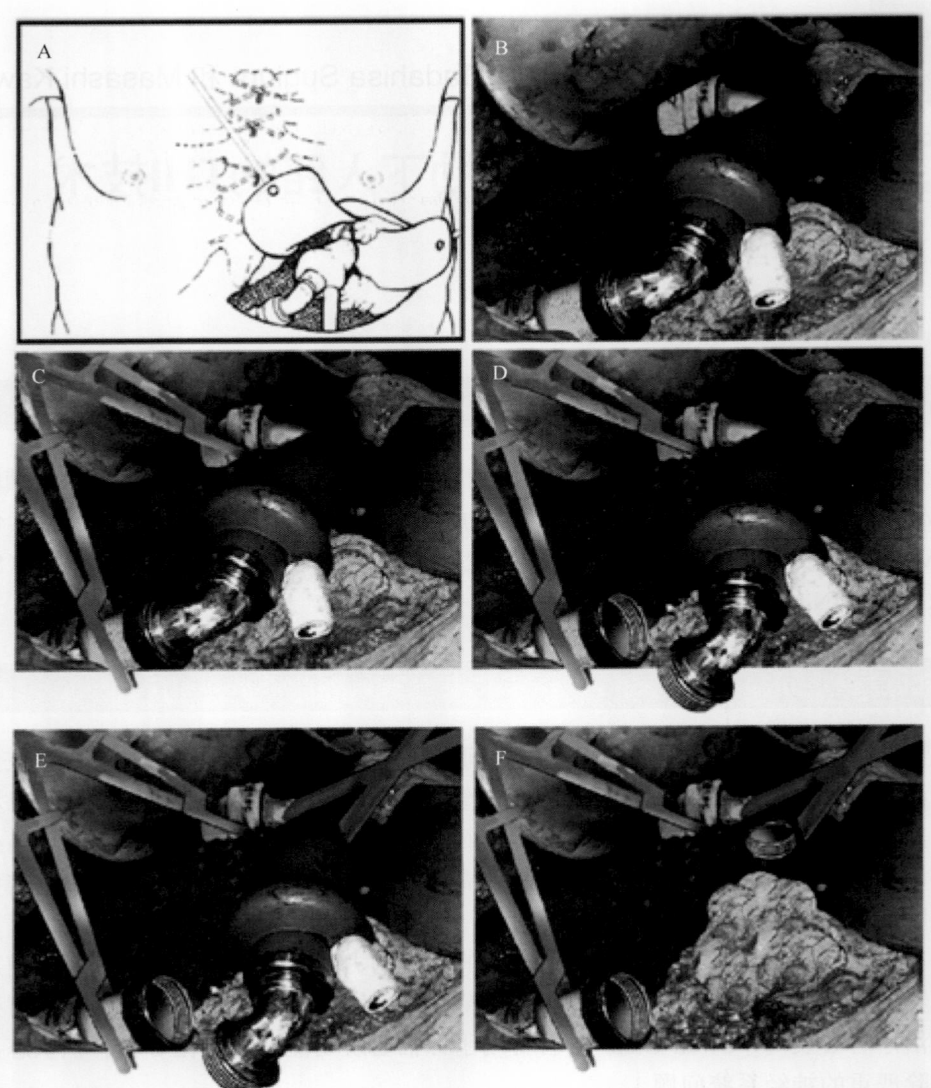

图 13.1 A. 在延长的左肋下切口处暴露血泵。一个自保持式卷收器对于观察围绕血泵入口移植的白色硅橡胶波纹管是非常有效的。B. 断开血泵出口的弯管安全阀，以便暴露出口流道。在确保血流动力学稳定性后，关闭血泵电源并切断经皮导线。C. 立即将血管夹放置于流出管和硅橡胶流入波纹管上，防止血液逆流通过停用的血泵。D. 将血泵从流出管的弯曲钛管上拧下。通过短暂释放血管夹确认血液的快速回流，确保出口移植的充分性。E. 泵夹用于固定泵入口处的套环。F. 固定套环时，逆时针转动血泵，直到可以将其从入口拆下。为了确保血液充分流入血泵，需要通过暂时松开入口波纹管上的血管夹判断入口是否有大量出血。按照相反的顺序执行这些步骤，植入新的血泵

暴露。分离弯管安全阀，并在血泵流出道移植物周围进行解剖，以留出足够的空间放置血管夹（见图 13.1B）。应避免对血泵流出管的过度牵引，过度牵引容易损坏流出管并引起管道狭窄。

之后在血泵入口套管周围进行额外的解剖，以便在烧结钛入口套管和血泵之间的白色硅弹性波纹管上放置血管夹。当放置血管夹时，波纹管和流出道被夹紧并暂时阻断血液流入（见图 13.1C）。将旧的经皮导线沿圆周切割数厘米，以便在拆卸血泵时可以轻松切断。

通过全身给药注射肝素抗凝并逐渐降低血泵转速，将 HeartMate Ⅱ从患者身上小心取下。在没有 CF-LVAD 支持的情况下，利用经食管超声心动图确定血流动力学稳定性能否维持 10～15min，在此期间根据需要使用正性肌力药物和血管活性剂，左心室功能异常的患者可能需要 CPB 支持。

将新的经皮导线穿过腹壁，并在适当的位置引出。不要使用新血泵附带的入口组件，如果它们已经连接到新血泵的外壳上，则应将它们拆下。将两个血管夹放置在出口移植物的外露部分和硅弹性波纹管上并切断旧的经皮导线。逆时针旋转流出环以分离血泵流出管（见图 13.1D），外科医生通常需要使用泵夹来松开颈圈。入口套环用泵夹固定（见图 13.1E），而旧的血泵壳（现在已从血泵出口和经皮导线断开）则逆时针旋转以将其从旧的入口部件上拧下（见图 13.1F）。

将新的血泵连接到旧的出入口组件上。如果不能确定流入管的通畅性，可以释放硅弹性波纹管上的血管夹，通过心跳确保血液快速回流。这种操作可能导致引气，但这种情况发生的可能性不大，因为这些患者的左心室舒张压更高。如果入口部分受阻，外科医生应考虑启动 CPB 并修复入口，可以通过现有的肋骨下切口或者重做胸骨切开术。我们将新血泵固定到旧的流入管部件上，首先使用泵夹固定流入口轴环，然后顺时针转动整个泵，将新血泵拧入轴环。在接合流入口套环上的螺纹之前，我们将新的血泵逆时针旋转几圈以防止经皮导线干扰连接过程。

将流出管连接到新的血泵上，我们需要确认流出管的通畅性。通常情况下，我们通过释放流出管血管夹来确保动脉快速回流。然而在某些情况下，我们通过将针插入夹具近端的流道并将针头连接到传感器来测量流道内部压力。任何流出管内部的压力与全身动脉压力之间的差异都可能是血泵流出管狭窄的迹象，可能需要进行血泵流出管修复。

将一个 19 号针头插入流出管中进行脱气，启动 LVAD 并逐渐增加转速，通过经食管超声心动图监测血流动力学和左心室大小。注射鱼精蛋白保持止血，以标准方式分层缝合伤口。

参考文献

[1] Gregoric ID. Exchange techniques for implantable ventricular assist devices. ASAIO J. 2008; 54(1): 14-9.

[2] Cohn WE, Mallidi HR, Frazier OH. Safe, effective off-pump sternal sparing approach for HeartMate II exchange. Ann Thorac Surg. 2013; 96(6): 2259-61.

作者：Chitaru Kurihara

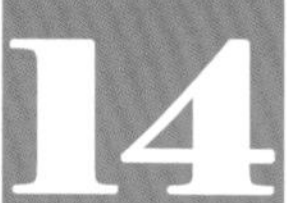

机械循环支持是长期连续流左心室辅助装置过渡到心脏移植的桥梁

介绍

在过去的10年中，用于长期治疗的左心室辅助装置（LVADs）数量呈指数级增长[1-3]。此外，植入机械装置的适应证随着时间的推移而逐步扩大，目前已包括心源性休克、过渡到移植（BTT）、过渡到决策（BTD）和终点治疗（DT）。基于它们的特征，装置可以按用途分类，包括短期辅助装置和长期辅助装置、心室辅助装置和完全心脏替代装置（即全人工心脏）。本章将重点介绍LVAD作为BTT的长期辅助，并将涵盖与此相关的关键因素，包括装置的类型、使用短期机械循环支持（MCS）过渡到BTT，以及患者选择的重要性。

患者选择

审慎的患者选择是使用LVAD并取得良好临床结果的关键因素。得克萨斯心脏研究所和贝勒医学院临床LVAD的数据分析表明，术前低水平的白蛋白或前白蛋白和高评分的终末期肝病模型——不包括INR得分（MELD-XI），预示着患者植入LVAD后效果可能并不理想（见图14.1(a)–(c)）。术前营养不良已被证明会增加接受心脏手术患者的术后发病率和死亡率[4]。营养不良的术前诊断可以帮助确定可能从改善营养状况中受益的患者。在发生终末器官衰竭之前将LVAD植入患者也很重要。

LVAD植入的禁忌证包括不可逆的终末器官衰竭，特别是肾、肝和呼吸系统，它们均预示着临床效果不佳[5-7]。严重的、不可恢复的神经功能性障碍也是LVAD植入的禁忌证。全身性败血症将对接受LVAD植入的患者造成重大风险，因为它可导致极度难治性血管扩张和感染发生率的增加，如与器械相关的心内膜炎的发生[8,9]。患有败血症的患者应在LVAD植入前1周内两次血液培养阴性，以证明感染已从血液中清除。LVAD植入的另一个禁忌证是存在预期寿命低于2年的恶性肿瘤。这些禁忌证中的每一个都需要适当的决策和评估。对于依赖药物治疗并且CD4计数正常且检测不到病毒水平的人类免疫缺陷病毒（HIV）感染的患者，可考虑进行LVAD植入。

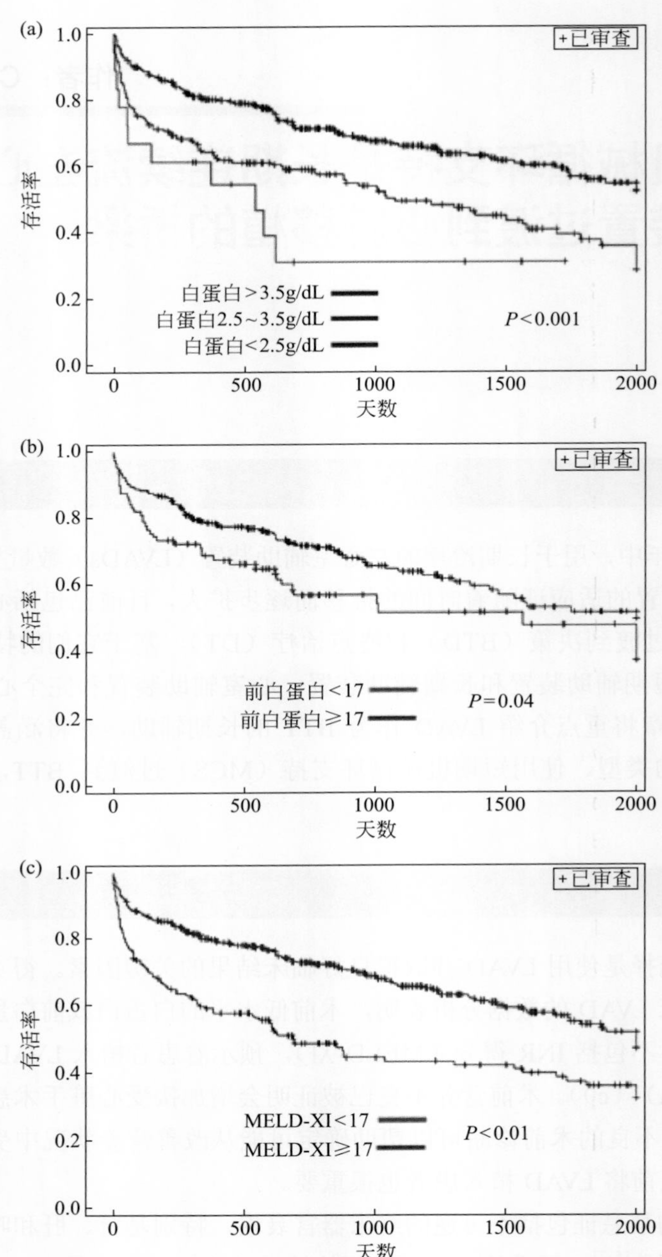

图 14.1（a)术前白蛋白水平正常(≥3.5g / dL)，中度低蛋白血症(2.5~3.5g / dL)和严重低蛋白血症(< 2.5 g/dL)的患者生存曲线。(b）术前白蛋白水平≥17 或 < 17 的患者生存曲线。(c）术前 MELD 评分≥17 或<17 的患者生存曲线

装置类型

使用短期 MCS

来自机械辅助循环支持国家注册登记系统（INTERMACS）的患者数据表明，分级为 1

级的患者（严重心源性休克）发病率和死亡率最高。因为 INTERMACS 分级为 1 级的患者生存率很低（1 年生存率从 65%到 76%），接受 LVAD 植入的患者人群正在从 1 级转向疾病严重程度较轻的患者，如 2 级或 3 级患者。2008 年，INTERMACS 注册的 LVAD 植入患者中有 30% 是 1 级患者，而到 2013 年这一比例已降低至 15%。因此，短期 MCS 已经成为心源性休克患者治疗策略的必要组成部分，并且植入短期 MCS 设备作为决策的过渡手段已经得到普及。该方法用于稳定患者的血液动力学状态并可改善终末器官功能，从而降低植入 LVAD 相关的手术风险[10,11]。采用合理的短期 MCS 可降低 LVAD 植入前的手术风险，稳定血液动力学并改善终末器官功能。最常用的短期 MCS 装置是主动脉内球囊反搏泵（IABP）；其他形式的 MCS 包括 TandemHeart（CardiacAssist Inc.，Pittsburgh，PA），Impella（Abiomed，Danvers，Massachusetts，MA），静动脉体外膜肺氧合(VA-ECMO)，和 CentriMag（Thoratec Corporation，Pleasanton，CA）装置。

适当的患者选择是当前 MCS 规范化治疗的核心原则。事实上，与药物治疗更稳定的患者相比，依赖于正性肌力药物并迅速恶化的患者和出现终末器官功能障碍的患者会有不可接受的后果，包括接受长期 LVAD 支持且存活至出院的患者，1 年死亡率接近 50%[12,13]。在 LVAD 植入前接受短期 MCS 的患者比仅接受 LVAD 的患者更严重，短期 MCS 可用于在 LVAD 植入前改善患者的状况并增加其作为长期 MCS 候选者的可能。尽管基线状况较差，但接受过 MCS 支持的患者与仅接受 LVAD 患者的结果相似，这表明短期 MCS 可降低术前风险并获得与仅使用 LVAD 支持相似的结果。在随机分配接受经皮心室辅助装置（pVAD，包括 TandemHeart 和 Impella）或 IABP 支持的心源性休克患者的数据分析中，尽管 pVAD 支持改善血液动力学，但各组之间的结果相似[13,14]。使用 MCS 的临床标准事实上很难确定，在我们中心，当患者在最大剂量的药物支持下，还出现明显的血流动力学不稳定或终末器官功能障碍的迹象（如肾脏或呼吸衰竭）时，就会采用短期 MCS。前期的研究表明，VA-ECMO 与 pVAD 一样安全有效，可以使患者过渡到更高级的治疗，如心脏移植或长期 LVAD 支持[15-18]。然而，VA-ECMO 患者恢复或坚持到下一阶段治疗的生存率仅为 40%～50%。pVAD 相对于 ECMO 的一个潜在优势是它们的设计和作用机制允许心室直接卸载负荷，从而减少心肌需氧量和衰竭心脏的负荷[19]。相比之下，相当多 ECMO 支持的患者可能会出现难治性肺水肿，必须进行心室减压随后增加后负荷[20]。

使用长期 MCS

用于长期机械支持的轴流泵：Thoratec HeartMate Ⅱ

我们研究中心最常用的泵是 Thoratec HeartMate Ⅱ LVAD（HM Ⅱ；Thoratec Corp.），它是一种由钛制造的轴流式旋转泵。比 Thoratec HeartMate XVE（XVE；Thoratec Corp.）更小，HM Ⅱ泵体采用微创的手术方法植入腹膜腔。它可以在 6000～15000r / min 的转速下提供高达 10L / min 的流量，通过左室心尖或膈肌流入并通过升主动脉流出。一个小的经皮电缆从右上腹部的皮肤引出。患者接受华法令全身抗凝治疗和阿司匹林抗血小板治疗，以预防血栓。美国食品和药品管理局（FDA）已批准 HM Ⅱ应用于 BTT 和 DT。

用于长期机械支持的离心泵：HeartWare

HeartWare HVAD（HVAD；HeartWare International Inc.，Framingham，MA）是一种没有机械轴承的离心泵，重 145g，排量为 $45cm^3$。它可以在 2000～3000r / min 下提供高达 10L / min 的流量。该装置植入心包腔而不需要腹部切口，入口管插入到左心室中。一根柔软的电缆（直径 4.2mm）从上腹部穿出。HVAD 已经被 FDA 批准应用于移植过渡和终点治疗。

参考文献

[1] John R, Kamdar F, Liao K, Colvin-Adams M, Boyle A, Joyce L. Improved survival and decreasing incidence of adverse events with the HeartMate II left ventricular assist device as bridge-to-transplant therapy. Ann Thorac Surg. 2008; 86(4): 1227-34; discussion 1234-25.

[2] Slaughter MS, Pagani FD, Rogers JG, et al. Clinical management of continuous-flow left ventricular assist devices in advanced heart failure. J Heart Lung Transplant. 2010; 29(4 Suppl): S1-39.

[3] Slaughter MS, Rogers JG, Milano CA, et al. Advanced heart failure treated with continuous-flow left ventricular assist device. N Engl J Med. 2009; 361(23): 2241-51.

[4] Rich MW, Keller AJ, Schechtman KB, Marshall WG Jr, Kouchoukos NT. Increased complications and prolonged hospital stay in elderly cardiac surgical patients with low serum albumin. Am J Cardiol. 1989; 63(11): 714-8.

[5] Gracin N, Johnson MR, Spokas D, et al. The use of APACHE II scores to select candidates for left ventricular assist device placement. Acute Physiology and Chronic Health Evaluation. J Heart Lung Transplant. 1998; 17(10): 1017-23.

[6] Oz MC, Goldstein DJ, Pepino P, et al. Screening scale predicts patients successfully receiving long-term implantable left ventricular assist devices. Circulation. 1995; 92(9 Suppl): II169-73.

[7] Rao V, Oz MC, Flannery MA, Catanese KA, Argenziano M, Naka Y. Revised screening scale to predict survival after insertion of a left ventricular assist device. J Thorac Cardiovasc Surg. 2003; 125(4): 855-62.

[8] Argenziano M, Catanese KA, Moazami N, et al. The influence of infection on survival and successful transplantation in patients with left ventricular assist devices. J Heart Lung Transplant. 1997; 16(8): 822-31.

[9] Schulman AR, Martens TP, Christos PJ, et al. Comparisons of infection complications between continuous flow and pulsatile flow left ventricular assist devices. J Thorac Cardiovasc Surg. 2007; 133(3): 841-2.

[10] Lima B, Kale P, Gonzalez-Stawinski GV, Kuiper JJ, Carey S, Hall SA. Effectiveness and safety of the Impella 5.0 as a bridge to cardiac transplantation or durable left ventricular assist device. Am J Cardiol. 2016; 117(10): 1622-8.

[11] Shah D. Does targeting ibutilide-resistant CFAE improve outcomes for catheter ablation of persistent AF? Eur Heart J. 2016; 37(20): 1622-5.

[12] Boyle AJ, Ascheim DD, Russo MJ, et al. Clinical outcomes for continuous-flow left ventricular assist device patients stratified by pre-operative INTERMACS classification. J Heart Lung Transplant. 2011; 30(4): 402-7.

[13] Kirklin JK, Naftel DC, Kormos RL, et al. Interagency Registry for Mechanically Assisted Circulatory Support (INTERMACS) analysis of pump thrombosis in the HeartMate II left ventricular assist device. J Heart Lung Transplant. 2014; 33(1): 12-22.

[14] Miller LW, Guglin M. Patient selection for ventricular assist devices: a moving target. J Am Coll Cardiol. 2013; 61(12): 1209-21.

[15] Gray BW, Haft JW, Hirsch JC, Annich GM, Hirschl RB, Bartlett RH. Extracorporeal life support: experience with 2,000 patients. ASAIO J. 2015; 61(1): 2-7.

[16] Hoefer D, Ruttmann E, Poelzl G, et al. Outcome evaluation of the bridge-to-bridge concept in patients with cardiogenic shock. Ann Thorac Surg. 2006; 82(1): 28-33.

[17] Pagani FD, Aaronson KD, Swaniker F, Bartlett RH. The use of extracorporeal life support in adult patients with primary cardiac failure as a bridge to implantable left ventricular assist device. Ann Thorac Surg. 2001; 71(3 Suppl): S77-81; discussion S82-75.

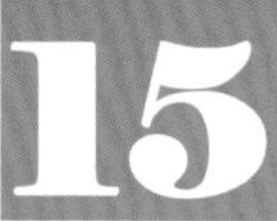

作者：Priyanka Sen 和 Selby Oberton

LVAD作为永久替代治疗的临床效果

前言

据美国心脏协会最新的估计，美国有超过 250 000 名患者已经处于药物难治性终末期心力衰竭阶段[1]，与美国每年完成的 2000 多例心脏移植相比，这是一个相当惊人的数字[2]。左心室辅助装置（LVAD）作为永久替代治疗（DT）为终末期心力衰竭的患者提供了一个充满希望的选择。LVAD 已经被批准用作永久替代治疗，其中连续式 LVAD 相比于搏动式 LVAD 更加安静，具有符合流线的设计，涉及更少的活动部件（活动部件越多越容易出现故障或失活），使用寿命更长并且更适合长期使用[3]。虽然远远优于仅使用最佳药物治疗，但 LVAD 也存在着一些问题，包括出血、感染、血栓事件和泵血栓[4]等。借助风险分层来仔细选择患者及 LVAD 的植入时机将有助于最大限度地降低并发症的发生率[5,6]，并有助于预测植入后的效果[1,7]。

有一些试验对用做 DT 的 LVAD 的临床效果做了相关研究并具有里程碑式的意义，本章我们将针对这些试验进行总结。

生存分析

REMATCH 是第一个具有里程碑意义的试验，证明了在不适合心脏移植的终末期心力衰竭患者中植入 LVAD（HeartMate 通气电动装置（HM VE LVAD））作为 DT 与最佳药物治疗（OMT）相比存在统计学意义上的生存优势[8]。在 1998 年至 2001 年期间，该研究对 129 名（其中 LVAD 组 68 名，OMT 组 61 名）被认为不符合心脏移植条件的患者进行了随机分组，他们临床表现为 NYHA Ⅳ级心力衰竭症状，LVEF < 25%，峰值耗氧量 < 12mL / (kg·min) 或者依赖静脉输注正性肌力药物，在过去的 90 天中至少 60 天在进行最佳药物治疗，预期寿命少于 2 年。对随机分配到 LVAD 组和 OMT 组的患者进行的分析表明，1 年期 LVAD 组的生存率为 52%，OMT 组为 25%（$P = 0.002$），中位生存优势为 8.5 个月[8]。这相当于以无论任何原因死亡为终点的相对危险度（RR）为 48%，因此 1 年内的绝对风险降低了 27%（见图 15.1）[8]。将 HM VE LVAD 作为永久替代治疗具有显著治疗效果，几乎是 β 受体阻滞剂或 ACE 抑制剂治疗效果的 4 倍，研究者估计 LVAD 治疗的每 1000 名患者中可以有 70 名患者免于死亡[8]。

REMATCH 试验结果的发表引人注目，因为该组病例是迄今为止登记的心力衰竭患者

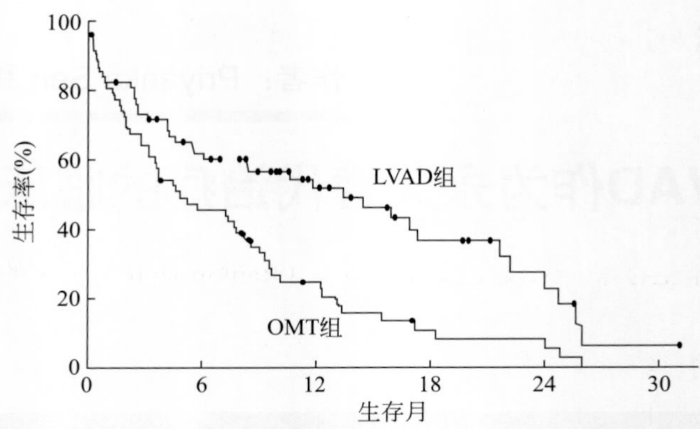

图 15.1 摘自 REMATCH 试验，Kaplan-Meier 分析显示，LVAD 组与最佳药物治疗组相比，任何原因（主要终点）的死亡风险降低了 48%[7]

中具有最严重的临床表现、血流动力学不足和最高死亡率的[1,9]。出乎意料的是 71%的患者在随机分组时正在接受正性肌力药物静脉输注[9]。通过对随机分组时是否静脉输注正性肌力药物治疗的患者的治疗效果进行事后分析，证实了对于正性肌力药物输注的患者，LVAD 植入治疗使其生存率几乎翻了一倍，在 LVAD 组和 OMT 组中的 1 年生存率分别为 49%和 24%（$P = 0.0014$）[9]。对于进行正性肌力药物输注治疗的患者，虽然 LVAD 植入围手术期死亡率过高，但其 LVAD 组的生存率始终等于或高于 OMT 组[9]。然而，在不需要正性肌力药物输注治疗的患者中，LVAD 组（57%）和 OMT 组（40%）1 年生存率之间并不存在统计学意义的差异（$P = 0.55$）[9]。由此得出的结论是，LVAD 植入对于患有严重晚期心力衰竭的患者是更加有益的。

基于 REMATCH 试验，LVAD 设计的改进促进了 HeartMate XVE（HM XVE）的发展。在一项非随机前瞻性试验中，Lietz 等人研究了 2001 年至 2005 年期间植入改良 HM XVE 的 280 例患者的临床效果[1]。本研究旨在探讨这种改进的搏动式 LVAD 对 DT 预后的影响，并确定预示预后恶化的临床预测因子，这些因子可以用作风险评估对 DT 候选者进行分层筛选。LVAD 植入后 30 天、1 年和 2 年的生存率分别为 86.1%、56.0%和 30.9%[1]。Long 等人的一项研究比较了参与 Thoratec DT 登记的 4 个最多病例中心的 48 个植入 HM XVE 患者的生存率，以及 REMATCH 试验的既往 LVAD 组，虽然这是一项规模较小的非随机实验，但是证实了 HM XVE 作为 DT 的接受者的 1 年生存率较高[10]。研究发现，与 REMATCH 试验的 HM VE 组相比，HM XVE 组中每个患者年死亡率虽无统计学差别，但患者所有原因的死亡率下降了 40%[10]。较低的死亡率归因于多年经验带来的 LVAD 设计和患者护理方案的改善。

虽然搏动式 LVAD 作为治疗难治性心力衰竭的方法已被广泛认可，但其缺点是耐久性差和泵尺寸较大，因此临床需要结构更简单并且体积更小的连续式 LVAD（CF-LVAD）[4,11]。HeartMate Ⅱ试验是研究 CF-LVAD 效果的最早的研究之一，当时这些研究仅作为移植前过渡治疗进行试验。在研究的 180 天内，133 名植入 HM Ⅱ的患者中有 100 名患者进行了心脏移植并且心脏功能恢复明显，其余患者仍在持续进行机械循环支持并等待心脏移植[11]。虽然 BTT 患者的研究结果不能直接应用于 DT 患者，因为 DT 患者心力衰竭更加严重，并伴有多种并发症而不适合心脏移植，但本研究的确提示 CF-LVAD 被用于 DT 的可能性。

REMATCH 试验和其他试验分别展示了植入改进搏动式 LVAD 和连续式 LVAD 对患者生存获益的惊人结果，使人们认为需要对搏动式和连续式 LVAD 的治疗效果进行直接的比较。

这项多中心试验在 2005 年至 2007 年期间进行，使用与 REMATCH 试验相同的资格标准，这个标准后来被纳入了 CMS（医疗保险和医疗补助服务中心）标准[12]。这项多中心试验将 200 名 DT 患者随机分入连续式 LVAD（HeartMate Ⅱ）或搏动式 HeartMate XVE 组[13]。研究的重点包括 2 年生存率，未发生致残性卒中（Rankin 评分大于 3 的卒中）或再次手术更换辅助装置，HM Ⅱ组和 HM XVE 组中患者的生存率分别为 46%和 11%，$P < 0.001$ [13]。1 年和 2 年生存率的亚组分析显示连续式 LVAD 组分别为 68%和 58%，搏动式 LVAD 组分别为 55%和 24%（见图 15.2）[13]。

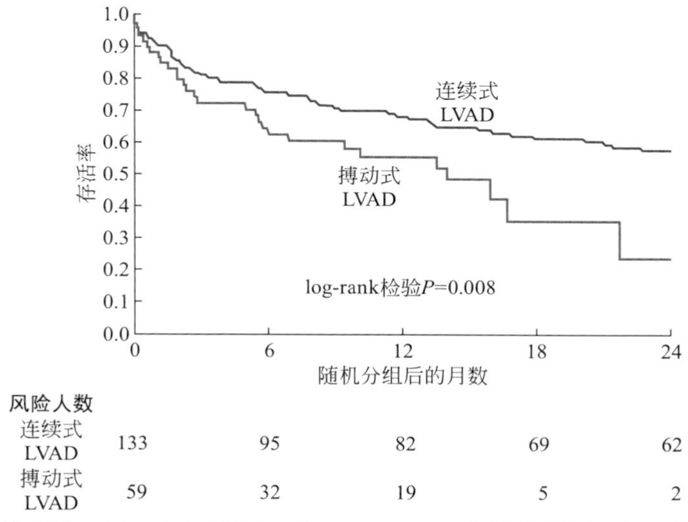

图 15.2　摘自 HeartMate Ⅱ DT 试验，此 Kaplan-Meier 分析显示植入后 24 个月存活率连续式 HeartMate Ⅱ组惊人地高于搏动式 HeartMate XVE 组[12]

不良事件

虽然连续式和搏动式的 LVAD 显著提高了不适合心脏移植的终末期心力衰竭患者的生存率，但是同时也存在着并发症。例如，在 REMATCH 试验中，被随机分配到 LVAD 组的患者出现严重不良事件的可能性是 OMT 组的 2.35 倍[8]。感染、疑似 LVAD 功能障碍、非神经系统出血和神经功能障碍是 LVAD 组中最常见的几种不良事件[8]。

感染

迄今为止，感染是 LVAD 研究中最常见的不良事件，而在搏动式 LVAD 时代则更为常见。REMATCH 试验表明植入 HM VE 的患者中有 28%在 3 个月内发生感染，大多数病例与局部传动管道和囊袋感染有关。虽然大部分的患者使用局部抗生素进行治疗，但败血症仍使 68 人中的 17 人死亡[8]。对 HM XVE 和 HM Ⅱ植入者的比较显示，HM Ⅱ显著降低了 50%的 LVAD 相关感染率，同时也降低了非 LVAD 相关局部感染和败血症的发生率[13]。

植入搏动式 LVAD 和经皮电缆所需的较大手术切除区域被认为是增加搏动式 LVAD 相关感染风险的最有可能的原因[11,13,14]。同时，连续式 LVAD 减少了顺应腔、聚氨酯膜和人工瓣膜等，可能成为感染的病灶[15]。实际上，拥有大病例数的研究中心通过连续式 LVAD 的使用和 LVAD 管理经验的增加，确定降低了整体 LVAD 相关感染。长期使用管理指南、采用腹部黏合剂稳定经皮电缆和抗生素的预防应用都可能有助于 LVAD 感染率的降低[10,14,16]。

LVAD 功能障碍

疑似 LVAD 功能障碍是 REMATCH 试验中的第二大不良事件，LVAD 组中 24 个月内设备故障概率为 35%，68 名患者中有 10 名需要更换设备[8]。通过对 LVAD 设计的改进，连续式 LVAD 在这方面表现得更好。针对 HeartMate Ⅱ的研究表明，HM Ⅱ组中的患者需要再次手术修复或更换设备的病例较 HM XVE 组更少（$P < 0.001$）[13]。

非神经性出血

非神经系统出血也是 LVAD 的一个棘手问题。如何平衡辅助装置相关血栓事件发生风险与抗凝治疗引起的出血倾向，以及在长期低脉压差情况下理论上可能出现的血管性血友病（von Willebrand syndrome）和动静脉畸形发生率的提高，这一直都是 LVAD 治疗中的一个难题[17,18]。在 REMATCH 研究中，即使不采用常规抗凝治疗，在植入 HM VE 后的前 6 个月内出血几率也高达 42%[8]。在使用 HM Ⅱ进行 BTT 的早期试验中，一些研究中心采用了严格的抗血小板和抗凝血方案，术后使用阿司匹林和双嘧达莫与术后肝素桥接华法林，使国际标准化比值（INR）达到了 2.0～3.0[11]。但是这一方案导致出血发生率显著增加，特别是在术后早期[11]。对 HM Ⅱ与 HM XVE 植入效果的比较表明，两种类型的 LVAD 出血发生率是血栓事件发生率的 10 倍，即使只有 HM Ⅱ组的患者进行了抗凝治疗[13]。基于这些结果，许多研究中心已经将连续式 LVAD 的目标 INR 降低到 1.5～2.5，并且取消了肝素桥接治疗[14]。

神经系统事件

出人意料的是，尽管在 REMATCH 试验的 LVAD 组中缺乏常规抗凝治疗，但 76%的患者没有出现严重的神经系统事件[8]。LVAD 组中只有 10%的患者出现缺血性卒中[8]，这一低概率被归因于 HM VE 的具有纹理的表面[8]。对 HM XVE 和 HM Ⅱ植入者的比较显示，两组间缺血性卒中的发生率相似，分别为 14%和 17%[13]。事实上，当华法林治疗的目标 INR 为 2.0～3.0 时，HM Ⅱ患者的缺血性卒中发生率与其他未使用 LVAD 设备支持的晚期心力衰竭和心房颤动患者相似[13]。

总体而言，搏动式和连续式 LVAD 的直接比较表明，连续式 LVAD 患者中主要不良事件发生率明显降低，包括与辅助装置相关和非相关的感染、右心衰竭、呼吸衰竭、肾功能衰竭和心律失常[13]。该研究得出的结论是，在考虑 DT 的晚期心力衰竭患者中，与植入搏动式 LVAD 相比，植入连续式 LVAD 显著提高了无卒中存活的机会，降低了 2 年再次手术进行 LVAD 修复或更换的可能性[13]。

以上试验结果表明，与搏动式 LVAD 相比，连续式 LVAD 具有绝对性优势。但是这些试验中还有一项被低估了的干扰因素：辅助装置开发早期在管理这些复杂患者中获得的临床经验的增加。对来自 REMATCH 试验的相同患者库进行了随访研究，在进行了 375 个患者月的额外随访后发现，试验后半期入组的患者的不良事件发生率较低[14]。一项对用于 DT 的 HeartMate 第一代 LVAD（HM VE 和 XVE）植入的 377 名患者的研究表明，随着 DT 手术量的增加，患者的 1 年生存率呈上升趋势[16]。然而，对术前 DT 风险评分调整后的 1 年生存率分析显示，DT 手术量并不是患者生存率的独立预测因子，可能是其他与研究中心治疗经验相关的因素，例如患者选择和围手术期治疗的改善使生存率产生了差异[19]。

死亡原因

搏动式 HeartMate ⅤE 患者死亡的主要原因是败血症(41%)，其次是 LVAD 失效(17%)，而 REMATCH 试验最佳药物治疗组中死亡主要原因是终末期心力衰竭[8]。一项针对 REMATCH 后 HM ⅩⅤE 植入者的试验发现，大多数院内死亡（79%）发生在前 3 个月[1]。在植入 LVAD 后的 2 年随访期内，患者死亡的主要原因是出血性卒中，在植入搏动式和连续式 LVAD 的患者中，出血性卒中发生的概率分别为 9%和 10%[13]。导致患者死亡的第二个原因是右心衰竭，在植入搏动式和连续式 LVAD 的患者中发生概率分别为 8%和 5%[13]。其他死亡原因包括外部电源中断、呼吸衰竭、心脏骤停和出血，各占 HM Ⅱ组死亡总数的 3%～4%[13]，患者的 1 年和 2 年生存率分别为 68%和 58%[13]。

出院和 1 年后 HM ⅩⅤE 存活率的风险评分

风险评分和风险计算器已成为 LVAD 患者选择和对 LVAD 感兴趣的患者需要了解的重要工具。在使用 LVAD 用作 DT 的情况下，患者和医生必须了解院内死亡率和术后 1 年内存在的风险。在 REMATCH 试验后期[1]提出了一个可以帮助讨论的风险评分，虽然这些试验中使用的 LVAD 是 HeartMate ⅩⅤE，但这些数据确实支持了一种观点，即病情越重的患者在 LVAD 植入前的情况越糟糕。使用单因素和多因素分析后的结果能够预测植入 LVAD 后 90 天内住院死亡率的风险因素。表 15.1 显示了多变量模型中使用的九个变量。

表 15.1 选择 LVAD 为 DT 后 90 天住院死亡率危险因素的多变量分析[6]

患者特征	优势比（CI）	P	加权风险评分
血小板计数≤148×10^3 / μL	7.7 (3.0～19.4)	< 0.001	7
血清白蛋白≤3.3g / dL	5.7 (1.7～13.1)	< 0.001	5
国际标准化比率 > 1.1	5.4 (1.4～21.8)	0.01	4
血管扩张剂治疗	5.2 (1.9～14.0)	0.008	4
平均肺动脉压≤25mmHg	4.1 (1.5～11.2)	0.009	3
天冬氨酸氨基转移酶 > 45 U/ mL	2.6 (1.0～6.9)	0.002	2
血细胞比容≤34%	3.0 (1.1～7.6)	0.02	2
血尿素氮 > 51 U/dL	2.9 (1.1～8.0)	0.03	2
无静脉注射正性肌力药物	2.9 (1.1～7.7)	0.03	2

为每个变量分配加权风险评分，并计算每个患者的累积风险评分，可获得的最高分是31分。根据住院期间的死亡率将患者分为四个手术风险级别，表15.2和图15.3提供了植入HeartMate XVE作为DT的患者的院内死亡率和存活率。

表15.2 LVAD植入后DT，出院和1年生存率的90天住院死亡率的手术风险类别和风险评分[6]

手术风险类别	风险评分	编号	90天内住院死亡率			生存率		
			实际发生，*n*	预测，*n*	概率百分比（CI）	至出院，%	90天	1年
低	0～8	65	2	1.6	2 (1.1～5.4)	87.5	93.7	81.2
中	9～16	111	12	13.7	12 (8.0～18.5)	70.5	86.5	62.4
高	17～19	28	10	7.9	44 (32.8～55.9)	26	38.9	27.8
很高	>19	18	22	22.8	81 (66.0～90.9)	13.7	17.9	10.7

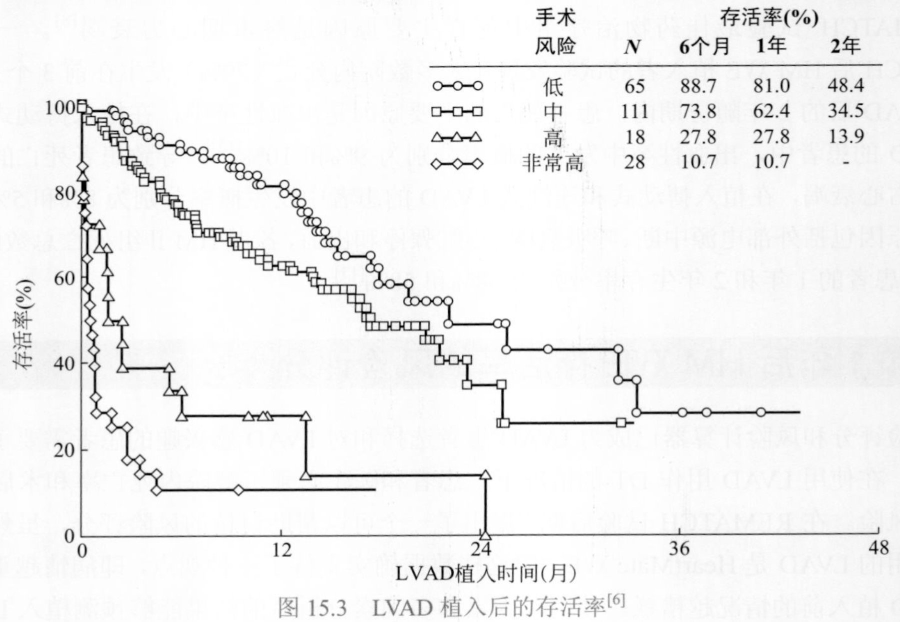

图15.3 LVAD植入后的存活率[6]

LVAD手术后院内死亡率的累积风险评分最低候选人的1年生存率为81%，而术后死亡的最高风险候选人的1年生存率为11%。

生活质量和功能状态

许多研究表明，植入LVAD后存活患者的生活质量和功能状态得到了持续改善。手术后1年植入HM VE的患者平均NYHA功能分级达到II级，而在药物治疗组中为Ⅳ级（$P < 0.001$）[8]。该研究还对患者进行了身体机能评分、SF-36情感角色分量表和Beck抑郁量表评分，LVAD组的评分均高于药物治疗组[8]。Stevenson等人的一项随访研究显示，即使是REMATCH试验患者中最严重的一部分患者，即在LVAD植入时正在接受正性肌力药物治疗，在明尼苏达州心力衰竭生活质量评分中为77分，LVAD植入1年后评分降至41，这表明患者的生活障碍得以减轻[9]。针对DT的HeartMate II研究表明，80%的连续式LVAD患

者在 24 个月时 NYHA 功能等级达到Ⅰ或Ⅱ级，并且在 6 分钟步行测试中平均步行距离增加了一倍[13]。搏动式 LVAD 组和连续式 LVAD 组在随访 12 个月和 24 个月后，在明尼苏达州心力衰竭生活质量评分和堪萨斯城心肌病调查评分超过基线 30 分，具有统计学差异（$P < 0.001$）[13]。

LVAD 耐久性

前面已经简要提到过，自从 LVAD 早期模型开始，缺乏长期耐久性就是一个令人担忧的问题。搏动式 LVAD 体积较大，其经皮导线直径和血泵都比较大，因此需要患者体内较大空间来容纳该装置并且在植入时需要广泛的外科解剖[11,13,20]。在使用 HeartMate VE 的 REMATCH 试验中，虽然没有设备在 12 个月的随访中发生功能障碍，但在 24 个月时设备失效的概率为 35%[8]。HM VE 故障包括流入阀故障、因扭结导致的流出道移植物远期磨损、衬里破裂、电机失效以及轴承磨损[8]。HeartMate XVE 升级后具有更好的流入阀设计和更好的流出道移植物。在 Lietz 等人的 REMATCH 后期试验中使用了 HM XVE，作为 LVAD 辅助治疗第一次植入的泵持续工作时间的中位数为 18.6 个月[1]。在 1 天至 3.6 年（平均 10.3 个月）的随访期内，24.6%的患者由于设备故障而需要更换 LVAD[1]。

连续式 LVAD 解决了搏动式 LVAD 存在的一些问题，连续式 LVAD 只有一个活动部件，即内部旋转器，所以其设计更简单[20]。HM Ⅱ的 DT 试验表明，植入 HM Ⅱ的患者中有 9% 需要更换泵，而在植入 HM XVE 的患者中这一比例为 34%（$P < 0.001$）[13]。在最初植入搏动式 LVAD 的 59 名患者中，20 名患者进行了总计 21 次的泵替换：3 名患者替换为搏动式 LVAD，18 名患者替换为连续式 LVAD，其中最常见设备的更换原因是轴承磨损、阀门故障和感染[13]。在最初接受连续式 LVAD 的 133 名患者中，只有 12 名患者需要总计 13 次的泵更换[13]。在连续式 LVAD 组中，每 100 名患者的泵更换率为 6 次，约为搏动式 LVAD 组患者的 1/8，其中最常见的设备更换原因是经皮导线损坏[13]。

住院时间

在植入 HeartMate VE 的患者中，平均住院天数为 88 天，而 REMATCH 试验中的最佳药物治疗组为 24 天[8]。在 HM Ⅱ的 DT 试验中，在 HM XVE 组中植入 LVAD 后患者的中位住院天数为 28 天，而在 HM Ⅱ组中为 27 天[13]。值得注意的是，Slaughter 等人指出，与植入搏动式 LVAD 的患者相比，植入连续式 LVAD 的患者的再次住院率低了 38%[13]。

心理社会特征和结果预测因子

心理社会因素在 LVAD 患者的护理中起着关键作用，并可能影响其预后。抑郁症在 LVAD 患者中的发病率一直高于普通人群，因此备受关注。心衰患者抑郁症的患病率和严重程度有所不同，门诊患者的发生率为 11%～25%，住院患者的发生率为 35%～70%[21-23]。尽管一些研究显示心衰和抑郁症导致患者的死亡率和住院风险增加，但其他研究并没有发现任何相关性[24]。一项研究调查了 136 例 DT-LVAD 患者的特定心理社会特征以及与全因再入院和死亡的关系。在回顾性分析中，发现在多种心理社会特征之间，死亡风险没有统计学上的差别。他们确实注意到目前吸烟者再入院的风险较低（调整后的 HR，0.57; 95%CI，0.38～0.88），同时非法使用毒品的患者（HR，1.55；95%CI，1.01～2.35）和患抑郁症的患者（HR，1.77；95%CI，1.40～2.22）再入院风险较高[25]。

老人（> 70 岁）

随着人口老龄化和心力衰竭发病率的增加，将有大量老年患者出现终末期心力衰竭，需要提前进行心力衰竭的治疗。在这个年龄组中，心脏移植通常不是一个可行的选择，他们应该接受最佳药物治疗方案。LVAD 已经成为这个年龄组的另一个选择，但往往伴随着很大的风险。该患者组通常被排除在随机对照试验之外，或者不是主要关注点，所以我们不知道这些患者应用 LVAD 的风险，更无法给他们什么建议。然而，最近的一项回顾性研究分析了 70 岁以上的患者，这一研究的数据摘自机械辅助循环机构间注册系统（INTERMACS），Atluri 等观察了植入连续式 LVAD 的 590 名大于 70 岁的患者（565 名 70～79 岁，25 名大于 80 岁）并将其与小于 70 岁患者进行了比较。这些 70 岁以上患者从他们进行 INTERMACS 评分和对正性肌力药物的依赖程度来讲，他们的健康状况良好，血流动力学较稳定。植入 LVAD 时，大部分采用胸骨切开术，而且肾功能较差。与 70 岁以下的患者相比，住院时间和平均体外循环时间相同。

与较年轻的患者相比，老年人在 LVAD 植入后的卒中的发生率显著增加（2.3% vs. 0.9%，$P = 0.01$），胃肠道出血风险增加（19.84% vs. 13.39%，$P < 0.001$）。两组之间的再住院（62.17% vs. 63.9%，$P = 0.5$）、肾功能不全（14.72% vs. 12.78%，$P = 0.2$）、呼吸衰竭（21.06% vs. 20.07%，$P = 0.9$）和右心衰竭（14.31% vs. 14.23%，$P = 0.9$）发生率相似。有趣的是，与年轻患者相比，老年人的导线感染发生率要低得多（5.7% vs. 12.6%，$P < 0.001$）。术后 1 年生存率稍差（75% vs. 81%，$P < 0.001$）（见图 15.4），但是可以接受[26]。

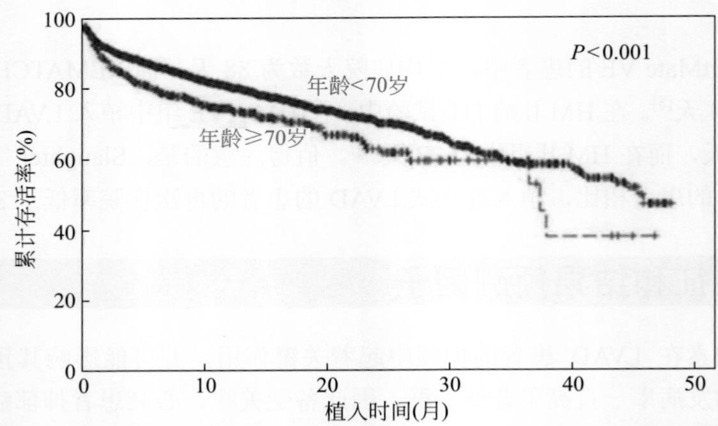

图 15.4 Kaplan-Meier 分析低于 70 或 70 岁以上患者中接受 LVAD 的累积存活率[25]

随着更多评分系统的出现和脆弱性指数的逐步发展，这个队列的患者很快就会对不良事件的发生率和后果有所了解。更重要的是，像 ROADMAP 这样的研究告诉我们，早期植入 LVAD 会对这一人群提供很大的帮助。

心脏功能恢复

由 LVAD 引起的机械驱动的容量和压力的卸载可以使与压力相关的代偿反应触发结构和功能重构发生逆转。在理论上，这将使心脏得以恢复并且有可能脱离 LVAD。然而，研究受到 DT 组的限制[27]。INTERMACS 数据显示 DT 组中仅有不到 5%的患者（研究总数为 553 例）心脏功能得到恢复[28]。

从 DT 到移植

DT 组患者进行心脏移植虽然并不常见但也是有可能发生的。由于各种原因，有些患者不适合心脏移植而接受了 DT 辅助装置。由于年龄是 REMATCH 心脏移植试验中排除患者的最常见原因，因此参加该研究的患者均未进行心脏移植[8]。然而，在 REMATCH 后期对植入 HM XVE DT 患者的研究显示，在平均机械支持时间为 10.2 个月后，47 名患者（17%）接受了心脏移植[1]，其中 12 例由于肺高压好转而符合心脏移植条件，5 例突破了癌症 5 年生存期，4 例肾功能恢复，3 例体重减轻，4 例感染治愈，还有 16 例有其他问题的改善[1]。在 HeartMate Ⅱ的 DT 试验中，搏动式 LVAD 组中 66 例患者中的 9 例以及连续式 LVAD 组中 134 例患者中的 17 例在后期可以进行移植，这主要都是由于肺动脉高压的显著改善[13]。根据 Teuteberg 等人报道的 INTERMACS 数据，DT 组中有 14.6%的患者适合接受心脏移植手术，1%的 DT 组患者在 LVAD 辅助后 6 个月内接受了心脏移植手术，6%的 DT 组患者在 LVAD 辅助后 2 年内接受了心脏移植手术[28]。

结论和新方向

药物难治性心力衰竭发病率逐年上升与现有心脏移植数量有限之间的巨大矛盾是一个具有挑战性并且将来无法逃避的问题，用于 DT 的 LVAD 提供了缓解这一矛盾的方法。然而，还缺乏足够的 LVAD 作为 DT 来满足这一需求。这可能是由于大众及医学界对该技术缺乏认识或者人们认为 LVAD 只能作为一种姑息性治疗。

在不适合心脏移植的患者中，比较搏动式 LVAD 植入与单独药物治疗的试验已经证明了 LVAD 在延长生存时间上的优势，尽管其代价是增加了不良事件的发生率。早期 LVAD 设备体积较大而且易发生故障，目前连续式 LVAD 已经克服了这些问题，与搏动式 LVAD 相比更不容易发生装置感染、泵血栓、心律失常和右心室衰竭等不良事件，但是非生理性连续血流会导致非神经系统出血的增加。

下一代左心室辅助装置需要更紧凑的设计，血流动力学更接近生理状况，与血液相容性相关的不良事件更少。与标准轴流式 HeartMate Ⅱ不同，新的 HeartMate Ⅲ是一种具有搏动性的磁悬浮离心式连续血泵，而 HeartWare 是一种具有磁悬浮和液体动力学设计的小型心包内离心泵，这两种泵都没有轴承[29,30]。研发者认为没有轴承可能会减少摩擦和其他与 LVAD 相关的血栓形成的风险。MOMENTUM 3 试验对登记的患者进行了为期 6 个月的随访，比较了植入 HeartMate Ⅲ和 HeartMate Ⅱ作为 BTT 和 DT 患者，结果表明植入 HeartMate Ⅲ患者的存活率较高，没有发生与血液相容性相关的不良反应（非手术相关出血）、血栓、泵血栓或神经系统不良事件[29,31]。将 HeartWare HVAD 与 HeartMate Ⅱ进行 DT 比较的 ENDURANCE 试验证明，HeartWare HVAD 将 2 年内存活作为主要研究目标时不存在效果不良问题，没有发生致残性卒中，没有因为 LVAD 故障或失效导致的辅助泵移除[30,32]。

用于 DT 的持久性 LVAD 并非没有风险。考虑到单独接受药物治疗等待心脏移植的患者的高死亡率，LVAD 治疗确实提高了患者的存活率，虽然相关不良事件也有所增加，但这是值得的。我们期待未来的 LVAD 可以将风险降至最低，提高患者的生活质量，从而完全避免心脏移植。

参考文献

[1] Lietz K, Long JW, Kfoury AG, et al. Outcomes of left ventricular assist device implantation as destination therapy in the post-REMATCH era: implications for patient selection. Circulation. 2007; 116(5): 497-505.

[2] Lietz K. Destination therapy: patient selection and current outcomes. J Card Surg. 2010; 25(4): 462-71.

[3] Slaughter MS, Pagani FD, Rogers JG, et al. Clinical management of continuous-flow left ventricular assist devices in advanced heart failure. J Heart Lung Transplant. 2010; 29(4S): S1-39.

[4] Puehler T, Ensminger S, Schoenbrodt M, et al. Mechanical circulatory support devices as destination therapy—current evidence. Ann Cardiothorac Surg. 2014; 3(5): 513-24.

[5] Oz MC, Godstein DJ, Pepino P, et al. Screening scale predicts patients successfully receiving long-term implantable left ventricular assist devices. Circulation. 1995; 92: II169-73.

[6] Galvan M, Saeed O, Immekus J, et al. An international survey to assess referral thresholds for destination therapy in non-inotrope dependent patients: results of the CONSENSUS-DT study. J Card Fail. 2014; 20: 492-7.

[7] Cowger J, Sundareswaran K, Rogers JG, et al. Predicting survival in patients receiving continuous flow left ventricular assist devices—the HeartMate II risk score. J Am Coll Cardiol. 2013; 61(3): 313-21.

[8] Rose EA, Geligins AC, Moskowitz AJ, et al. Randomized evaluation of mechanical assistance for the treatment of congestive heart failure study group: long-term use of a left ventricular assist device for end-stage heart failure. N Engl J Med. 2001; 345: 1435-43.

[9] Stevenson LW, Miller LW, Desvigne-Nickens P, et al. Left ventricular assist device as destination for patients undergoing intravenous inotropic therapy: a subset analysis from REMATCH (Randomized Evaluation of Mechanical Assistance in Treatment of Chronic Heart Failure). Circulation. 2004; 110: 975-81.

[10] Long JW, Kfoury AG, Slaughter MS, et al. Long-term destination therapy with the HeartMate XVE left ventricular assist device: improved outcomes since the REMATCH study. Congest Heart Fail. 2005; 11(3): 133-8.

[11] Miller LW, Pagani FD, Russell SD, et al. Use of a continuous-flow device in patients awaiting heart transplantation. N Engl J Med. 2007; 357: 885-96.

[12] Centers for Medicare and Medicaid Services (CMS). Decision memo for ventricular assist devices as destination therapy (CAG-00119R2). https://www.cms.gov/medicare-coverage-database/details/nca-decision-memo.aspx?NCAId=243&ver=9&NcaName=Ventricular+Assist+Devices+as+Destination+Therapy.+(2nd+Recon)&bc=BEAAAAAAEAAA&&fromdb=true. Accessed 27 Sept 2016.

[13] Slaughter MS, Rogers JG, Milano CA, et al. Advanced heart failure treated with continuous-flow left ventricular assist device. N Engl J Med. 2009 ;361: 2241-51.

[14] Park SJ, Tector A, Piccioni W, et al. Left ventricular assist devices as destination therapy: a new look at survival. J Thorac Cardiovasc Surg. 2005; 129: 9-17.
[15] Maniar S, Kondareddy S, Topkara V. Left ventricular assist device-related infections: past, present and future. Expert Rev Med Devices. 2011; 8(5): 627-34.
[16] Lietz K, Long JW, Kfoury AG, et al. Impact of center volume on outcomes of left ventricular assist device implantation as destination therapy: analysis of the Thoratec HeartMate registry, 1998 to 2005. CircHeart Fail. 2009; 2(1): 3-10.
[17] Uriel N, Pak SW, Jorde UP, et al. Acquired von Willebrand syndrome after continuous-flow mechanical device support contributes to a high prevalence of bleeding during long-term support and at a time of transplantation. J Am Coll Cardiol. 2010; 56: 1207-13.
[18] Harvey L, Holley CT, John R. Gastrointestinal bleed after left ventricular assist device implantation: incidence, management, and prevention. AnnCardiothorac Surg. 2014; 3(5): 475-9.
[19] Park SJ, Milano CA, Tatooles AJ, et al. Outcomes in advanced heart failure patients with left ventricular assist devices for destination therapy. Circ Heart Fail. 2012; 5: 241-8.
[20] Baldwin JT, Robbins RC. Executive summary for the National Heart, Lung, and Blood Institute Working Group on next generation ventricular assist devices for destination therapy. Semin Thorac Cardiovasc Surg. 2005; 17: 369-71.
[21] Joynt KE, Whellan DJ, O'Connor CM. Why is depression bad for the failing heart? A review of the mechanistic relationship between depression and heart failure. J Card Fail. 2004; 10: 258-71.
[22] Jiang W, Alexander J, Christopher E, Kuchibhatla M, Gaulden LH, Cuffe MS, Blazing MA, Davenport C, Califf RM, Krishnan RR, O'Connor CM. Relationship of depression to increased risk of mortality and rehospitalization in patients with congestive heart failure. Arch Intern Med. 2001; 161: 1849-56.
[23] Freedland KE, Rich MW, Skala JA, Carney RM, Davila-Roman VG, Jaffe AS. Prevalence of depression in hospitalized patients with congestive heart failure. Psychosom Med. 2003; 65: 119-28.
[24] Moraska AR, Chamberlain AM, Shah ND, Vickers KS, Rummans TA, Dunlay SM, Spertus JA, Weston SA, McNallan SM, Redfield MM, Roger VL. Depression, healthcare utilization, and death in heart failure: a community study. Circ Heart Fail. 2013; 6(3): 387-94.
[25] Snipelisky D, Stulak JM, Schettle SD, Sharma S, Kushwaha SS, Dunlay SM. Psychosocial characteristics and outcomes in patients with left ventricular assist device implanted as destination therapy. AmHeart J. 2015; 170(5): 887-94.
[26] Atluri P, Goldstone AB, Kobrin DM, Cohen JE, MacArthur JW, Howard JL, Jessup ML, Rame JE, Acker MA, Woo YJ. Ventricular assist device implant in the elderly is associated with increased, but respectable risk: a multi-institutional study. Ann Thorac Surg. 2013; 96(1): 141-7.
[27] Drakos SG, Mehra MR. Clinical myocardial recovery during long-term mechanical support in advanced heart failure: insights into moving the field forward. J Heart Lung Transplant. 2016; 35(4): 413-20.
[28] Teuteberg JJ, Stewart GC, Jessup M, Kormos RL, Sun B, Frazier OH, Naftel DC, Stevenson LW. Implant strategies change over time and impact outcomes: insights from the INTERMACS (Interagency Registry for Mechanically Assisted Circulatory Support). JACC Heart Fail. 2013; 1(5): 369-78.
[29] Heatley G, Sood P, Goldstein D, Uriel N, Cleveland J, Middlebrook D, Mehra MR, MOMENTUM 3 Investigators. Clinical trial design and rationale of the Multicenter Study of MagLev Technology in Patients Undergoing Mechanical Circulatory Support Therapy with HeartMate 3 (MOMENTUM 3) investigational device exemption clinical study protocol. J Heart Lung Transplant. 2016; 35: 528-36.
[30] Pagani FD, Milano CA, Tatooles AJ, et al. HeartWare HVAD for the treatment of patients with advanced heart failure ineligible for cardiac transplantation: results of the ENDURANCE destination therapy trial. J Heart Lung Transplant. 2015; 34: S9. U.S. National Institutes of Health.
[31] Uriel N, Colombo PC, Cleveland JC, et al. Hemocompatibility-related outcomes in the MOMENTUM 3 trial at 6 months—a randomized controlled study of a fully magnetically levitated pump in advanced heart failure. Circulation. 2017; 135(21): 2003-12.
[32] Rogers JG, Pagani FD, Tatooles AJ, et al. Intrapericardial left ventricular assist device for advanced heart failure. NEJM. 2017; 376: 451-60.

作者：Vivekkumar B. Patel, Megumi Matheison, Vivek Singh, Jianchang Yang 和 Todd K. Rosengart

16 晚期心力衰竭的心脏恢复策略

概述

心肌缺血或梗死会引起心功能丧失并导致充血性心力衰竭，这是晚期冠状动脉疾病的常见结局，也是心脏病死亡的主要原因[1]。目前对于终末期冠状动脉疾病的治疗有心脏移植或应用辅助装置的手段，但是由于并发症发病率高、费用高或可行性低等因素的限制，患者 5 年内的总死亡率高达 50%[2-4]。

尽管有证据表明有少量的内源性心肌细胞可以通过复制或从永久干细胞中再生，但是其数量并不足以对死亡的心肌进行有效的再生。因此研究人员试图将外源性干细胞或储备细胞（如胚胎干细胞、间充质干细胞或骨骼肌细胞）注入心肌梗死区以改善心脏功能。然而干细胞临床试验并没有得到预期的结果，这可能是由于植入物表型不足或植入物在植入宿主心肌后的存活率低[5,6]。由于心肌梗死后心室重构的特征是心肌细胞被成纤维细胞替代，因此利用基因重组从内源性瘢痕成纤维细胞再生（诱导）心肌细胞（iCM）的方法已经发展成为治疗终末期冠状动脉疾病引起的充血性心力衰竭患者的一种新的治疗模式。

更具体地说，在细胞重组策略用于从成体体细胞产生诱导多能干细胞（iPS）的重大发现之后，随后不久又发现了 iPS 细胞可以再分化成具有心肌细胞样表型的细胞。最新的发现是"转分化"转录因子可用于将成体体细胞（成纤维细胞）重组为"诱导心肌细胞"（iCM），这表明完全绕过干细胞或（潜在免疫原性或致瘤性）iPS 阶段的原位自体心肌细胞再生是可能的[7,8]。

因此，"直接"进行细胞重组提供了将心脏成纤维细胞原位转化为功能性 iCM 从而将瘢痕组织转化为功能性心肌组织的令人振奋的可能性。在过去 20 年里，我们在不正确的前提下进行了许多治疗性血管生成和干细胞试验，在这些实验中获得的经验却有望为设计良好的研究提供一个坚实的起点，可以测试新策略的临床疗效，例如基于转导载体、转导途径和转导"剂量"的优化选择[9-11]。

心脏再生的策略

目前已经对心脏再生策略进行了非常广泛的研究，包括：（1）血管生成疗法；（2）外源性干细胞植入（例如，造血干细胞，骨髓干细胞或成肌细胞）；（3）直接重组策略；（4）永久祖细胞和心肌细胞复制刺激策略[9-13]。在本章的后续内容中将重点讨论其中的前三个问题。

最近有结果分析表明，外源性干细胞植入物在心肌瘢痕恶劣缺血的环境中存活率低，这在很大程度上与血液供应不足有关，血液供应无法满足这些细胞相对较大的代谢需求，同时也与永久成纤维细胞和宿主细胞融合体中的外源细胞植入不良有关[5,6]，因此在干细胞临床试验中心脏功能只有轻微的改善。目前对干细胞植入作用机制的合理化解释集中在这些移植细胞对宿主心肌细胞和其他细胞产生了血管生成和旁分泌效应，而不是植入细胞能够产生收缩或物理力学作用[14]。

相比而言，尽管已经证明直接应用血管生成因子可以在动物模型和一些临床试验中诱导心肌血管形成，但仅靠血管生成的治疗并不能改善心肌瘢痕和收缩性瘢痕成纤维细胞的功能[9,10,15,16]。因此，合理的心肌再生策略是将心肌瘢痕的血管化预处理与血管生成治疗相结合，然后将永久瘢痕成纤维细胞直接原位重组诱导产生心肌细胞，这就可以避免外源细胞转导入宿主心肌的过程，如图 16.1 所示。

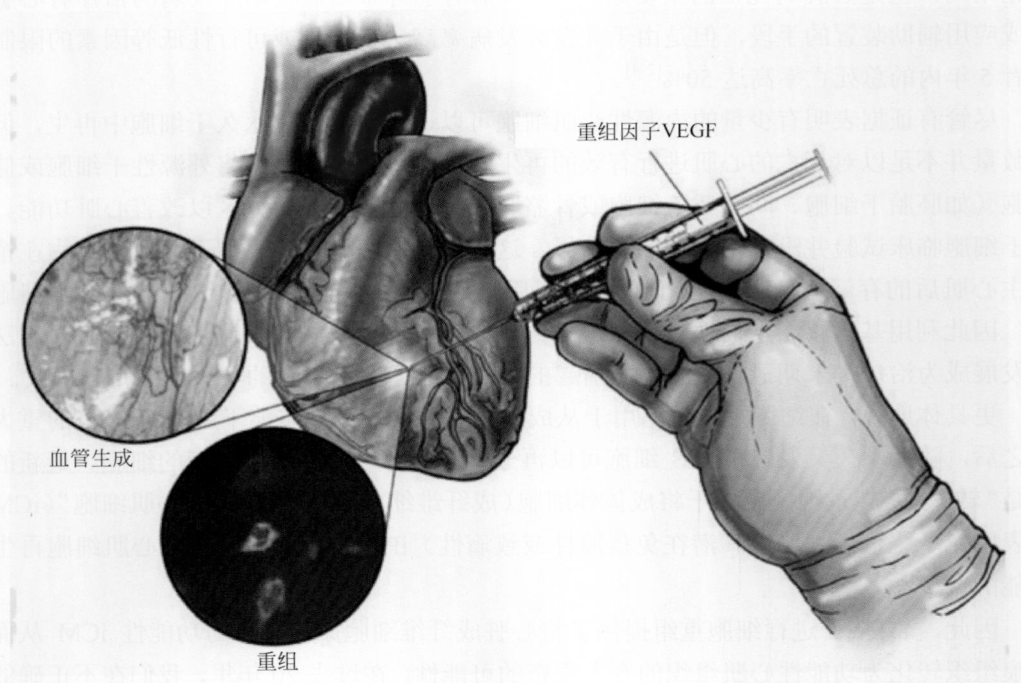

图 16.1　心脏再生的多模型策略（经贝勒医学院许可使用）

心脏细胞重组是指将心脏分化（转录）因子或编码它们的基因给予终末分化的细胞，以便将它们重组为心肌细胞样细胞的过程。诺贝尔奖获得者 Yamanaka 使用转录因子 Oct4，Sox2，Klf4 和 c-myc 将终末分化细胞重组为诱导多能干细胞（iPS），这一具有革命意义的工作极大地推进了对心脏细胞重组的研究[17]。不久后，Srivastava 等人利用这种方法证明心肌成纤维细胞可以被心脏分化因子 Gata4，Mef2c 和 Tbx5（GMT）直接重组为诱导心肌细胞（iCMs），这样就能够绕过多能中间状态[11]。更重要的是，最近已经证实在梗死心肌中注射 GMT 可以显著改善啮齿动物模型梗死后的心室功能并减少纤维化[18]。从此，各种基于基因和小分子的策略已经成功地应用于体外和体内试验，详见下文。

基于血管生成的疗法

治疗性血管生成的目标是通过形成侧支血管给冠状动脉疾病（CAD）或外周动脉疾病（PAD）中的闭塞血管建立“生物学旁路”，从而缓解缺血。冠状动脉和外周动脉疾病的治疗性血管生成的概念最早由 Judah Folkman 博士提出，他在 20 世纪 70 年代早期的开创性工作中证明生长因子与肿瘤血管生成有关[19]。这些生长因子目前通常被确认为血管生成肽，即血管内皮生长因子（VEGF）和成纤维细胞生长因子（FGF）[9,10]。

在 Folkman 的发现后不久，动物模型中令人信服的临床前数据表明，血管生成蛋白或基因转导增加了外周血管和心肌血管的侧支形成，促进了外周组织灌注和心脏功能的恢复[20,21]。从那时起，大量试验涉及超过 2000 名患者利用血管生成蛋白及其基因（如 VEGF-A 121、165 和 189，FGF-1 和 FGF-4）治疗冠状动脉和外周血管疾病，但是结果却好坏参半[10,22-24]。

这种血管生成疗法试验令人失望的结果可能是由于不适当或无效的给药途径（例如，血管内与心肌内给药）导致血管生成剂在组织中浓度不足，或者是由于不适当的终点研究方法，如相对低浓度的心肌灌注研究与 PET 或平板运动试验[9,10,13,14]。这些结果的限制经常会干扰数据的解读，导致许多人忽视了血管生成（基因）治疗的希望。患者 Jesse Gelsinger 因接受异常高剂量的腺病毒转染疗法治疗鸟氨酸转氨甲酰酶缺乏症而不幸去世，这导致了美国所有基因治疗的短期中止，也导致了基因治疗试验热度的长期下降[25,26]。

尽管在这一新领域的药物开发存在挑战，但对血管生成基因治疗临床试验的回顾性分析已经形成了有益的启示，为推动这一领域的发展提供了新的机遇。首先，所用的转导血管生成基因的载体类型（即蛋白质、质粒或病毒）对于需要获得诱导血管生成的治疗性血管生成因子的“剂量”至关重要[27,28]，这是很明显的。但是在这方面，血管生成蛋白转运的结果令人失望，这可能是由于半衰期短和全身给药需要大剂量，而剂量过大又会产生低血压的副作用。质粒转导似乎也是无效的，因为它在细胞中的转导效率低且表达时间短暂。相比之下，血管生成因子通过腺病毒转导入细胞的效率更高，可以有长达数周的基因表达，而且不会整合到基因组中。因此，与其他载体相比，腺病毒转导血管生成基因在诱导血管生成方面更为有效[10,29-33]。

直接心肌内注射或冠状动脉内注射血管生成因子都可能削弱治疗效果[15,28]，同样，对合适的组织治疗靶点选择也是如此。更具体地说，与冠状动脉或血管内给药相比，心肌内直接给药通常更为有效，可能是因为这种更局部化的方法更有利于“药物传递”，从而获得更好的药代动力学效果（见表 16.1）[15]。另一方面，全身给药也有可能在全身传播血管生成因子，产生更多的潜在风险，并可能产生“脱靶”效应。

同样，血管生成疗法在外周血管与冠状动脉疾病中的应用提示了另外一种可能，即在相对较大的组织区域内有效治疗多个水平的血管阻塞（即中心流入道阻塞、弥漫性中间水平血管阻塞和外周流出阻塞）。与之相比，冠状动脉疾病在“地理上”只能算是局部且所需的药量较少，因此冠状动脉疾病的治疗可以代表血管生成治疗的理想靶点。虽然这些考虑因素在回顾分析中看起来很明显，但如果没有考虑这些基本的药代动力学原则往往会导致整个研究领域的负面试验结果，并错误地认为血管生成治疗无效。

表 16.1　代表性的心脏血管生成临床试验

实验题目	研究者，发表年	研究设计	样本量	随访期	载体	给药途径	有效成分	结果
直接心肌注射[a]								
	Symes 等[b] 1999	第一阶段	20	90 天	质粒	心外膜;小切口	VEGF-165	(+) 心绞痛（使用硝酸甘油） (+) 灌注（SPECT） (+/–) 冠状动脉造影
	Rosengart 等[c] 1999	第一阶段	16	6 个月	腺病毒	心外膜;小切口	VEGF-121	(+) 心绞痛类 (+)(+) 运动持续时间 (+)(+) 灌注（sestamibi）
	Vale[d] 2000	第一阶段	13	60 天	重组蛋白	心外膜;小切口	VEGF-165	(+) 心绞痛 (+) 运动持续时间 (+) 灌注（NOGA）
	Losordo 等[e] 2002	DB-RCT	19	12 周	质粒	心内膜;NOGA	VEGF2	(+) 心绞痛类 (+) 运动持续时间 (+/–) 灌注（NOGA / SPECT）
Euroinject One	Kastrup 等[f] 2005	DB-RCT	80	3 个月	质粒	心内膜;NOGA	VEGF-165	(–) 心绞痛类 (–) 灌注（SPECT / NOGA）
REVASC	Stewart 等[g] 2006	RCT	67	26 周	腺病毒	心外膜	VEGF-121	(+) 心绞痛 (+) 运动时间
NORTHERN	Stewart 等[h] 2006	DB-RCT	93	6 个月	质粒	心内膜;NOGA	VEGF-165	(–) 心绞痛类 (–) 运动持续时间 (–) 灌注
冠状动脉内给药[a]								
冠状动脉	Laham 等[i] 2000	第一阶段	52	180 天	重组蛋白	冠状动脉	FGF-2	(+) 心绞痛评分（西雅图） (+) 运动跑步机 (+) 局部缺血（MRI）
	Hendel 等[j] 2000	第一阶段	14	60 天	重组蛋白	冠状动脉	VEGF-165	(+/–) SPECT
FIRST	Simons 等[k] 2002	DB-RCT	337	180 天	重组蛋白	冠状动脉	FGF2	(–) 心绞痛 (–) 运动时间
AGENT-2	Grines[l] 2003	DB-RCT	52	8 周	腺病毒	冠状动脉	FGF4	(–) 心绞痛类 (–) SPECT

续表

实验题目	研究者，发表年	研究设计	样本量	随访期	载体	给药途径	有效成分	结果
VIVA	Henry 等[m] 2003	DB-RCT	178	120 天	重组蛋白	冠状动脉	VEGF	(–) 心绞痛类[(+) 高剂量] (–) 运动时间 (–) SPECT
AGENT-3, AGENT-4	Henry 等[n] 2003	DB-RCT	532	12 个月	腺病毒	冠状动脉	FGF4	(–) 心绞痛类 (–) 运动时间

+表示有统计学差异的改善；+/–表示无统计学差异的改善；–表示未检测到任何改善

DB-RCT 表示双盲随机对照试验，*CABG* 表示冠状动脉旁路移植术，*SPECT* 表示单光子发射计算机断层扫描，*REVASC* 表示血管生成的 VEGF 随机评估，*NORTHERN* NOGA 表示血管生成血运重建治疗：放射性核素显像评估；*FGF* 表示成纤维细胞生长因子，*MRI* 表示磁共振成像，*FIRST* FGF 表示启动血运重建试验，*AGENT* 表示血管生成基因治疗试验，*VIVA* VEGF 表示在缺血中的血管新生血管生成

注意：改编自 Rosengart TK, Fallon E, Crystal RG. Cardiac Biointerventions: Whatever Happened to Stem Cell and Gene Therapy?, *Innovations*: Tech in Cardiothoracic Surgery, May/June 2012; 7(3): 173–179. 表 1 和表 2。请参阅此文献以获取更多信息，包括这些试验的引用。经 Wolters Kluwer 许可转载

[a] 不包括联合干预措施（例如，附属于 CABG）;包括每个试验的最新报告

[b] Symes, J. F., Losordo, D. W., Vale, P. R., Lathi, K. G., Esakof, D. D., Mayskiy, M., Isner, J. M. (1999). Gene therapy with vascular endothelial growth factor for inoperable coronary artery disease. Ann Thorac Surg, 68(3), 830–836; discussion 836-837

[c] Rosengart, T. K., Lee, L. Y., Patel, S. R., Kligfield, P. D., Okin, P. M., Hackett, N. R., Isom, O. W., Crystal, R. G. (1999). Six-month assessment of a phase I trial of angiogenic gene therapy for the treatment of coronary artery disease using direct intramyocardial administration of an adenovirus vector expressing the VEGF121 cDNA. Ann Surg, 230(4), 466-470; discussion 470-462

[d] Vale, P. R., Losordo, D. W., Milliken, C. E., Maysky, M., Esakof, D. D., Symes, J. F., Isner, J. M. (2000). Left ventricular electromechanical mapping to assess efficacy of phVEGF(165) gene transfer for therapeutic angiogenesis in chronic myocardial ischemia. Circulation, 102(9), 965-974

[e] Losordo, D. W., Vale, P. R., Hendel, R. C., Milliken, C. E., Fortuin, F. D., Cummings, N., Schatz, R. A., Asahara, T., Isner, J. M., Kuntz, R. E. (2002). Phase 1/2 placebo-controlled, double-blind, dose-escalating trial of myocardial vascular endothelial growth factor 2 gene transfer by catheter delivery in patients with chronic myocardial ischemia. Circulation, 105(17), 2012-2018

[f] Kastrup, J., Jorgensen, E., Ruck, A., Tagil, K., Glogar, D., Ruzyllo, W., Botker, H. E., Dudek, D., Drvota, V., Hesse, B., Thuesen, L., Blomberg, P., Gyongyosi, M., Sylven, C. (2005). Direct intramyocardial plasmid vascular endothelial growth factor-A165 gene therapy in patients with stable severe angina pectoris A randomized double-blind placebo-controlled study: the Euroinject One trial. J Am Coll Cardiol, 45(7), 982-988

[g] Stewart, D. J., Hilton, J. D., Arnold, J. M., Gregoire, J., Rivard, A., Archer, S. L., Charbonneau, F., Cohen, E., Curtis, M., Buller, C. E., Mendelsohn, F. O., Dib, N., Page, P., Ducas, J., Plante, S., Sullivan, J., Macko, J., Rasmussen, C., Kessler, P. D., Rasmussen, H. S. (2006). Angiogenic gene therapy in patients with nonrevascularizable ischemic heart disease: a phase 2 randomized, controlled trial of AdVEGF(121) (AdVEGF121) versus maximum medical treatment. Gene Ther, 13(21), 1503-1511. doi:https://doi.org/10.1038/sj.gt.3302802

[h] Stewart, D. J., Kutryk, M. J., Fitchett, D., Freeman, M., Camack, N., Su, Y., Siega, A. D., Bilodeau, L., Burton, J. R., Proulx, G., Radhakrishnan, S., Investigators, N. T. (2009). VEGF Gene Therapy Fails to Improve Perfusion of Ischemic Myocardium in Patients With Advanced Coronary Disease: Results of the NORTHERN Trial. Mol Ther, 17(6), 1109-1115

[i] Laham, R. J., Chronos, N. A., Pike, M., Leimbach, M. E., Udelson, J. E., Pearlman, J. D., Pettigrew, R. I., Whitehouse, M. J., Yoshizawa, C., Simons, M. (2000). Intracoronary basic fibroblast growth factor (FGF-2) in patients with severe ischemic heart disease: results of a phase I open-label dose escalation study. J Am Coll Cardiol, 36(7), 2132-2139

[j] Hendel, R. C., Henry, T. D., Rocha-Singh, K., Isner, J. M., Kereiakes, D. J., Giordano, F. J., Simons, M., Bonow, R. O. (2000). Effect of intracoronary recombinant human vascular endothelial growth factor on myocardial perfusion: evidence for a dose-dependent effect. Circulation, 101(2), 118-121

[k] Simons, M., Annex, B. H., Laham, R. J., Kleiman, N., Henry, T., Dauerman, H., Udelson, J. E., Gervino, E. V., Pike, M., Whitehouse, M. J., Moon, T., Chronos, N. A. (2002). Pharmacological treatment of coronary artery disease with recombinant fibroblast growth factor-2: double-blind, randomized, controlled clinical trial. Circulation, 105(7), 788-793

[l] Grines, C. L., Watkins, M. W., Mahmarian, J. J., Iskandrian, A. E., Rade, J. J., Marrott, P., Pratt, C., Kleiman, N., Angiogene, G. T. S. G. (2003). A randomized, double-blind, placebo-controlled trial of Ad5FGF-4 gene therapy and its effect on myocardial perfusion in patients with stable angina. J Am Coll Cardiol, 42(8), 1339-1347

[m] Henry, T. D., Annex, B. H., McKendall, G. R., Azrin, M. A., Lopez, J. J., Giordano, F. J., Shah, P. K., Willerson, J. T., Benza, R. L., Berman, D. S., Gibson, C. M., Bajamonde, A., Rundle, A. C., Fine, J., McCluskey, E. R., Investigators, V. (2003). The VIVA trial: Vascular endothelial growth factor in Ischemia for Vascular Angiogenesis. Circulation, 107(10), 1359-1365

[n] Henry, T. D., Grines, C. L., Watkins, M. W., Dib, N., Barbeau, G., Moreadith, R., Andrasfay, T., Engler, R. L. (2007). Effects of Ad5FGF-4 in patients with angina: an analysis of pooled data from the AGENT-3 and AGENT-4 trials. J Am Coll Cardiol, 50(11), 1038-1046

我们之所以不再提及大量的早期血管生成试验，是因为它们缺乏安慰剂对照组和与临床相关的客观研究终点，例如与运动平板试验相关的心电图变化[16]。矛盾的是虽然血管内注射药物试验中纳入安慰剂（血液动力学无效）对照组看似简单，但是在终末期心脏病患者身上进行直接心肌内给药的假手术很难通过伦理审查[15]。不幸的是，尽管有 ECG 数据证实心肌缺血变化的客观数据，但许多观察者还是怀疑（缺乏安慰剂组）心肌内注射药物试验得到的阳性结果。虽然最终可能需要一项随机的安慰剂对照试验来确定血管生成治疗的临床效果，但制定一个统一的研究方案，包括客观、有效的终点，更有效的基因转导方法以及确保全部基因更有效地转导入靶组织中的方法，很可能为血管阻塞疾病患者测试这一新生物学治疗方案提供更有效的途径[9,10,15,27,28]。

干细胞移植

由于心肌细胞的再生能力低（每年 < 1%），在心肌梗死后用外源性干细胞（胚胎干细胞、骨髓衍生或诱导多能干细胞）替代心肌细胞在过去 20 年中备受关注。首先进行植入试验的是骨髓来源的造血祖细胞，在 100 多次的 I-II 期试验中包含了数千名患者。尽管这些细胞植入物具有良好的安全性，但几项汇总分析显示，来自骨髓的祖细胞植入治疗仅导致左心室射血分数非临床轻微增加（即不大于 2%～4%）[7,8,34,35]。这种负面结果是由于植入细胞的存活率低，植入自体心肌不良，以及植入后生成的心肌细胞结构不成熟所导致的（见表 16.2）[36]。在这些试验中观察到的射血分数的轻微改善可能是因为植入了旁分泌信号细胞产生的分泌物为局部永久心肌细胞存活提供了支持，引发新血管形成，内源性心脏祖细胞的聚集可能来自植入物诱导的心脏重构，而不是它们分化为新的心肌细胞[12,35,37]。

表 16.2 当前心脏再生策略的总结

	骨髓来源的干细胞	诱导多能（iPS）细胞	直接心脏重组
治疗类型	细胞植入	细胞植入	基因治疗
细胞的存活	低	低	超过 12 周未知
细胞特征	不成熟的肌节结构	不成熟的肌节结构	成熟的肌节结构
致癌风险	低	高	没有
免疫排斥的风险	如果同种异体来源，则高	低（病毒重组因子）	低（病毒重组因子）
射血分数的改善[a]	+2%～5%	+10%～15%	+10%～25%
优点	在 I / II 期试验中证明安全	细胞离体扩增，免疫注射风险降低（患者特异性细胞）	避免细胞植入，使用内源性心脏成纤维细胞
缺点	射血分数的边缘改善，细胞的获取和递送复杂，细胞存活率低，心律失常，畸胎瘤的可能性	心脏亚型异质性，心律失常，畸胎瘤，植入不良，细胞存活率低	人体细胞对重组有抵抗力，没有长期研究（> 12 周）
改善方法 / 未来研究	组织支架或改善血管形成以增加细胞存活，新的递送技术	组织支架或改善血管形成（VEGF，网膜瓣）以增加细胞存活	非病毒载体，表面遗传修饰，更简单的因子组合

[a] 表示每种再生策略的治疗组与未治疗组（对照组）之间的差异。

虽然胚胎干细胞（ES）具有比骨干细胞或循环源干细胞更好的可塑性和更高的增殖能力，但是由于众所周知的伦理问题及免疫介导的排斥反应有可能需要免疫抑制治疗，还可能会产生异源性心肌细胞亚型（心室心肌细胞、心房心肌细胞或起搏细胞），或者畸胎瘤等其他异常组织[14,38]，因此作为干细胞治疗并不理想。

鉴于这些问题，诱导多能干细胞（iPS）可以直接从患者获得并重新植入梗死心肌，这已经成为更适合应用于心肌细胞再生的候选干细胞。使用 iPS 细胞的优点包括它们与胚胎干细胞相似，具有无限增殖能力，能够降低免疫介导排斥反应，当然也更合乎伦理要求[38,39]。iPS 细胞的缺点包括：产生患者特异性 iPS 细胞所需的成本较高，植入后肌节结构发育不成熟，电生理特性不成熟，电异位，易形成多种类型细胞的混合物，以及细胞植入梗死心肌中能否生存和整合还不明确[14,38]。虽然在动物梗死模型中植入 iPS 细胞可导致左心室射血分数增加 10%～15%，但这些结果与其他细胞植入物一样，可能无法转化为临床疗效[40-45]。

鉴于试验结果的不一致性，目前正在努力通过改进机械黏附策略（例如，使用工程化组织支架和黏合剂生物凝胶）和增加组织床的血管形成（如，使用血管生成预处理）以提高植入细胞存活率[39,46-50]。

体外直接心肌细胞重组研究

鉴于与心脏再生的细胞植入治疗相关的挑战，直接心脏细胞重组的出现代表了该领域的显著进步，因为它利用内源性、静止的心脏成纤维细胞来产生诱导心肌细胞（iCM），几乎避免了所有外源细胞植入方法存在的问题[6]。总体来说，这个领域人们正在寻找与早期胚胎心脏发育相关的分化因子的鉴定和管理方法。

使用心脏分化转录因子 Gata4、Mef2c 和 Tbx5（GMT）进行的直接心脏重组中第一次迭代的重组效率约为 7%，这个数据是通过心肌细胞标记物肌钙蛋白 T 的表达证明来确定的，其心肌细胞收缩性 iCMs 的子集更小[11]。为了增加 iCMs 的重组效率和成熟度，目前已经提出了一些改进措施，包括提高心脏分化基因在混合物中的比例和下调掺入成纤维细胞基因的表达（见表 16.3）。

表 16.3　直接心脏重组的体内和体外报告

细胞类型	重组因子	载体	收缩性 iCM	重组效率 (%cTnT⁺)	体外	ΔEF%
鼠						
CF, DF	Gata4, Mef2c, Tbx5 [11, 18]	RV, LV	●	8%	●	+10
CF	Gata4, Mef2c, Tbx5 [51]	RV	○	7%	●	a
CF, TTF	Gata4, Mef2c, Tbx5 [53, 71]	RV	●	10%	●	+21
CF, TTF	Gata4, Mef2c, Tbx5 [85]	LV	○	–	○	
CF, TTF	Gata4, Mef2c, Tbx5, Hand2 [55]	RV	●	25%	●	+21
MEF, TTF	Gata4, Mef2c-MyoD 融合, Tbx5, Hand2 [54]	RV	●	21%	○	

续表

细胞类型	重组因子	载体	收缩性 iCM	重组效率 (%cTnT⁺)	体外	ΔEF%
鼠						
CF, TTF, MEF	Gata4, Mef2c, Tbx5, Hand2, Akt1 [86]	RV	●	30%	○	
MEF	Gata4, Mef2c, Tbx5, Hand2, Nkx2.5 [56]	LV	●	5%[b]	○	
MEF	Gata4, Tbx5, Myocardin [58]	LV	○	26%[b]	○	
MEF	Mef2c, Tbx5, Myocardin [59]	LV	○	10%	○	
MEF	Gata4, Mef2c, Tbx5, Myocardin, SRF, Mesp1, SARCD3[57]	LV	○	30%[b]	○	
CF	miR-1, miR-133, miR-208 和 miR- 499 [66,67]	LV	○	–	●	c
CF, MEF	Gata4, Mef2c, Tbx5, Hand2, Nkx2.5, SB431542（TGFβ 抑制剂）[62]	LV	●	17%[b]	○	
MEF, CF, TTF	Gata4, Mef2c, Tbx5, Hand2, miR-1, miR-133, A-83-01（TGFβ 抑制剂）[63]	RV、LV	●	60%	○	
MEF, TTF	Oct4，小分子（SB431542，14: 99021, Parnate, Forskolin) [68]	LV	●	–	○	
MEF, TTF	小分子（CHIR99021, RepSox, Forskolin, VPA, Parnate, TTNPB) [69]	–	●	–	○	
CF, TTF	Gata4, Mef2c, Tbx5, Bmi1 shRNA [65]	RV	●	30%	○	
MEF, TTF	Gata4, Mef2c, Tbx5, FGF2, FGF10, VEGF [74]	RV	●	3%	○	
大鼠 CF	Gata4, Mef2c, Tbx5, VEGF [52, 73]	LV, AV	○	8%	●	+15
其他						
MEF, 人类 CF	Gata4, Mef2c, Tbx5, miR-133, Mesp1, Myocardin [60]	RV, LV	●	30%	○	
人类 DF	Ets2, Mesp1 [87]	RV	○	–	○	
人类 CF, DF	Gata4, Mef2c, Tbx5, ESRRG, Mesp1, 心肌素, ZFPM2 [75]	RV	○	12%	○	
人类 CF, DF	Gata4, Tbx5, Hand2, Myocardin, miR-1, miR-133 [61]	RV	●	20%	○	
人类 CF, DF	Gata4, Mef2c, Tbx5, Myocardin, Mesp1 [76]	RV, LV	○	6%	○	
人类 DF	小分子（CHIR99021, A83-01, BIX01294, AS8351, SC1, Y27632, OAC2, SU16F, JNJ10198409) [70]	–	●	6%	○	

注：ΔEF%表示 GMT 处理组和对照组之间射血分数的差别，RV 表示逆转录病毒，LV 表示慢病毒，AV 表示腺病毒，CF 表示心脏成纤维细胞（新生儿或成人），DF 表示真皮成纤维细胞，TTF 表示尾尖成纤维细胞，MEF 表示小鼠胚胎成纤维细胞。经 Springer 许可转载。Current Treatment Options in Cardiovascular Medicine, Direct Cardiac Cellular Reprogramming for Cardiac Regeneration, (2016) 18: 58, Patel V, Mathison M, Singh VP, Yang J, Rosengart TK.

[a] Inagawa 等人证实心肌内 GMT 给药后成纤维细胞（IF-α-actinin 和 cTnT）的肌节结构形成。

[b] Addis 等人和 Ifkovits，通过免疫荧光（IF）表达肌钙蛋白 T-GCaMP-GFP（钙报道分子）的细胞的百分比。Christoforou，通过流式细胞术表达 Tnnt2（cTnT 的前体基因）的细胞的百分比。周等人通过 IF 表达 Tnnt2 的细胞的百分比。

[c] Jayawardena 等人通过其他指标显示纤维化减少和心脏功能改善（超声心动图），例如缩短分数和减少左心室大小。

与血管生成试验的结果一致，重组因子的转导很快就被确定是有效的，因为它毫无意外地提高了重组的效率。使用“三联体”GMT 载体解决了靶细胞需要感染三种不同病毒的挑战，而其中每种病毒编码一个重组基因。例如，与早期单 GMT 载体相比，重组效率增加了两倍（基于%cTnT$^+$细胞），肌节结构（免疫荧光）更成熟，梗死后心室功能改善提高三倍[51,52]。通过化学当量重新排列或 MyoD 结构域与 Mef2c 结构域的融合导致与 Gata4 和 Tbx5 相关的 Mef2c 过表达，产生优化重组转基因给药，同样会导致更高比例的收缩性诱导心肌细胞，这再次强调了正确的基因“给药剂量”是很重要的原则。[53,54]。

在初始 GMT 配方中添加新的强效选择性心脏分化因子也提高了疗效。例如，向 GMT 中添加 Hand2[55]、Nkx2.5[56]、心肌素或 Mesp1[57]可以提高 iCMs 的重组效率和收缩特性[57-59]。其他重组因子混合物也得到了很好的测试（见表 16.3）。

通过下调原有成纤维细胞基因的表达来“去除”靶细胞先前存在的体细胞特征也已被证明有利于 iCM 的形成。例如：Muraoka 等和 Nam 等人证明，microRNA-133（miRNA-133）介导的 Snai1（一种促纤维化基因的关键激活因子）抑制可使小鼠和人类成纤维细胞中的心肌细胞重组效率至少提高 5 倍[60,61]。同样，Ifkovits 等和 Zhao 等人也证明了关键促纤维化通路的小分子抑制剂转化生长因子- β （TGF-β）或 Rho 相关激酶显著提高了重组效率和质量，收缩细胞的百分比和肌节结构的成熟都证明了这一点[62,63]。Zhao 等人通过结合多种心脏分化因子和多种促纤维化基因抑制剂，在小鼠胚胎成纤维细胞中使重组效率接近 60%（通过流式细胞术测定的%cTnT$^+$细胞），其中许多细胞是可收缩的。但是这样会增加重组因子混合物中成分的种类，使之复杂化，增加体内转导的困难，因此通过沉默抗重组的内在表观基因来增加心肌细胞分化基因数量的试验也在进行中[64]。Zhou 等人证明沉默 Bmi1（一种表观遗传调节因子）可以导致心源性基因 Gata4、Nkx2.5、Isl1、Pitx2、Tbx20 和 Hand2 的去表达，当与 GMT 结合时，能够提高心肌细胞基因重组的效率和质量[65]。类似地，我们还知道仅沉默“抗可塑性基因”p63 就会导致 Gata4、Mef2c 和 Tbx5 的表达下调和心肌细胞特异性标志物的上调[Patel 等，2016 年，未发表]。

虽然大多数重组方法使用整合慢病毒或逆转录病毒作为载体，但也有许多报道提出非病毒的重组因子的短暂表达足以满足心脏重组的需要。Jayawardena 等人描述了 miR-1、miR-133、miR-208 和 miR-499 对成纤维细胞的瞬时转染将心脏成纤维细胞重组为 iCMs，肌节结构的形成和自发钙离子流动均可以证明这一点，梗死后心室功能的改善（左心室缩短分数的增加和左心室大小的减少）提供了更重要的证据[66,67]。与这些发现一致， 调节 Wnt 信号传导、TGF- β 信号传导和各种其他途径的小分子也可以将鼠和人成纤维细胞重组为 iCM [68-70]。此外，我们已经证明非整合型腺病毒介导的 GMT 转导可以将小鼠心脏成纤维细胞重组为 iCM（Mathison 等，2016 年，未发表），因此，使用非病毒载体或小分子也可以进行心脏细胞重组，而且在临床上可能比使用慢性表达载体更理想。

体内直接心脏重组研究

在早期研究中体外重组的效率较低（约 10%的 cTnT$^+$细胞），但是在体内研究表明在啮齿类动物梗死模型中射血分数提高了 10%～20%，纤维化减少了 50%，这些数据为心脏细胞重组的潜在临床益处提供了最有说服力的证据[18,52,55,71]。鉴于这些发现和观察结果，高达35%的梗死边界区心脏成纤维细胞可能被重组成为 iCMs，目前认为体内微环境较体外细胞培养更适合心肌细胞的成熟[18]。体内环境可能存在未知的旁分泌信号通路以及可能促进 iCM 成熟的电与机械刺激[18,51,52,55,67,71]。总的来说，这些研究表明在体内将心脏成纤维细胞或其他非肌细胞重组为 iCM 可以改善梗死后心室功能并减少心肌组织纤维化[18,55,72]。

由于有了这些令人鼓舞的体内试验数据，我们进一步认为将重组混合物 GMT 联合 VEGF 的辅助再血管化用于缺血性瘢痕心肌可以获得更好的体内试验结果，并进一步增加 iCM 密度，更大程度地改善梗死后的心室功能（射血分数相对增加 17%对 4%）[73]。Yamakawa 等人的后续研究证实，VEGF 和 FGF 还可以激活心脏成纤维细胞中的多种心脏转录途径（p38 丝裂原活化蛋白激酶和磷酸肌醇 3-激酶 / AKT 途径），这可能进一步促进 iCM 的成熟[74]。

心脏重组的未来方向

虽然直接心脏重组已经接近临床试验阶段，但仍有重要问题需要解决。最值得注意的是人类心脏成纤维细胞比低级物种更能抵抗重组，单独使用 GMT 时几乎不发生重组[60,61,70,75,76]。这可能是由于相对于小鼠来说，人类具有更加复杂的心脏基因调控网络和更强大的后生遗传限制[64]。由于这个原因，对人类细胞中重组障碍的系统评估显示大约 956 个基因抵抗重组，这些基因调控包括基因转录、染色质修饰及其他多种细胞功能[77]。

已经有研究者开始针对此类问题进行研究尝试，包括添加更多的心脏分化因子或抗纤维化成分。此外还报道了一些克服后生遗传限制的策略，如抑制 Bmi1[65]或 p63 的表达等 [Patel 等人，2016 年，未发表]。然而，我们对心脏重组中的后生遗传调控的理解还非常有限，还需要进行更广泛的研究。令人鼓舞的是，我们最近的观察表明，猪可能是研究人类细胞重组抵抗性的适当替代品[Singh 等人，2016 年，未发表]。

iCMs 的长期存活率和梗死后 12 周心室功能持续改善情况是衡量该策略是否具有临床适用性的重要考量因素。在早期对 GMT 介导的重组是否能预防或逆转心室重构进行了研究，观察结果显示重组因子诱导梗死后纤维化意外地减少了 50%[18,55,67,71,73]，远超过 iCM 生成的程度，在这方面还需要进一步研究，这一现象的发生机制尚有待探索。许多研究都采用了急性心肌梗死模型，即冠状动脉结扎术后立即使用 GMT[18,51,55,67,71]，以后需要更多地进行延迟给药研究，这样才能将实验建立在瘢痕形成以后的心肌上，更加符合临床实际情况[52,73]。

使用内源性心肌细胞或心脏干细胞的心脏再生策略

迫使正常情况下静止状态的成年人心肌细胞恢复复制状态，模仿斑马鱼和新生小鼠等低等脊椎动物的持续复制状态，这是目前正在研究的最终潜在的心肌再生策略。尝试使用 miRNA、细胞周期蛋白，包括 FGF 和其他小分子在内的生长因子使心肌细胞重新形成细胞周期[12]。在小鼠和猪梗死模型中，腺病毒介导的细胞周期蛋白 A2 成功地诱导了心肌细胞增殖并改善了心脏功能（猪模型中超声心动图检测约 27%）[78-80]。虽然这些早期报告很有说服力，但这些因子的使用可能有引发肿瘤生成的风险，这一点还有待研究。

心脏干细胞通常是处于静止状态的，只有在心肌损伤后才会被激活，分离和诱导心脏干细胞离体扩增代表了另一项正在研究的心脏再生策略[81,82]。在缺血性心肌病（SCIPIO）1期患者的干细胞注入试验中，可在冠状动脉旁路移植术时取下右心房组织获取心肌干细胞，4 个月后向冠状动脉内注射这些心肌干细胞。治疗 12 个月后左心室射血分数比基线水平提高 14%，并且梗死面积减少[83]。同样，在心肌梗死后心脏衍生细胞冠状动脉内注射心脏再生（CADUCEUS）1 期试验采用的是经皮心肌内膜活检获取的心肌组织，进而产生用于输注的心脏干细胞，这就为进一步试验提供了安全性依据[84]。这些技术在临床应用中的障碍与其他干细胞植入治疗相似，都面临着心脏干细胞扩增费用昂贵、是否会分化为其他心脏细胞亚型、是否引发心律失常及电与机械能否整合等问题。

结论

心脏再生领域的早期失败导致形成了一种更严格和更温和的研究方法，这一点左右了新的心脏再生策略的发展方向，产生了直接心肌细胞重组方法。与基于细胞的心脏再生治疗相比，直接心肌细胞重组具有显著优势，它利用内源性心脏成纤维细胞，可以得到更高的新生心肌细胞存活率和成熟率，更易于整合到宿主合胞体电生理中，获得更耐久的长期效果。最佳的心脏细胞重组策略可能会采用多种途径，包括上调心脏分化因子、抑制促纤维化基因表达和诱导血管生成因子等，如图 16.1 所示。

致谢：本研究由 National Heart, Lung, and Blood Institute(1R01HL121294-01A1 [TR])资助。作者声明他们之间没有利益冲突。

参考文献

[1] Galli A, Lombardi F. Postinfarct left ventricular remodelling: a prevailing cause of heart failure. Cardiol Res Pract. 2016: 2579832.

[2] Yancy CW, Jessup M, Bozkurt B, Butler J, Casey DE, Drazner MH, et al. 2013 ACCF/AHA guideline for the management of heart failure: executive summary: a report of the American College of Cardiology Foundation/American Heart Association Task Force on practice guidelines. Circulation. 2013; 128(16): 1810-52.

[3] Baran DA, Jaiswal A. Management of the ACC/AHA Stage D patient: mechanical circulatory support. Cardiol Clin. 2014; 32(1): 113-24.

[4] Kittleson MM, Kobashigawa JA. Management of the ACC/AHA Stage D patient: cardiac transplantation. Cardiol Clin. 2014; 32(1): 95-112.

[5] Fisher SA, Zhang H, Doree C, Mathur A, Martin-Rendon E. Stem cell treatment for acute myocardial infarction. Cochrane Database Syst Rev. 2015; 9: CD006536.

[6] Nowbar AN, Mielewczik M, Karavassilis M, Dehbi HM, Shun-Shin MJ, Jones S, et al. Discrepancies in autologous bone marrow stem cell trials and enhancement of ejection fraction (DAMASCENE): weighted regression and meta-analysis. BMJ. 2014; 348: g2688.

[7] Xin M, Olson EN, Bassel-Duby R. Mending broken hearts: cardiac development as a basis for adult heart regeneration and repair. Nat Rev Mol Cell Biol. 2013; 8: 529-41.

[8] Sadahiro T, Yamanaka S, Ieda M. Direct cardiac reprogramming: progress and challenges in basic biology and clinical applications. Circ Res. 2015; 116(8): 1378-91.

[9] Gupta R, Tongers J, Losordo DW. Human studies of angiogenic gene therapy. Circ Res. 2009;8:724-36.
[10] Zachary I, Morgan RD. Therapeutic angiogenesis for cardiovascular disease: biological context, challenges, prospects. Heart (British Cardiac Society). 2010; 97(3): 181-9.
[11] Ieda M, Fu JD, Delgado-Olguin P, Vedantham V, Hayashi Y, Bruneau BG, et al. Direct reprogramming of fibroblasts into functional cardiomyocytes by defined factors. Cell. 2010; 3 :375-86.
[12] Sharma A, Zhang Y, Wu SM. Harnessing the induction of cardiomyocyte proliferation for cardiac regenerative medicine. Curr Treat Options Cardiovasc Med. 2015; 17(10): 404.
[13] Oh H, Ito H, Sano S. Challenges to success in heart failure: cardiac cell therapies in patients with heart diseases. J Cardiol. 2016; pii: S0914-5087(16): 30059-4.
[14] Lalit PA, Hei DJ, Raval AN, Kamp TJ. Induced pluripotent stem cells for post-myocardial infarction repair: remarkable opportunities and challenges. CircRes. 2014; 114(8): 1328-45.
[15] Rosengart TK, Fallon E, Crystal RG. Cardiac biointerventions: whatever happened to stem cell and gene therapy? Innovations. 2012; 7(3): 173-9.
[16] Simons M, Bonow RO, Chronos NA, Cohen DJ, Giordano FJ, Hammond HK, et al. Clinical trials in coronary angiogenesis: issues, problems, consensus: an expert panel summary. Circulation. 2000; 102(11): E73-86.
[17] Takahashi K, Yamanaka S. Induction of pluripotent stem cells from mouse embryonic and adult fibroblast cultures by defined factors. Cell. 2006; 126(4): 663-76.
[18] Qian L, Huang Y, Spencer CI, Foley A, Vedantham V, Liu L, Conway SJ, Fu JD, Srivastava D. In vivo reprogramming of murine cardiac fibroblasts into induced cardiomyocytes. Nature. 2012; 485(7400): 593-8.
[19] Folkman J. Tumor angiogenesis: therapeutic implications. N Engl J Med. 1971; 285(21): 1182-6.
[20] Hammond HK, McKirnan MD. Angiogenic gene therapy for heart disease: a review of animal studies and clinical trials. Cardiovasc Res. 2001; 49(3): 561-7.
[21] Mack CA, Patel SR, Schwarz EA, Zanzonico P, Hahn RT, Ilercil A, et al. Biologic bypass with the use of adenovirus-mediated gene transfer of the complementary deoxyribonucleic acid for vascular endothelial growth factor 121 improves myocardial perfusion and function in the ischemic porcine heart. J Thorac Cardiovasc Surg. 1998; 115(1): 168-76.
[22] Isner JM, Pieczek A, Schainfeld R, Blair R, Haley L, Asahara T, et al. Clinical evidence of angiogenesis after arterial gene transfer of phVEGF165 in patient with ischaemic limb. Lancet. 1996; 348(9024): 370-4.
[23] Schumacher B, Pecher P, von Specht BU, Stegmann T. Induction of neoangiogenesis in ischemic myocardium by human growth factors: first clinical results of a new treatment of coronary heart disease. Circulation.1998; 97(7): 645-50.
[24] Losordo DW, Vale PR, Symes JF, Dunnington CH, Esakof DD, Maysky M, et al. Gene therapy for myocardial angiogenesis: initial clinical results with direct myocardial injection of phVEGF165 as sole therapy for myocardial ischemia. Circulation. 1998; 98(25): 2800-4.
[25] Wilson JM. Lessons learned from the gene therapy trial for ornithine transcarbamylase deficiency. Mol Genet Metab. 2009; 96(4): 151-7.
[26] Yarborough M, Sharp RR. Public trust and research a decade later: what have we learned since Jesse Gelsinger's death? Mol Genet Metab. 2009; 97(1): 4-5.
[27] Yla-Herttuala S, Alitalo K. Gene transfer as a tool to induce therapeutic vascular growth. Nat Med. 2003; 9(6): 694-701.
[28] Rincon MY, VandenDriessche T, Chuah MK. Gene therapy for cardiovascular disease: advances in vector development, targeting, and delivery for clinical translation. Cardiovasc Res. 2015; 108(1): 4-20.
[29] Stewart DJ, Hilton JD, Arnold JM, Gregoire J, Rivard A, Archer SL, et al. Angiogenic gene therapy in patients with nonrevascularizable ischemic heart disease: a phase 2 randomized, controlled trial of AdVEGF(121) (AdVEGF121) versus maximum medical treatment. Gene Ther. 2006; 13(21): 1503-11.
[30] Rajagopalan S, Mohler ER, Lederman RJ, Mendelsohn FO, Saucedo JF, Goldman CK, et al. Regional angiogenesis with vascular endothelial growth factor in peripheral arterial disease: a phase II randomized, double-blind, controlled study of adenoviral delivery of vascular endothelial growth factor 121 in patients with disabling intermittent claudication. Circulation. 2003; 108(16): 1933-8.
[31] Hedman M, Hartikainen J, Syvanne M, Stjernvall J, Hedman A, Kivela A, et al. Safety and feasibility of

catheter-based local intracoronary vascular endothelial growth factor gene transfer in the prevention of postangioplasty and in-stent restenosis and in the treatment of chronic myocardial ischemia: phase II results of the Kuopio Angiogenesis Trial (KAT). Circulation. 2003; 107(21): 2677-83.

[32] Makinen K, Manninen H, Hedman M, Matsi P, Mussalo H, Alhava E, et al. Increased vascularity detected by digital subtraction angiography after VEGF gene transfer to human lower limb artery: a randomized, placebo-controlled, double-blinded phase II study. Mol Ther. 2002; 6(1): 127-33.

[33] Kapur NK, Rade JJ. Fibroblast growth factor 4 gene therapy for chronic ischemic heart disease. Trends Cardiovasc Med. 2008; 18(4): 133-41.

[34] de Jong R, Houtgraaf JH, Samiei S, Boersma E, Duckers HJ. Intracoronary stem cell infusion after acute myocardial infarction: a meta-analysis and update on clinical trials. Circ Cardiovasc Interv. 2014; 7(2): 156-67.

[35] Abdel-Latif A, Bolli R, Tleyjeh IM, Montori VM, Perin EC, Hornung CA, et al. Adult bone marrow-derived cells for cardiac repair: a systematic review and meta-analysis. Arch Intern Med. 2007; 167(10): 989-97.

[36] Batty JA, Lima JA, Kunadian V. Direct cellular reprogramming for cardiac repair and regeneration. Eur J Heart Fail. 2015; 18(2): 145-56.

[37] Segers VF, Lee RT. Stem-cell therapy for cardiac disease. Nature. 2008; 451(7181): 937-42.

[38] Barad L, Schick R, Zeevi-Levin N, Itskovitz-Eldor J, Binah O. Human embryonic stem cells vs human induced pluripotent stem cells for cardiac repair. Can J Cardiol. 2014; 11: 1279-87.

[39] Gupta MK, Illich DJ, Gaarz A, Matzkies M, Nguemo F, Pfannkuche K, et al. Global transcriptional profiles of beating clusters derived from human induced pluripotent stem cells and embryonic stem cells are highly similar. BMC Dev Biol. 2010; 10: 98.

[40] Nelson TJ, Martinez-Fernandez A, Yamada S, Perez-Terzic C, Ikeda Y, Terzic A. Repair of acute myocardial infarction by human stemness factors induced pluripotent stem cells. Circulation. 2009; 120(5): 408-16.

[41] Singla DK, Long X, Glass C, Singla RD, Yan B. Induced pluripotent stem (iPS) cells repair and regenerate infarcted myocardium. Mol Pharm. 2011; 8(5): 1573-81.

[42] Pasha Z, Haider HK h, Ashraf M. Efficient non-viral reprogramming of myoblasts to stemness with a single small molecule to generate cardiac progenitor cells. PLoS One. 2011; 6(8): e23667.

[43] Ahmed RP, Haider HK, Buccini S, Li L, Jiang S, Ashraf M. Reprogramming of skeletal myoblasts for induction of pluripotency for tumor-free cardiomyogenesis in the infarcted heart. Circ Res. 2011; 109(1): 60-70.

[44] Xiong Q, Ye L, Zhang P, Lepley M, Tian J, Li J, et al. Functional consequences of human induced pluripotent stem cell therapy: myocardial ATP turnover rate in the in vivo swine heart with postinfarction remodeling. Circulation. 2013; 127(9): 997-991008.

[45] Kawamura M, Miyagawa S, Miki K, Saito A, Fukushima S, Higuchi T, et al. Feasibility, safety, and therapeutic efficacy of human induced pluripotent stem cell-derived cardiomyocyte sheets in a porcine ischemic cardiomyopathy model. Circulation. 2012; 126(11 Suppl 1): S29-37.

[46] Kawamura M, Miyagawa S, Fukushima S, Saito A, Miki K, Ito E, et al. Enhanced survival of transplanted human induced pluripotent stem cell-derived cardiomyocytes by the combination of cell sheets with the pedicled omental flap technique in a porcine heart. Circulation. 2013; 128(11 Suppl 1): S87-94.

[47] Yau TM, Kim C, Ng D, Li G, Zhang Y, Weisel RD, et al. Increased transplanted cell survival with cell based angiogenic gene therapy. Ann Thorac Surg. 2005; 80(5): 1779-86.

[48] Retuerto MA, Beckmann JT, Carbray J, Patejunas G, Sarateanu S, Kane BJ, et al. Angiogenic pre-treatment enhances myocardial function following cellular cardiomyoplasty with skeletal myoblasts. J Thorac Cardiovasc Surg. 2007; 133(2): 478-84.

[49] Ahmed RP, Ashraf M, Buccini S, Shujia J, Haider HK h. Cardiac tumorigenic potential of induced pluripotent stem cells in an immunocompetent host with myocardial infarction. Regen Med. 2011; 6(2): 171-8.

[50] Zhang Y, Wang D, Chen M, Yang B, Zhang F, Cao K. Intramyocardial transplantation of undifferentiated rat induced pluripotent stem cells causes tumorigenesis in the heart. PLoS One. 2011; 6(4): e19012.

[51] Inagawa K, Miyamoto K, Yamakawa H, Muraoka N, Sadahiro T, Umei T, et al. Induction of cardiomyocyte-like cells in infarct hearts by gene transfer of Gata4, Mef2c, and Tbx5. Circ Res. 2012;

111(9): 1147-56.

[52] Mathison M, Singh VP, Gersch RP, Ramirez MO, Cooney A, Kaminsky SM, et al. “Triplet” polycistronic vectors encoding Gata4, Mef2c, and Tbx5 enhances postinfarct ventricular functional improvement compared with singlet vectors. J Thorac Cardiovasc Surg. 2014; 148(4): 1656-1664.e2.

[53] Wang L, Liu Z, Yin C, Asfour H, Chen O, Li Y, et al. Stoichiometry of Gata4, Mef2c, and Tbx5 influences the efficiency and quality of induced cardiac myocyte reprogramming. Circ Res. 2014; 116(2): 237-44.

[54] Hirai H, Katoku-Kikyo N, Keirstead SA, Kikyo N. Accelerated direct reprogramming of fibroblasts into cardiomyocyte-like cells with the MyoD transactivation domain. Cardiovasc Res. 2013; 100(1): 105-13.

[55] Song K, Nam YJ, Luo X, Qi X, Tan W, Huang GN, et al. Heart repair by reprogramming non-myocytes with cardiac transcription factors. Nature. 2012; 485(7400): 599-604.

[56] Addis RC, Ifkovits JL, Pinto F, Kellam LD, Esteso P, Rentschler S, et al. Optimization of direct fibroblast reprogramming to cardiomyocytes using calcium activity as a functional measure of success. J Mol Cell Cardiol. 2013; 60: 97-106.

[57] Christoforou N, Chellappan M, Adler AF, Kirkton RD, Wu T, Addis RC, et al. Transcription factors MYOCD, SRF, Mesp1 and SMARCD3 enhance the cardio-inducing effect of GATA4, TBX5, and MEF2C during direct cellular reprogramming. PLoS One. 2013; 8(5): e63577.

[58] Zhou L, Liu Y, Lu L, Lu X, Dixon RA. Cardiac gene activation analysis in mammalian non-myoblasic cells by Nkx2-5, Tbx5, Gata4 and Myocd. PLoS One. 2012; 7(10): e48028.

[59] Protze S, Khattak S, Poulet C, Lindemann D, Tanaka EM, Ravens U. A new approach to transcription factor screening for reprogramming of fibroblasts to cardiomyocyte-like cells. J Mol Cell Cardiol. 2012; 53(3): 323-32.

[60] Muraoka N, Yamakawa H, Miyamoto K, Sadahiro T, Umei T, Isomi M, et al. MiR-133 promotes cardiac reprogramming by directly repressing Snai1 and silencing fibroblast signatures. EMBO J. 2014; 33(14): 1565-81.

[61] Nam YJ, Song K, Luo X, Daniel E, Lambeth K, West K, et al. Reprogramming of human fibroblasts toward a cardiac fate. PNAS. 2013; 110(14): 5588-93.

[62] Ifkovits JL, Addis RC, Epstein JA, Gearhart JD. Inhibition of TGF-beta signaling increases direct conversion of fibroblasts to induced cardiomyocytes. PLoS One. 2014; 9(2): e89678.

[63] Zhao Y, Londono P, Cao Y, Sharpe EJ, Proenza C, O’Rourke R, et al. High-efficiency reprogramming of fibroblasts into cardiomyocytes requires suppression of pro-fibrotic signalling. Nat Commun. 2015; 10(6): 8243.

[64] Ebrahimi B. Reprogramming barriers and enhancers: strategies to enhance the efficiency and kinetics of induced pluripotency. Cell Regen (Lond). 2015; 4: 10.

[65] Zhou Y, Wang L, Vaseghi HR, Liu Z, Lu R, Alimohamadi S, et al. Bmi1 is a key epigenetic barrier to direct cardiac reprogramming. Cell Stem Cell. 2016; 3: 382-95.

[66] Jayawardena TM, Egemnazarov B, Finch EA, Zhang L, Payne JA, Pandya K, et al. MicroRNA-mediated in vitro and in vivo direct reprogramming of cardiac fibroblasts to cardiomyocytes. Circ Res. 2012; 110(11): 1465-73.

[67] Jayawardena TM, Finch EA, Zhang L, Zhang H, Hodgkinson CP, Pratt RE, et al. MicroRNA induced cardiac reprogramming in vivo: evidence for mature cardiac myocytes and improved cardiac function. Circ Res. 2015; 116(3): 418-24.

[68] Wang H, Cao N, Spencer CI, Nie B, Ma T, Xu T, et al. Small molecules enable cardiac reprogramming of mouse fibroblasts with a single factor, Oct4. Cell Rep. 2014; 6(5): 951-60.

[69] Fu Y, Huang C, Xu X, Gu H, Ye Y, Jiang C, et al. Direct reprogramming of mouse fibroblasts into cardiomyocytes with chemical cocktails. Cell Res. 2015; 25(9): 1013-24.

[70] Cao N, Huang Y, Zheng J, Spencer CI, Zhang Y, Fu JD, et al. Conversion of human fibroblasts into functional cardiomyocytes by small molecules. Science. 2016; 352(6290): 1216-20.

[71] Ma H, Wang L, Yin C, Liu J, Qian L. In vivo cardiac reprogramming using an optimal single polycistronic construct. Cardiovasc Res. 2015; 108(2): 217-9.

[72] Fu JD, Srivastava D. Direct reprogramming of fibroblasts into cardiomyocytes for cardiac regenerative medicine. Circ J. 2015; 79(2): 245-54.

[73] Mathison M, Gersch RP, Nasser A, Lilo S, Korman M, Fourman M, et al. In vivo cardiac cellular reprogramming efficacy is enhanced by angiogenic preconditioning of the infarcted myocardium with vascular endothelial growth factor. J Am Heart Assoc. 2012; 1(6): e005652.
[74] Yamakawa H, Muraoka N, Miyamoto K, Sadahiro T, Isomi M, Haginiwa S, et al. Fibroblast growth factors and vascular endothelial growth factor promote cardiac reprogramming under defined conditions. Stem Cell Reports. 2015; 5(6): 1128-42.
[75] Fu JD, Stone NR, Liu L, Spencer CI, Qian L, Hayashi Y, et al. Direct reprogramming of human fibroblasts toward a cardiomyocyte-like state. Stem Cell Reports. 2013; 1(3): 235-47.
[76] Wada R, Muraoka N, Inagawa K, Yamakawa H, Miyamoto K, Sadahiro T, et al. Induction of human cardiomyocyte-like cells from fibroblasts by defined factors. PNAS. 2013; 110(31): 12667-72.
[77] Qin H, Diaz A, Blouin L, Lebbink RJ, Patena W, Tanbun P, et al. Systematic identification of barriers to human iPSC generation. Cell. 2014; 158(2): 449-61.
[78] Chaudhry HW, Dashoush NH, Tang H, Zhang L, Wang X, Wu EX, Wolgemuth DJ. Cyclin A2 mediates ardiomyocyte mitosis in the postmitotic myocardium. J Biol Chem. 2004; 279(34): 35858-66.
[79] Woo YJ, Panlilio CM, Cheng RK, Liao GP, Atluri P, Hsu VM, Cohen JE, Chaudhry HW. Therapeutic delivery of cyclin A2 induces myocardial regeneration and enhances cardiac function in ischemic heart failure. Circulation. 2006; 114(1 Suppl): I206-13.
[80] Shapiro SD, Ranjan AK, Kawase Y, Cheng RK, Kara RJ, Bhattacharya R, Guzman-Martinez G, Sanz J, Garcia MJ, Chaudhry HW. Cyclin A2 induces cardiac regeneration after myocardial infarction through cytokinesis of adult cardiomyocytes. Sci Transl Med. 2014; 6(224): 224-7.
[81] Le T, Chong J. Cardiac progenitor cells for heart repair. Cell Death Discov. 2016; 2: 16052.
[82] Faiella W, Atoui R. Therapeutic use of stem cells for cardiovascular disease. Clin Transl Med. 2016;5(1):34.
[83] Chugh AR, Beache GM, Loughran JH, Mewton N, Elmore JB, Kajstura J, et al. Administration of cardiac stem cells in patients with ischemic cardiomyopathy: the SCIPIO trial: surgical aspects and interim analysis of myocardial function and viability by magnetic resonance. Circulation. 2012; 126(11 Suppl 1): S54-64.
[84] Makkar RR, Smith RR, Cheng K, Malliaras K, Thomson LE, Berman D, et al. Intracoronary cardiosphere-derived cells for heart regeneration after myocardial infarction (CADUCEUS): a prospective, randomised phase 1 trial. Lancet. 2012; 379(9819): 895-904.
[85] Chen JX, Krane M, Deutsch MA, Wang L, Rav-Acha M, Gregoire S, et al. Inefficient reprogramming of fibroblasts into cardiomyocytes using Gata4, Mef2c, and Tbx5. Circ Res. 2012; 111(1): 50-5.
[86] Zhou H, Dickson ME, Kim MS, Bassel-Duby R, Olson EN. Akt1/protein kinase B enhances transcriptional reprogramming of fibroblasts to functional cardiomyocytes. PNAS. 2015; 112(38): 11864-9.
[87] Islas JF, Liu Y, Weng KC, Robertson MJ, Zhang S, Prejusa A, et al. Transcription factors ETS2 and MESP1 transdifferentiate human dermal fibroblasts into cardiac progenitors. PNAS. 2012; 109(32): 13016-21.

作者：George V. Letsou

17 心室辅助装置长期植入的并发症

心力衰竭是发达国家中的一种常见疾病。在工业化国家中，大约有2%的成年人患有心力衰竭，同时65岁以上的成年人患病率上升至6%～10%[1]。在全球范围内的2300万患有心力衰竭的患者中，大约有580万人生活在美国[2]。心力衰竭确诊后第一年内的死亡风险约为35%，之后死亡风险每年下降约10%[3]。原位心脏移植是治疗终末期心力衰竭的首选方法，但是有限的供体数量限制了可以进行的心脏移植手术数量，全世界每年仅可进行4000例心脏移植手术[4]。因此，使用机械辅助装置代替原位心脏移植是一个非常有潜力的研究领域。

1963年，在休斯敦的一场心脏移植手术第一次成功植入了机械心脏辅助装置[5]，此后对各种类型机械心脏辅助装置的研究一直在间歇性地进行。2001年通过临床试验对机械辅助治疗充血性心力衰竭（REMATCH）的影响进行了随机评估。在该试验中，129名患有严重心力衰竭的患者和预期寿命少于2年的患者接受了最先进的治疗，他们被随机分配进行最大限度医疗护理或通过外科手术植入搏动式左心室辅助装置（LVAD）HeartMate Vented Electric（XVE）。手术组的1年生存率和2年生存率为52%和23%，医疗组为25%和8%，但是手术植入LVAD患者的长期不良事件发生率增加了近两倍，包括感染、出血和设备功能障碍[6]。通过植入LVAD虽然能够有效提高患者的生存率，但同时提高LVAD的可靠性和耐用性也是十分必要的。

在2009年的后续试验中，将植入搏动式辅助装置的患者与植入连续式辅助装置的患者进行了对比。200名左心室射血分数<25%，峰值耗氧量<14mL / (kg·min)的患者，患者症状为纽约心脏病协会（NYHA）定义的Ⅲb或Ⅳ级，或需要进行正性肌力药物治疗或存在主动脉内球囊泵反搏。这些患者被随机分配植入第一代搏动式HeartMate XVE或新一代的连续式HeartMate Ⅱ装置。植入连续式HeartMate Ⅱ患者的存活率要显著高于植入HeartMate XVE的患者（1年生存率分别为68%和55%，2年生存率分别为58%和24%）（见图17.1）。植入连续式辅助装置的患者术后不良事件的发生率显著降低（见图17.2）[7]，连续式辅助装置实现了研究人员一直追求的高耐用性。

虽然机械心室辅助装置已经变得更加可靠，但是仍然存在一些问题。长期植入VAD的患者中最常见的并发症有泵内血栓、需要更换器械的机械故障、卒中、与LVAD相关的感染、败血症、需要进行输血的出血、心律失常，肾衰竭和主动脉瓣关闭不全。这些问题将在之后的各小节中进行讨论。2015年后，连续式辅助装置占总植入量的90%以上，因此需要密切关注其植入后引发的并发症。

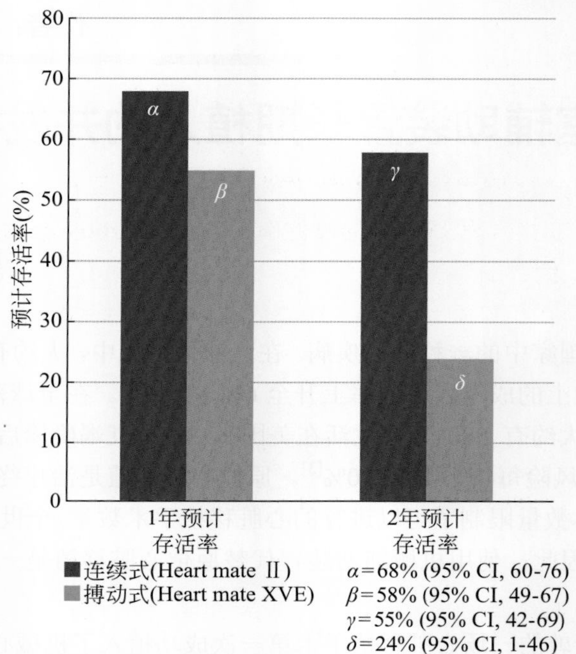

图 17.1 预计存活率（连续式 LVAD 与搏动式 LVAD）。经 Hindawi 出版公司许可修改[33]

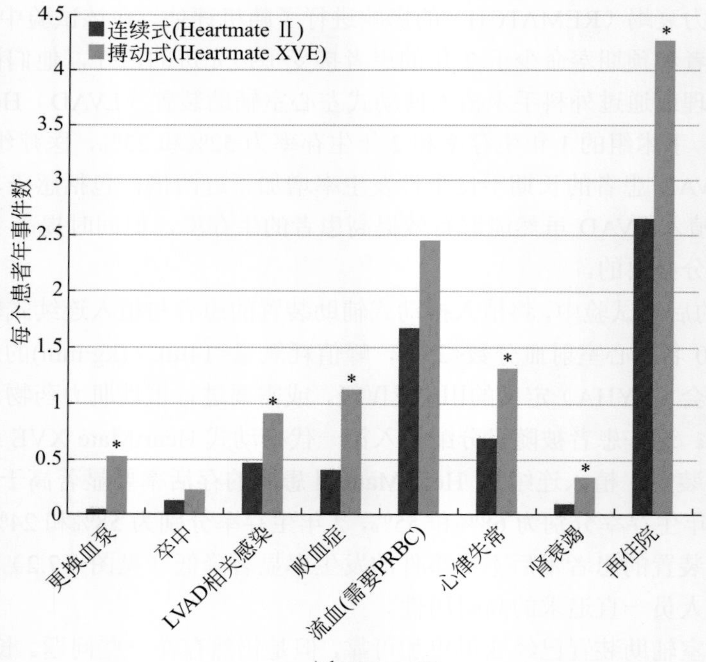

图 17.2 连续式 LVAD 和搏动式 LVAD 的不良事件发生率的比较。*表示连续式的不良事件发生率和搏动式的不良事件发生率之间存在显著差异（$p < 0.05$）。经 Hindawi 出版公司许可修改[33]

泵更换和血栓形成

由于连续式 LVAD 具有更高的耐用性，因此将植入连续式 LVAD 用于治疗心力衰竭的病例也在不断增加，如今 LVAD 的植入数量已经多于心脏移植的数量。根据国际机械循环辅助协会（INTERMACS）的数据，在 2012 年至 2014 年间，连续式心室辅助装置作为过渡到移植治疗的数量由 404 例增加至 734 例，作为终点治疗的数量由 983 例增加至 1108 例[8]。

在连续式 LVAD 的时代，机械故障的发生率显著降低，2009 年 Slaughter 等人发表的关键研究[7]对搏动式和连续式的装置进行了比较。植入连续式血泵和植入搏动式血泵的患者由于故障需要更换血泵的比例分别为 9%和 34%（包括传动系统断裂等事件）。植入连续式 LVAD 的患者从未出现过重大的血泵或轴承失效，但是其中 4%的患者产生了泵内血栓，而植入搏动式 LVAD 的患者却没有一人产生血栓[7]。

其他研究的结果证明了连续式血泵具有可靠性并且不需要更换，在一项回顾性的研究中[9]，只有 3.8% 的患者由于故障或形成泵内血栓而需要更换装置。但是在早期的研究中，如 Jarvik 2000 和 DuraHeart，连续式辅助装置的更换率高达 14%[10]。在之后的研究中，血栓形成是最常见的更换指征（66%），其次是传动系统部位感染（10%）以及其他问题（22%）。

当需要更换 VAD 时，患者的存活率不会受到影响。在 1999 年 12 月至 2013 年 12 月期间，469 名患者进行了 546 次连续式 LVAD 的植入，14%的患者需要进行连续式 LVAD 设备的更换[10]，更换组和未更换组之间的存活率并没有显著的差异（见图 17.3）。

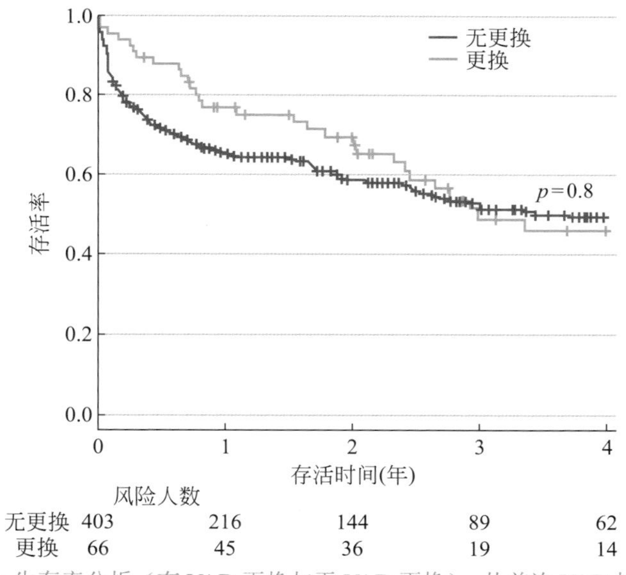

图 17.3 Kaplan-Meier 生存率分析（有 VAD 更换与无 VAD 更换）。从首次 VAD 植入到最近一次随访时间段内的存活率。经 Elsevier 许可修改[10]

2013 年的两份独立报告显示，从 2011 年开始，HeartMate II 泵内血栓形成的发生率似乎有所升高[11,12]。一份报告预估 6 个月内泵内血栓形成的风险率为 6%～12%，比之前报道的风险大得多。另一份报告指出，HeartWare 设备的血栓形成率可能高于预期的 8%[13]。很多不良事件发生在植入后的 6 个月内，尽管血栓形成率的上升最初并未与生存率的降低相互关联，但却与高发病率、血泵更换需求和医疗成本增加有关。

泵血栓形成率增加的原因包括设备的机械缺陷和不理想的流入套管几何结构，但这些理论并未得到单独的支持。其他可能的影响因素包括临床管理问题，例如降低抗凝水平以减少胃肠道（GI）出血，以及在植入后减少使用肝素桥接以减少术后出血。降低血泵转速以促进主动脉瓣膜开放和尽量避免主动脉瓣膜连合融合也是一个可能的因素。

根据这些报告对手术管理策略进行了更改，注重了器械植入后的肝素桥接和提高术后抗凝水平。尽管人们对这一问题的认识有所提高，2009 年到 2013 年间泵内血栓的形成率逐年下降，6 个月内泵内血栓的形成率从 2010 年的 98%下降到 2013 年的 92%[14]，但 2014 年泵内血栓的形成率升高至接近 2011 年之前的水平。随后 INTERMACS 数据库提供的数据分析表明，与 2011 年之前报告结果相比，泵内血栓形成率仍然较高[15]。在 INTERMACS 的分析中，泵内血栓形成和泵更换的最主要的预测因素是植入时的年龄和体重指数，72 岁以下和体重指数大于 25kg / m^2 的患者风险较高。在该分析中，泵内血栓形成与患者死亡风险升高相关，首次形成泵内血栓后 1 个月内死亡风险升高 18%，1 年内死亡风险升高 37%。

目前已采用早期检测和干预的方法预防泵内血栓的形成，监测乳酸脱氢酶（LDH）水平作为溶血和潜在血栓形成的标准，引入了抗凝和溶栓治疗的非手术措施，这些方法在一些连续式离心血泵中的成功率接近 80%[16]。非手术治疗策略包括使用肝素、直接凝血酶抑制剂和血小板糖蛋白Ⅱb / Ⅲa 抑制剂，以及使用组织纤溶酶原激活剂（tPa）进行局部和全身溶栓治疗。

与搏动式血泵相比，连续式血泵具有更高的耐用性，在改善 LVAD 结果方面迈出了坚定的一步。虽然连续式血泵较少出现机械故障，但植入这些设备的患者中有 4%～10%形成了泵内血栓，这是一个需要解决的巨大难题。对抗凝方案的适当关注也相当重要，很多情况下监测 LDH 水平和早期干预（从加强抗凝和溶栓治疗入手）就可以成功预防泵内血栓形成。当需要进行血泵更换时，也可以预测可接受的结果和患者的存活率。

卒中和血栓

在植入连续式或搏动式 VAD 后，脑血管相关事件是患者发病和死亡的重要原因。2009 年一项比较连续式和搏动式 LVAD 的随机试验表明，在连续式组中患者的卒中发生率为 17%，而搏动式组中的发生率为 14%。但是每个患者年（per patient year）的卒中次数在连续式组中仅为 0.13，在搏动式组中则为 0.22，连续式组中的卒中发生率与没有机械支持的终末期心力衰竭患者相似[7]。

其他研究的结果也证实了连续式 LVAD 植入后具有相似的卒中发生率。对 150 名已植入连续式 LVAD 的患者进行回顾研究的结果显示，卒中发生率为 18%[17]。回顾研究中的抗凝方案包括服用阿司匹林（81mg / d）和华法林（目标国际标准化比值[INR]为 2.0～2.5）。在 32 名死亡患者中，卒中是第二大常见死亡原因（$n = 8$），其中 6 名患者出现了出血性卒中，2 名出现了栓塞性卒中。

卒中的风险因素包括高血压、感染、泵内血栓形成、胃肠道出血、主动脉阻断伴心脏停搏、抗凝不足或过度。

对连续 100 例植入连续式血泵的患者进行的回顾研究显示，卒中发生率为 12%[18]。与未发生卒中的患者相比，卒中患者具有更高的糖尿病患病率（66%对比 41%），既往卒中发生率（17%对比 5%），以及在 LVAD 植入术中主动脉阻断伴心脏停搏发生率（50%对比 20%）（见图 17.4 和图 17.5）。值得注意的是，在所有 4 例栓塞性卒中患者中，卒中时的平均 INR 值均未达到需要治疗的水平，卒中后 30 天内患者的死亡率为 25%。明尼苏达大学对 230 名植入连续式 LVAD HeartMate Ⅱ作为过渡到移植的患者进行了回顾研究，结果表明卒中发生率为 17%。在这些卒中病例中，49%为栓塞性卒中，51%为出血性卒中。在该研究中，糖尿病和高血压并不是卒中的危险因素，但既往心脏手术和感染与卒中风险较高有关。卒中对存活率的影响[18-20]是：植入后 12 个月内，发生卒中的患者存活率为 71%，明显低于未发生卒中的患者（82%）（见图 17.6）[20]。

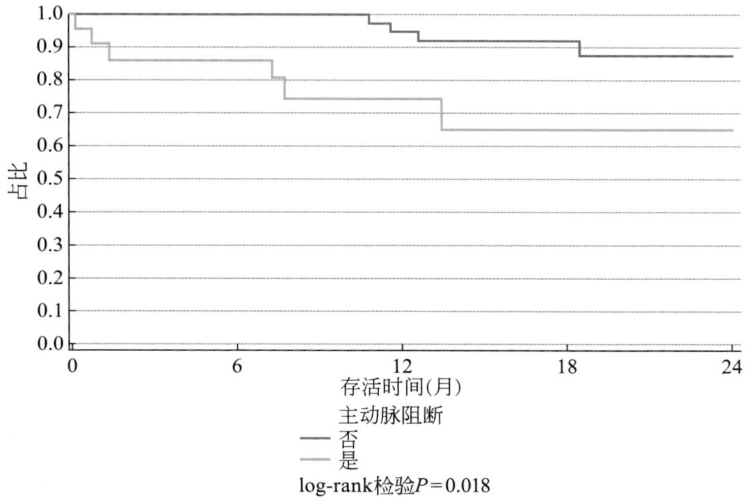

图 17.4 未出现卒中（主动脉夹闭或阻断与未夹闭）。经 Wolters Kluwer 许可修改[18]

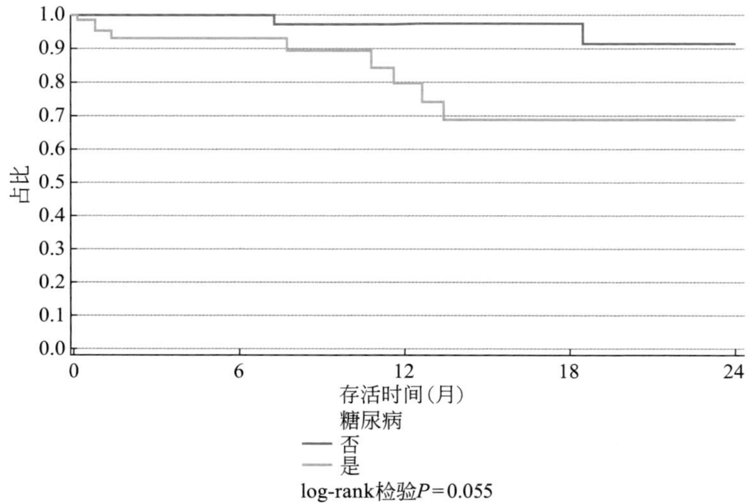

图 17.5 未出现卒中（糖尿病患者与非糖尿病患者）。经 Wolters Kluwer 许可修改[18]

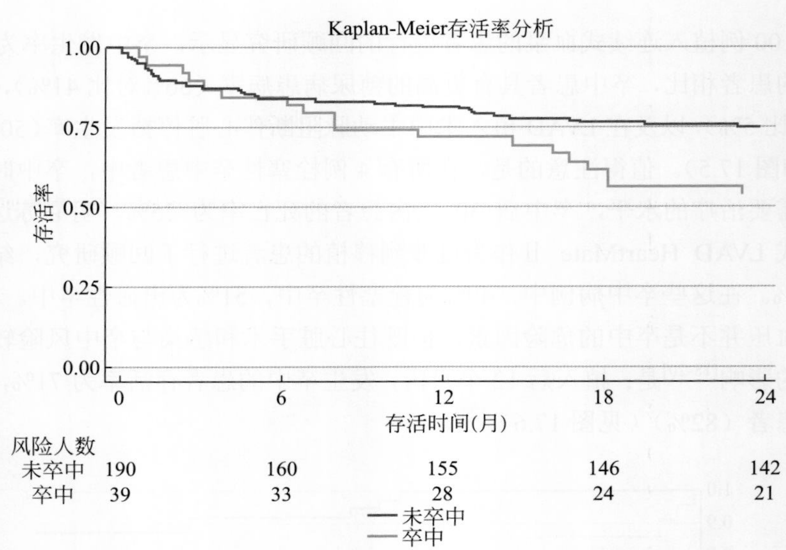

图 17.6　植入 HeartMate Ⅱ后存活率。经 Elsevier 许可修改[20]

在哥伦比亚大学医学中心对 2008 年至 2015 年期间植入连续式 LVAD 的 301 名患者进行的回顾研究表明，40 名患者发生卒中（13%）。该研究强调对卒中类型进行适当表征，缺血性卒中与原发性脑出血性卒中之间存在明显区别，可能有不同的病因。与其他研究不同的是，这些患者在经过临床表现和放射学检查结果的详细审查后被分类为缺血性卒中、缺血性卒中伴出血性转换以及脑出血性卒中。在这项研究中，最常见的死亡原因可能是由于 LVAD 引起的栓塞性疾病而导致的缺血性卒中，在 40 名卒中患者中有 32 名出现该类卒中，其余 8 名患者出现脑出血性卒中。在哥伦比亚大学的实验方案基础上，植入连续式 LVAD 的患者采用持续服用阿司匹林（81mg / d）和华法林的治疗方案（目标 INR 为 2.0～2.5）。然而，相当一部分的卒中患者在卒中时 INR 未达到治疗水平或者高于目标范围，其中有几名患者因各种原因已停止服用华法林，脑出血性卒中后住院死亡率为 50%，缺血性卒中后住院死亡率为 28%。患者存活率与卒中的严重程度相关，临床上使用美国国立卫生研究院卒中程度表进行评估，缺血性卒中患者通常能够恢复到可以接受移植或出院[21]。

确定最佳抗凝策略仍然是一个重要的研究方向，John 等人[22]和 Katz 等人[23]的研究表明，减少抗凝剂量可能是可以接受的。在 John 等人[22]的研究中，45 名植入 HeartMate Ⅱ的患者使用阿司匹林和华法林抗凝，但其中 41 名患者的平均 INR 低于 2.0。在平均 INR 低于 1.6 的 21 名患者中，仅有一人发生了卒中[22]。Katz 等人[23]的研究发现，因出血并发症而接受低水平抗凝治疗的患者中（即仅服用阿司匹林、仅服用华法林或根本不服用任何药物），94%的患者 1 年内无缺血性卒中[23]。

植入 LVAD 后早期形成血栓可能是卒中的危险因素之一，为了最大限度地降低这种风险，注意在术后早期适当使用肝素进行抗凝治疗非常重要。随着循环支持时间的延长，诸如心房颤动、主动脉瓣闭合不全以及流入管、流出管的解剖位置等引起的并发症都可能增加卒中的风险。卒中是一个多因素问题，大约 10%～20%植入连续式 LVAD 的患者会发生卒中，出血性卒中通常比缺血性卒中更加致命。

出血

对于植入连续式血泵的患者来说，出血是最常见的特殊不良事件。根据 Slaughter 等人 2009 年的研究[7]，81%的患者出现出血，需要进行浓缩红细胞输血。

在植入手术期间出血是非常常见的，大约 75%植入 LVAD 的患者需要输血，20%～30%的患者需要再次探查出血情况[24]。出血导致的再次手术与这些患者病情严重程度有关，即使已经在术前进行抗凝，植入 LVAD 期间患者也会有明显的并发症，例如一定程度的血小板功能障碍以及肝功能障碍都比较常见。术前优化患者的血流动力学和整体状况对于尽量减少围手术期出血非常重要。

在 LVAD 植入后的恢复期间常见胃肠道出血，在连续式 LVAD 的早期治疗病例中，21 名患者中有 3 名（14%）出现胃肠道出血[25]。与植入搏动式血泵相比，植入连续式血泵后发生胃肠道出血的可能性更高。在明尼苏达大学的一篇综述中，55 名植入了连续式血泵的患者中有 12 名（22%）发生了胃肠道出血，而 46 名植入搏动式血泵的患者中只有 3 名（7%）发生了胃肠道出血[26]。华盛顿大学的一项研究也发现连续式血泵植入后有类似的出血倾向，植入连续式 HeartMate Ⅱ的 61 名患者中胃肠道出血的发生率为 21%[27]。总体来说，连续式血泵植入后胃肠道出血的发生率通常在 15%～30%之间。

植入连续式血泵后胃肠道出血最常见的原因是动静脉畸形和溃疡，其中动静脉畸形比溃疡更加常见。出血一般严重到需要进行输血，但通常是非致命性的。采用积极的药物治疗（包括内镜干预治疗）通常是有效的，但一般需要反复治疗。

出血增多是由多因素导致的，其机制尚不明确。许多研究者认为可能的原因是获得性血管性血友病因子（vWF）缺乏，其特征是连续式血泵植入后高分子多聚体产生的减少。快速旋转的连续式血泵可能导致 vWF 变形并降解为较小的蛋白质，然后从血液中消失，之前无症状的胃肠道病变，如动静脉畸形或溃疡，可能会更容易引发出血。在杜克大学和明尼苏达大学进行的一项研究中，在 2008 年 7 月至 2009 年 4 月期间植入轴流连续式血泵（HeartMate Ⅱ）的所有 37 名患者均患有获得性 vWF 缺陷[28]。然而，37 名患者中只有 10 名出现了临床意义上的胃肠道出血。

尽管离心泵和轴流泵的结构以及转速有所不同，但两种泵都会导致 vWF 的高分子多聚体水平出现类似的降低。在德国莱比锡和汉诺威进行的 102 例连续植入病例的报道中，植入离心式血泵（HeartWare）与植入轴流式血泵（HeartMate Ⅱ）的患者血浆中 vWF 的高分子量多聚体水平分别下降 34%和 30%[29]。

植入连续式血泵后可能导致术后出血的其他潜在因素有血小板蛋白的机械破坏，血泵转子对血液成分的剪切应力增加以及脉压降低。植入连续式血泵后的抗凝治疗药物通常有抗血小板药和华法林，但最佳抗凝方案仍有待确定。减少术后出血的方法包括降低术后目标 INR 和减少抗血小板药物的使用。

另一个减少术后出血的方法是改变泵速以模拟心脏搏动。在一项来自犹他州移植附属医院（UTAH）134 名患者的研究中，搏动指数较低的患者发生非手术出血的概率比搏动指数较高的患者高出 4 倍[30]。

出血是植入连续式 LVAD 常见的并发症，早期出血通常源于围手术期的手术因素，包括患者疾病的严重程度及并发症。患者从植入手术中恢复后常见胃肠道出血，胃肠道出血可能与获得性 vWF 缺乏或抗凝方案有关，血流搏动也可能在出血并发症中起重要作用，高度重视这些因素对于减少出血并发症是非常重要的。

感染

LVAD 植入后的感染是导致患者发病和死亡的重要原因，与搏动式血泵相比，连续式血泵的总体感染率明显降低。在 Slaughter 等人的临床试验中[7]，植入连续式血泵的（0.48）患者在每个患者年的感染事件数量比植入搏动式血泵的患者（0.91）低近 50%。植入连续式血泵后感染事件的发生率较低，这是降低植入 LVAD 患者总体再入院率的重要因素。与搏动式血泵相比，使用连续式血泵的整体感染率和并发症发生率较低，这可能与去除大泵腔有关。

在植入连续式血泵的患者中，大多数感染都是传动系统感染，所有连续式和搏动式血泵都是采用经皮传动系统将电信号和能量从控制器和电池单元传送到血泵。这会使患者在传动系统入口部位以及通向泵的皮下传动系统通道处存在感染风险。为了最大限度地减少感染引起的并发症，在传动系统周围设有涤纶环，通过抗生素浸渍传动系统也已经被用来减小感染并发症。尽管如此，还是有大约 15%～30%植入 LVAD 的患者会发生传动系统感染。

传动系统感染最常见的原因是铜绿假单胞菌或金黄色葡萄球菌感染，这些细菌中的每种约占感染诱因的 1/3，而真菌感染是很少见的，许多感染仅局限于传动系统的出口部位。大多数感染都是从表面开始的，要么保持局部化，要么扩展到整个传动系统[31]。在植入 LVAD 后，患者感染的发生率每月稳定在 2%，24 个月后 30%的 LVAD 患者可能会发生传动系统感染（见图 17.7）。

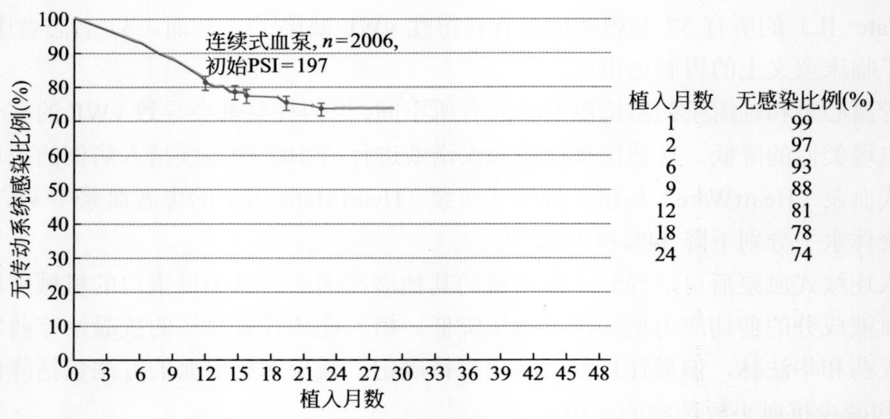

植入月数	无感染比例(%)
1	99
2	97
6	93
9	88
12	81
18	78
24	74

图 17.7 植入连续式 LVAD 患者中传动系统感染的比例。从 LVAD 植入到首次经皮部位感染（PSI）的时间（月），误差线显示标准偏差。经 Elsevier 许可修改[20]

虽然传动系统感染通常被认为是没有危害的，但其与患者的死亡率和再次入院率的显著增加有关。在 Koval 等人[31]和 Goldstein 等人[32]的研究中，大约 10%发生传动系统或经皮部位感染的患者最终死亡，败血症是最常见的死因。传动系统感染患者中最常见的死亡原因是播散性败血症，抗生素治疗在少数情况下是有效的，但是需要移除和更换设备。传动系统感染或泵感染的终点治疗方案是心脏移植，尽管移植接受者存在免疫抑制，但后续感染并不常见。

传动系统感染是一种罕见的外科感染，因为它通常与传统的外科手术风险因素无关，例如糖尿病、疾病严重性和营养不良。年龄较小似乎是一个重要的诱发因素，许多传动系统感染发生在患者出院后，这表明门诊患者（可能更适用于年轻患者）发生局部轻微创伤是传动系统感染的重要危险因素。因此，应该注重为患者提供更好的门诊支持和传动系统护理。

已经证实的可以降低传动系统感染率的手段包括在手术部位应用适当的抗生素，对器械进行适当的消毒和灭菌，尽量减少手术室人员流动以及使用适当的通风系统，此外在围手术期对糖尿病患者进行适当的血糖控制是很重要的。有人提出了用于术后传动系统护理的具体措施，但没有客观证据证明可以降低感染的发生率。传动系统感染是一种不良事件，应该认真对待并尽可能预防。

结论

机械心室辅助装置作为治疗大量心力衰竭患者的有效手段正在不断发展，连续式血泵是一项重大的进步。然而仍旧存在着长期的挑战，包括降低泵内血栓形成率、卒中、远离心脏部位的出血和感染发生率。在新型机械心室辅助装置的开发中，对这些问题的进一步关注是十分重要的。

参考文献

[1] McMurray JJ, Pfeffer MA. Heart failure. Lancet.2005; 365(9474): 1877-89.

[2] Bui AL, Horwich TB, Fonarow GC. Epidemiology and risk profile of heart failure. Nat Rev Cardiol. 2011; 8(1): 30-41.

[3] National Clinical Guideline Centre. Chronic heart failure: the management of chronic heart failure in adults in primary and secondary care. London: National Clinical Guideline Centre; 2010.

[4] Lund LH, Edwards LB, Kucheryavaya AY, et al. The Registry of the International Society for Heart and Lung Transplantation: Thirtieth Official Adult Heart Transplant Report—2013; focus theme: age. J Heart Lung Transplant. 2013; 32(10): 951-64.

[5] DeBakey ME. Left ventricular bypass pump for cardiac assistance. Clinical experience. Am J Cardiol. 1971; 27(1): 3-11.

[6] Rose EA, Gelijns AC, Moskowitz AJ, et al. Long-term use of a left ventricular assist device for end-stage heart failure. N Engl J Med. 2001; 345(20): 1435-43.

[7] Slaughter MS, Rogers JG, Milano CA, et al. Advanced heart failure treated with continuous-flow left ventricular assist device. N Engl J Med. 2009; 361(23): 2241-51.

[8] Kirklin JK, Naftel DC, Pagani FD, et al. Seventh INTERMACS annual report: 15,000 patients and counting. J Heart Lung Transplant. 2015; 34(12): 1495-504.

[9] Morgan JA, Go PH, Xuereb L, et al. Outcomes on continuous-flow left ventricular assist devices: a single institutional 9-year experience. Ann Thorac Surg. 2016; 102(4): 1266-73.

[10] Anand J, Singh SK, Hernandez R, et al. Continuous-flow ventricular assist device exchange is safe and

effective in prolonging support time in patients with end-stage heart failure. J Thorac Cardiovasc Surg. 2015; 149(1): 267-75, 278.e61.

[11] Starling RC, Moazami N, Silvestry SC, et al. Unexpected abrupt increase in left ventricular assist device thrombosis. N Engl J Med. 2014; 370(1): 33-40.

[12] Kirklin JK, Naftel DC, Kormos RL, et al. Interagency Registry for Mechanically Assisted Circulatory Support (INTERMACS) analysis of pump thrombosis in the HeartMate II left ventricular assist device. J Heart Lung Transplant. 2014; 33(1): 12-22.

[13] Najjar SS, Slaughter MS, Pagani FD, et al. An analysis of pump thrombus events in patients in the HeartWare ADVANCE bridge to transplant and continued access protocol trial. J Heart Lung Transplant. 2014; 33(1): 23-34.

[14] Kirklin JK, Naftel DC, Pagani FD, et al. Pump thrombosis in the Thoratec HeartMate II device: an update analysis of the INTERMACS Registry. J Heart Lung Transplant. 2015; 34(12): 1515-26.

[15] Smedira NG, Blackstone EH, Ehrlinger J, et al. Current risks of HeartMate II pump thrombosis: non-parametric analysis of interagency registry for mechanically assisted circulatory support data. J Heart Lung Transplant. 2015; 34(12): 1527-34.

[16] Saeed D, Maxhera B, Albert A, Westenfeld R, Hoffmann T, Lichtenberg A. Conservative approaches for HeartWare ventricular assist device pump thrombosis may improve the outcome compared with immediate surgical approaches. Interact Cardiovasc Thorac Surg. 2016; 23(1): 90-5.

[17] Tsiouris A, Paone G, Nemeh HW, et al. Lessons learned from 150 continuous-flow left ventricular assist devices: a single institutional 7 year experience. ASAIO J. 2015; 61(3): 266-73.

[18] Morgan JA, Brewer RJ, Nemeh HW, et al. Stroke while on long-term left ventricular assist device support:incidence, outcome, and predictors. ASAIO J. 2014; 60(3): 284-9.

[19] Willey JZ, Demmer RT, Takayama H, Colombo PC, Lazar RM. Cerebrovascular disease in the era of left ventricular assist devices with continuous flow: risk factors, diagnosis, and treatment. J Heart Lung Transplant. 2014; 33(9): 878-87.

[20] Harvey L, Holley C, Roy SS, et al. Stroke after left ventricular assist device implantation: outcomes in the continuous-flow era. Ann Thorac Surg.2015; 100(2): 535-41.

[21] Willey JZ, Gavalas MV, Trinh PN, et al. Outcomes after stroke complicating left ventricular assist device. J Heart Lung Transplant. 2016; 35(8): 1003-9.

[22] John R, Kamdar F, Liao K, et al. Low thromboembolic risk for patients with the HeartMate II left ventricular assist device. J Thorac Cardiovasc Surg. 2008; 136(5): 1318-23.

[23] Katz JN, Adamson RM, John R, et al. Safety of reduced anti-thrombotic strategies in HeartMate II patients: a one-year analysis of the US-TRACE Study. J Heart Lung Transplant. 2015; 34(12): 1542-8.

[24] Quader M, LaPar DJ, Wolfe L, et al. Blood product utilization with left ventricular assist device implantation: a decade of statewide data. ASAIO J. 2016; 62(3): 268-73.

[25] Letsou GV, Shah N, Gregoric ID, Myers TJ, Delgado R, Frazier OH. Gastrointestinal bleeding from arteriovenous malformations in patients supported by the Jarvik 2000 axial-flow left ventricular assist device. J Heart Lung Transplant. 2005; 24(1): 105-9.

[26] Crow S, John R, Boyle A, et al. Gastrointestinal bleeding rates in recipients of nonpulsatile and pulsatile left ventricular assist devices. J Thorac Cardiovasc Surg. 2009; 137(1): 208-15.

[27] Wang I-W, Guthrie T, Ewald GA, Geltman EM, Joseph S, Moazami N. Gastrointestinal bleeding complications in continuous-flow LVAD patients: is it device specific? J Heart Lung Transplant. 2010; 29(2Suppl): S8.

[28] Crow S, Chen D, Milano C, et al. Acquired von Willebrand syndrome in continuous-flow ventricular assist device recipients. Ann Thorac Surg. 2010; 90(4): 1263-9; discussion 1269.

[29] Meyer AL, Malehsa D, Budde U, Bara C, Haverich A, Strueber M. Acquired von Willebrand syndrome in patients with a centrifugal or axial continuous flow left ventricular assist device. JACC Heart Fail. 2014; 2(2): 141-5.

[30] Wever-Pinzon O, Selzman CH, Drakos SG, et al. Pulsatility and the risk of nonsurgical bleeding in patients supported with the continuous-flow left ventricular assist device HeartMate II. Circ Heart Fail. 2013; 6(3): 517-26.

[31] Koval CE, Thuita L, Moazami N, Blackstone E. Evolution and impact of drive-line infection in a large cohort of continuous-flow ventricular assist device recipients. J Heart Lung Transplant. 2014; 33(11): 1164-72.

[32] Goldstein DJ, Naftel D, Holman W, et al. Continuous-flow devices and percutaneous site infections: clinical outcomes. J Heart Lung Transplant. 2012; 31(11): 1151-7.

[33] Anand J, Singh SK, Antoun DG, Cohn WE, Frazier OH, Mallidi HR. Durable mechanical circulatory support versus organ transplantation: past, present, and future. Biomed Res Int. 2015; 2015: 849571.

作者：David Kuten 和 Joggy K. George

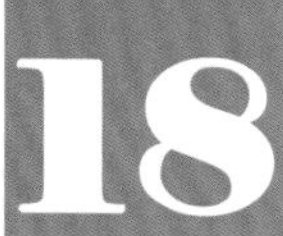

植入LVAD患者的右心室衰竭并发症

概述

目前已经证实使用左心室辅助装置（LVADs）可以降低晚期心力衰竭患者的发病率和死亡率[1]，但是使用 LVADs 也可能会导致许多不良反应。在这些不良反应中最常见的是右心室衰竭（RVF），通常发生于术后早期。本文将详细地从正面与负面讨论植入 LVAD 对右心室血流动力学的影响。简而言之，虽然在肺循环过程中左心室压力下降对右心室是有益的，但是除了在重大心脏手术中容易产生并发症外，右心室还容易受到由植入 LVAD 引发的血流动力学变化而带来的多种损伤。

早期的 LVAD 临床经验已经揭示了 RVF 对于患者预后的影响。在 2002 年的一份报告中指出，几乎 1/3 的 HeartMate XVE 植入者都患有 RVF，从而导致了较高的终末器官功能障碍发生率、较长的重症监护病房住院时间和较高的死亡率[2]。在以连续式心室辅助装置为主的时代，RVF 是一种常见的并发症。最初 HeartMate Ⅱ Bridge 的试验数据表明，如果患者患有 RVF，他们在移植、恢复或继续使用心脏辅助设备中存活的可能性将会明显降低[3]。本章将讨论与早期 RVF 相关的问题，包括定义的演变、发生的原因、发病率、预测因子、诊断方法以及 RVF 的预防和治疗手段。

定义

右心不但是体循环回心血液的低压容器，也是通过肺循环充盈左心的泵，其中一个或两个功能的缺失就会引发 RVF。对于植入 LVAD 的患者，RVF 表现为无法保持右心房的低压状态，产生类似 Fontan 的生理改变，从而无法维持足够的左心前负荷。在 RVF 的 INTERMACS 标准中记录了患者的临床表现，包括中心静脉压（CVP）升高和静脉淤血[4]。在 INTERMACS 关于早期 RVF 的定义中，如果患者在植入术后 7 天内需要肌醇、吸入一氧化氮或静脉注射肺血管扩张剂，则早期 RVF 等级为轻度；如果在 7～14 天内需要上述治疗，则早期 RVF 为中度；如果 CVP 大于 16mmHg 且患者在 LVAD 植入后接受上述治疗超过 14 天，则早期 RVF 为重度。如果患者需要 RV 辅助装置（RVAD）或在住院期间以 RVF 为主要原因发生死亡，则早期 RVF 为急性重度。

病因

右心室由于其基础解剖学和生理学的原因，特别容易受到早期 LVAD 植入导致的血流动力学改变的影响。右心室的前侧是一个低厚度、形状复杂且具有高顺应性的结构，因此左心室结构对右心室的功能会产生重要影响[5]。RV 收缩力取决于 RV 游离壁和室间隔的功能，而室间隔又高度依赖于 LV 功能，因此右心室对左右心室负荷条件以及室间隔位置变化非常敏感。

LVAD 植入后 LV 舒张末期压和肺动脉压降低导致了 RV 后负荷降低，这有益于提高 RV 功能。然而，随着左心室舒张末期压的降低，室间隔的左移也可能会降低 RV 收缩力[6]。Moon 等人[7]在犬模型中将左心房压力控制在 0～2mmHg 之间，降低了 LV 压力（平均下降 30%），阐明了 LV 负荷快速降低对室间隔位置和功能的影响。通过这种干预方式，室间隔向左移动并变平，室间隔收缩厚度和室间隔收缩输出量（室间隔厚度和心率的乘积）均降低。然而，该研究小组早前的研究则与这些变化的影响相矛盾，在接受 LVAD 植入的 8 只犬中，由室间隔移位引起的 RV 收缩功能下降被 RV 后负荷减小与 RV 前负荷增加抵消，从而 RV 输出能力和心肌效率保持不变[8]。因此，室间隔几何形状变化的意义尚不完全明确，LVAD 植入后观察到的 RV 后负荷降低程度可能受到患者个体独特生理条件的影响。

除了心室结构的改变之外，LVAD 植入后心输出量的增加还会引起 RV 前负荷增加。尽管健康且具有高顺应性的右心室可以承受前负荷的增加以及后负荷的减少，但 RV 功能障碍和显著三尖瓣反流（TR）等因素可能会降低右心室的承受能力，尤其是由于瓣环扩张导致的 TR 可能随着 RV 前负荷的增加而进一步恶化。2011 年在对 176 名未接受三尖瓣瓣膜成形术的搏动式或连续式 LVAD 植入患者进行的研究中发现，TR 在术后没有即刻得到改善，中度以上的 TR 患者需要更长时间的正性肌力药物治疗、更长的住院时间且存活率有下降趋势[9]。术前具有显著 TR 的患者中有接近 10%需要临时植入 RVAD，而无 TR 的患者均不需要植入 RVAD。

除了这些植入 LVAD 后的特定因素，心脏手术中的常见并发症也有可能引起 RV 功能障碍。例如 RV 分布性区域心肌缺血可能是由手术过程中的空气栓塞引起的，由于右冠状动脉位置靠前，因此更容易受到影响。在缺血性心肌病患者中，由于围手术期心肌需求增加、心外膜阻塞性疾病的恶化也有可能会导致心肌缺血。此外，由于术后出血导致的心包积液可能会影响 RV 充盈，导致静脉充血和 LV 前负荷降低。

RVF 的另一个潜在原因是持续快速性心律失常，其对右心室的影响非常显著。Garan 等人[10]在 2015 年发现连续式 LVAD 植入后立即发生室性心律失常的概率很高。在 2012 年至 2014 年期间登记的 162 名患者中，有 38 名（23%）患有室性心律失常，研究人员发现室性心律失常患者的 RVF 发生率要高于无心律失常患者（44.7%对 23.4%；$P = 0.01$）。

有趣的是，研究结果表明心律转复除颤器（ICD）电击对此类患者有害。在 Garan 及其同事介绍的 129 名使用 ICD 的患者中，25 名出现 ICD 休克，13 名因恶性心律失常而需要抗心动过速起搏（ATP）。ICD 休克与 RV 功能障碍有关，25 名患者中有 8 名患者的 CVP 升高并开始 RVF 的治疗。相比之下，接受 ATP 的 13 名患者中没有一人出现 RV 功能障碍。此外，在作者的报告中，43%的心律失常事件与正性肌力药物有关，这暗示了围手术期血管活性药物与室性心律失常导致了 RVF。

发生率

据报道，LVAD 植入后 RVF 的发病率在很大程度上取决于每项研究中如何定义 RVF、研究队列的并发症、LVAD 的类型以及临床医生提供的治疗手段。在 2002 年的一篇文章中，作者详细介绍了哥伦比亚大学 69 名 HeartMate XVE 患者的病例报告，其中 RVF 的发生率为 30%，他们将其定义为使用正性肌力药物超过 14 天或需要植入 RVAD[2]。RVF 患者的术后死亡率和并发症发生率较高，并发症包括需要再次手术的出血和肾功能衰竭。2006 年，同一机构报告了 108 名患者中按同样定义的 RVF 发病率为 38.9%[11]，在 42 名 RVF 患者中，14 名需要植入 RVAD。2008 年 Johns Hopkins 医院通过比较 HeartMate XVE 和 HeartMate Ⅱ 植入后的结果[12]，研究连续式 LVAD 是否有可能降低搏动式 LVAD 患者 RVF 的高发病率和并发症发生率。术后早期 RVF 的定义与先前研究一致，被定义为需要使用正性肌力药物或吸入性肺血管扩张剂治疗超过 14 天或需要植入 RVAD。在该研究登记的 77 名患者中，研究人员发现搏动式和连续式心室辅助装置的 RVF 发生率相似（41.2%对 34.9%；$P=0.63$）。作者认为在接近研究结束时，他们使用了更多的吸入性肺血管扩张剂和正性肌力药物来促进利尿，这可能会使结果不准确。到目前为止，植入连续式 LVAD 的患者比使用搏动式的患者更需要米力农（而不是肾上腺素）。此外，HeartMate Ⅱ的植入者需要植入 RVAD 的可能性比 HeartMate XVE 的植入者低。

在对 HeartMate Ⅱ进行的一次更大规模的多中心的临床试验中，484 名患者中 RVF 的发病率为 20%[3]。本次试验中 RVF 被定义为需要植入 RVAD（7%的患者），连续使用正性肌力药物治疗超过 14 天（6%），或在器械植入后 14 天内需要正性肌力药物支持（6%），因此根据之前的定义只有 13%的患者术后出现早期 RVF。与之前的报道一样，作者发现 RVF 患者的预后更差。同时期发表的一个规模较小、单中心的研究报道的 RVF 发病率更低（40 例患者中有 2 例），其定义与上例相似[13]。研究人员认为，现代轴流装置的队列 RVF 发生率较低可能是多因素耦合的结果，例如新装置对右心室血液动力学的影响更有利、更好的患者选择和术前优化以及更完善的术后护理。

总之，虽然术后早期 RVF 在连续式 LVAD 时代比在搏动式的时代更少见，但其发病率仍然很高。

预测因素

考虑到植入 LVAD 患者中 RVF 的发病率，研究人员正试图通过临床、血流动力学、生物化学和超声心动图确定 LVAD 植入的风险，开发了包含多种参数的风险计算器。但是迄今为止进行的研究仅限于小样本、回顾性设计，同时也包含了搏动式 LVAD 患者。

Ochiai 等人首次在一个大型队列中描述了 RVF 的临床预测因子[14]。他在 2002 年发表了克利夫兰诊所的病例报告，共有 245 名植入搏动式 LVAD 的患者。作者发现 23 名需要术后植入 RVAD 的危险因素有女性（风险比[OR] 4.5）、非缺血性心肌病（OR 3.3）和 LVAD

植入前的循环支持（OR 5.3）。作者推测患有非缺血性心肌病的患者比缺血性心肌病患者术前更容易发生双心室衰竭。随后的研究对象包括了搏动式和连续式 LVAD 的植入者，同时也确定了其他的临床预测因素，如术前主动脉内球囊反搏、机械通气和使用血管加压治疗，这表明术前心血管和肺不稳定在 RVF 的发病过程中起重要作用[12,15,16]。

也有学者研究了 RVF 的血流动力学预测因子。Ochiai 等人[14]发现需要 RVAD 植入的危险因素是低 RV 每搏功指数（RVSWI），而不是肺动脉压升高。哥伦比亚大学 2006 年的一项研究证实，术前 RV 收缩性差（表现为低 RVSWI）可以预测患者 LVAD 植入后发生 RVF，这表明右心衰患者术中肺动脉收缩压低于正常患者（51±11 vs. 58±11 mmHg；$P=0.047$）[11]。值得注意的是，这项研究发现术中升高的 CVP 可以成为 RVF 的血流动力学预测因子（23 ± 8 vs. 17 ± 6 mmHg；$P=0.017$）。Kormos 等人[3]在对 HeartMate Ⅱ移植过渡试验数据的分析中发现，左侧充血是 RVF 发生的主要原因，与仅升高 CVP 相比，CVP 与 PCWP 的比值升高（即 > 0.63）能更准确地预测 RVF 并提示 RV 功能障碍，同时作者还发现低 RVSWI 与 RVF 有关。

术后 RVF 的生化预测因子包括提示 CVP 升高的指标（胆红素和转氨酶水平升高）和肾功能不全（血尿素氮和肌酐水平升高）[3,16]。

几个小队列的研究确认了术前经胸超声心动图对 LVAD 植入后 RVF 风险预测的有效性。一项对 33 名患者的研究发现，三尖瓣环状运动减少可预测术后 RVF，而 Tei 指数、RV 部分面积变化和右心房尺寸大小则无法形成预测[17]。在 2011 年发表的对 40 名植入 LVAD 的患者的后续研究中发现，术前严重三尖瓣功能不全与 RVF 有关[18]。2013 年对 55 名患者进行的一项研究确定了 RVF 的三个预测因素：RV 部分面积减小、右心房压力升高以及左心房容积指数降低，在这项研究中三尖瓣环运动不具有预测性[19]。这些研究结果的不同反映了研究过程中的样本量小、RVF 的定义不同以及患者群体的不同。

鉴于植入 LVAD 患者 RVF 发病的不同影响因素，许多研究者试图开发一个加权风险计算器。2008 年，Matthews 等人[16]发表了一个风险预测模型，该模型是根据密歇根大学 179 名植入 LVAD 患者数据开发的。影响 RVF（定义为术后正性肌力药物使用 > 14 天、出院时使用正性肌力药物、吸入一氧化氮 > 48h，或需要植入 RVAD）的危险因素包括：使用血管加压剂和血清肌酐 > 2.3mg / dL、胆红素 > 2mg / dL 和 AST > 80IU / L。这些因子被编入加权风险计算器，将患者术后 RVF 的风险分为低、中、高。近期基于 2003 年至 2011 年在宾夕法尼亚大学收集的患者数据，公布了预测植入双心室辅助装置（BIVAD）的风险评分[20]。研究人员确定了术后 RVF 的五个预测因子：CVP > 15mmHg、严重的术前 RV 功能障碍、术前插管、严重的三尖瓣功能不全和快速性心律失常，并以此建立了风险计算器。它将每个因子分配为 0 或 1，并将结果相加以产生单个分数，更高的分数对应更大的 RVF 风险。虽然我们没有系统地使用这些风险评分，但我们认为它们证明了患者病情的严重程度，而这正是 RVF 发病的主要原因。

预防：术前

制定针对 RVF 高风险患者的预防措施至关重要。但是如何预测患者会发生 RVF 是十分困难的，临床医生要在术前优化血流动力学，并在术后持续关注 RV 功能障碍。表 18.1

列出了我们预防和治疗 RVF 的方法与原则。

表 18.1 LVAD 植入患者 RVF 的预防和治疗

术前措施		
风险等级		
低	中	高
限制饮水		
	肺血管扩张剂	
	正性肌力药物	
		考虑选择 RVAD
术中措施		
预防	高危患者/早期 RVF	突发性 RVF
限制输血		
加快手术速度		
TEE 引导的泵速优化		
优化电解质与 pH 平衡		
	TEE 引导的血管扩张剂和正性肌力药物	
	考虑选择 RVAD	
	如果发生严重 TR，考虑选择三尖瓣瓣膜成形术	
		植入 RVAD
术后措施		
预防	早期 RVF	突发性 RVF
PA 容量引导和正性肌力药物治疗		
预防心律失常		
限制 RV 前负荷		
	排除可逆因素： • 室速（VT） • RV 血肿 • 心外膜缺血 • 前负荷增加	
		植入 RVAD • 植入位置：室中或室外 • 紧急情况：VA-ECMO

预防 RVF 的术前措施包括有创血流动力学监测、心室容积优化、围手术期使用肺部血管扩张剂和正性肌力药物，以及根据经验谨慎选择植入 BIVAD 的患者。对于等待 LVAD 植入的患者，我们通常使用留置肺动脉导管进行滴定治疗。正如之前提到的，仅采用肺动脉压可能不如整体的血流动力学分析准确，后者包含了肺血管阻力、RVSWI、CVP 与 PCWP 的比率。

在 LVAD 植入之前优化容量状态非常重要。我们尽力从血液动力学和肾脏的角度分析患者可以承受的最低右心和左心充盈压。这一目标的实现方法选择取决于患者个体的血液动力学稳定性、肾功能和容量超负荷程度。可以通过静脉循环连续滴注利尿剂，噻嗪类利尿剂是利尿的主要方法。通常在接受了低剂量的正性肌力药物后，患者的肾脏灌注功能可能会得到改善。

对于心室容量负荷过大或患有严重肾功能不全的患者，必须通过连续肾脏替代治疗（CRRT）降低心室充盈压。

如果使用得当，术前经皮植入的 LVAD 可以优化器官灌注并为两个心室减压。虽然我们有使用 TandemHeart（CardiacAssist, Inc., Pittsburgh, PA）和股动脉植入 Impella（Abiomed, Danvers，MA）的经验，但这些设备植入后需要卧床休息。因此，我们开始更加倾向于使用腋动脉内球囊泵和 Impella 5.0。

通过经验判断特定的 LVAD 植入者在围手术期治疗中是否能够植入 BIVADs 是颇具争议的。支持者认为虽然 RVAD 的植入与 RVF 发病率增加有关，但是计划性的植入 BIVAD 可以改善高危患者的预后。2010 年意大利的一组报告描述了一种计划性 BIVAD 植入策略，在 RVF 高风险患者中植入 RVAD 时使用中心式 RVAD[21]。报告中所述的 6 名患者均在术后第 18 天成功脱离 RVAD 支持，在仅植入 LVAD 的情况下顺利出院。

经皮 RVAD（Impella RP 和 TandemHeart）是一种可以预防性使用的临时性 RVADs，它的出现改变了人们对 RVADs 的关注方向。Schmack 等人[22]描述了一种使用 Protek Duo 插管对 RVF 高危患者使用 TandemHeart 作为预防性 RVAD 的方法。这种方法的优势包括创伤小、患者可活动，并且在装置移除时不需要再次手术。作者并没有具体说明有多少患者使用了这种方法，也没有具体说明判断 RVF 高危人群的依据。尽管我们可以在术后发生 RVF 时使用经皮装置，但我们还没能够做到在高危患者中预防性地使用。我们希望未来 RVF 术前风险预测模型的改进能够帮助我们选择最适合于这种治疗方法的患者。

另一个具有争议的问题是严重三尖瓣环扩张的患者是否更有利于在进行三尖瓣瓣膜成形术的同时植入 LVAD。在 2014 年的一项单中心研究中，101 名患者进行了 LVAD 植入，研究发现其中 14 名同时进行了三尖瓣修复的患者（均为中度或更重的 TR）比其他患者的存活率更高，但是不同患者 RVF 的发病率并没有显著区别[23]。2015 年对 3249 名患者进行了 6 因素的观察分析发现，在 LVAD 植入同时进行三尖瓣修复术与单独使用 LVAD 植入对患者生存率及 RVF 发病率没有影响[24]。因此在我们研究中心，我们通常不在植入 LVAD 的同时进行三尖瓣瓣膜成形术。

预防：术后

植入 LVAD 会为患者带来潜在的问题，患者在进行重大心脏手术时有很大的风险。他们在术中发生并发症的概率很高，如右冠状动脉空气栓塞、需要大量输血以及与长时间体外循环相关的缺血和血管麻痹。因此在限制输血的同时，缩短手术时间和注意术中出血是非常重要的，同时术中经食道超声心动图（TEE）对于优化插管位置和设置初始泵速非常有用。

在患者返回监护室时，必须进行血流动力学的优化，根据需要检测和调整酸碱状态及电解质，通过有创血流动力学监测评估容量状态。我们尽量通过利尿剂维持血流动力学稳定的最低 CVP，必要时会使用超滤。

虽然术后左心室可以承受心律失常，但是却可能导致 RV 功能障碍。发生室上性或室性心动过速的患者应积极地通过静脉注射抗心律失常药物进行治疗，并在必要时进行同步心脏复律。应该寻找术后心律失常的根本原因，例如泵速过高导致的室间隔移位、插管定位不佳、电解质异常、术后心包出血或 RV 缺血，同时尽量减少使用血管加压剂。应用除颤器恢复心跳过速的最佳时机尚不清楚，我们通常会立即恢复并快速治疗，但是如果患者需要多次除颤，则可能需要对除颤器的使用条件进行调整，增加除颤阈值或放弃使用除颤器。

利用超声心动图优化泵参数从而优化血流动力学是十分必要的。我们使用术中 TEE 进行泵的初始参数设置，并在术后早期获得连续的经胸超声心动图以确保心脏能够承受泵速的增加。虽然我们经常使用斜率或“速度变化”研究来评估 LVAD 患者心脏对各种泵速的反应，但在术后早期进行此类研究时应谨慎行事，因为泵速过高可能会引起不必要的 RV 应变。因此，我们更倾向于仅评估一或两次速度的递增，同时密切关注 RV 功能的超声心动图和有创指标。

高风险患者植入 LVAD 后预防性地使用肺血管扩张剂也是一个具有吸引力的方法。Potapov 等人于 2011 年研究了吸入一氧化氮对植入 LVAD 患者肺血管阻力（PVR）升高的影响[25]，随机分配了 150 名术前 PVR 大于 200dyn·s/cm^{-5} 的患者吸入一氧化氮或安慰剂治疗。与使用安慰剂治疗的患者相比，吸入一氧化氮患者的 RV 功能障碍、机械通气时间、需要 RVAD 植入的人数均有减少，但这些差异并没有统计学上的意义。在安慰剂对照组中也没有研究预防性吸入前列环素是否具有保护性，例如依前列醇和伊洛前列素。在一组研究中，通过给 37 名连续式 LVAD 植入者使用依前列醇发现，无论是脱离体外循环之前还是期间，它都能够降低肺动脉压力[26]，但是这一方法是否能够改善临床效果尚未确定。尽管缺乏高质量的证据来支持其使用，但对于植入 LVAD 后被认为具有 RV 功能障碍的高风险患者，我们对于吸入一氧化氮或依前列醇治疗方面的阈值设置得较低。

除了靶向肺血管扩张剂外，正性肌力药物也经常在围手术期使用以增强 RV 功能。米力农是一种磷酸二酯酶Ⅲ抑制剂，通过增加 cAMP 的组织水平来增加心脏收缩力并引发肺和全身血管舒张，具有特别吸引人的血流动力学特征。然而如果没有选择性地进行使用，静脉注射米力农可引起全身性低血压。最近有研究人员探索了通过吸入式米力农消除这种不良影响的可能性。Haglund 等人[27]描述了他们连续在 10 例植入 HeartMate Ⅱ LVAD 的患者中吸入米力农的病例。作者注意到肺动脉压降低并没有导致持续性低血压的发作，此外，吸入米力农的成本显著低于吸入一氧化氮的成本。在我们的机构中，植入 LVAD 的患者在脱离体外循环时经常使用静脉注射米力农，并与低剂量肾上腺素或多巴酚丁胺或两者同时使用，但是这些药物的不良反应会导致心律失常。因此，应该通过使用所有可用的血液动力学信息不断地重新评估它们在个体患者中使用的风险和收益。

治疗

尽管已经采取了预防措施，但如果在植入 LVAD 后发生了 RVF，必须迅速进行识别并积极治疗。应排除任何上述可逆因素，并优化电解质水平、酸碱状态和心律。

使用经胸超声心动图对于优化 LVAD 速度和识别 RVF 的可逆原因（例如心包积液）至关重要。没有动脉搏动和主动脉瓣开放，室间隔偏向左心室，表明 LVAD 的泵速可能太高。在这种情况下，可通过降低泵速减少 RV 前负荷并使室间隔位于中线位置来缓解 RVF，特别是在室间隔-插管干扰引起的抽吸事件和心室异位时。表现出 RVF 的患者可能需要在术后早期承受一定程度的不完全 LV 减压。

如前所述，当患者脱离体外循环时，我们给予肺后负荷制剂的阈值很低。通常在术后早期继续给予正性肌力药物，包括米力农、多巴酚丁胺和肾上腺素。个体方案由血流动力学特征和临床医生的观察决定。这些药物在植入 LVAD 后 RVF 患者中疗效的证据主要是从一些心脏外科文献中推断得到的。2002 年，Kihara 等人[28]描述了对植入 LVAD 后两名 RVF 患者静脉注射米力农，使用低剂量的米力农以避免全身性低血压和恶性心律失常，米力农能够为两名患者在临床上带来益处并避免植入 RVAD。最近的一项回顾性研究发现，在亨利福特医院植入连续式 LVAD 的 149 名患者中，18 名患者术后发生 RVF，是否长期使用米力农治疗对患者的死亡率没有影响，同时，需要植入 RVAD 的患者存活率较低[29]。我们在术后 RVF 的治疗中把米力农、多巴酚丁胺和肾上腺素作为主要药物，通常在预防性或 RV 功能障碍出现迹象时就开始使用。

虽然缺乏可以验证植入 LVAD 后 RVF 患者使用肺血管扩张剂的随机研究，但观察报告支持这一做法。2012 年希腊的一个研究小组报告了 7 例在吸入一氧化氮和伊洛前列素的同时使用多巴酚丁胺和肾上腺素对正性肌力药物支持耐药的 RVF 患者进行治疗的情况[30]。作者描述了 PVR 和平均肺动脉压的显著降低以及通过超声心动图测量的三尖瓣瓣膜速度增加，但是平均动脉压没有临床意义上的显著下降，没有一个患者在术后需要植入 RVAD。2014 年的一项研究支持在未经选择的 LVAD 植入者中自由使用肺血管扩张剂的方法（91% 接受吸入一氧化氮、伊洛前列素、口服西地那非或这些药物的组合），最终 6 名术后 RVF 患者中没有一人需要植入 RVAD[31]。6 名患者中有 5 名接受了吸入一氧化氮治疗，6 名患者接受伊洛前列素和西地那非治疗。在我们的机构中，对于高风险患者使用肺血管扩张剂的阈值也同样很低，特别是那些有术后 RVF 风险的患者。

对于没有选择计划性植入 BIVAD 的患者，当上述 RVF 药物疗法无效时需植入 RVAD，这个决定需要在 LVAD 的植入过程中做出。尽管积极使用了正性肌力药物和肺血管扩张剂，患者仍然无法脱离体外循环，并且存在可见的 RV 功能严重降低。在这种情况下，外科医生可以选择植入临时性的 RVAD。

一旦患者进入监护室，RV 机械支持的方法有：体外膜氧合（ECMO）、经皮植入 RVAD 或返回手术室植入 RVAD。我们为完全心肺功能衰竭的患者保留 ECMO，在这种情况下可以进行股动脉插管，并在床边开始全面机械辅助。如前所述，经皮临时性 RVAD 植入是一种越来越有吸引力的选择，可用的设备包括 Impella RP 和 TandemHeart。我们曾针对难治性 RVF 患者使用过这两种设备作为 RV 恢复过渡或永久植入。Impella RP 是通过股静脉插入 11 Fr 鞘管的 22 Fr 泵，能够产生大于 4L/min 的流量。TandemHeart 泵由于具有氧合器的优势，能够促进早期拔管，当与 Protek Duo 双腔导管一起使用时，它可以通过单个颈静脉入路植入，术后允许患者行走（见图 18.1）。

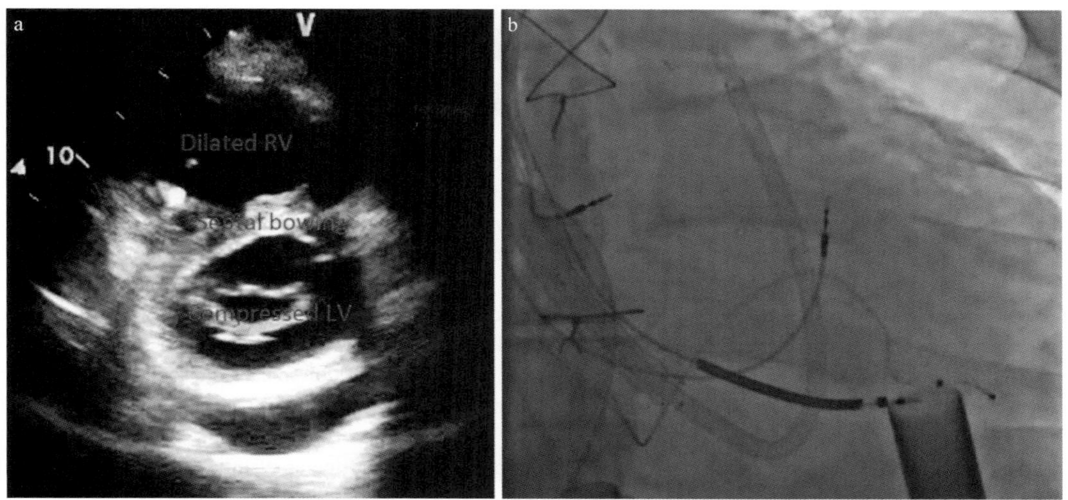

图 18.1 在 LVAD 植入后用于 RVF 的 TandemHeart Protek Duo。a. 植入 LVAD 后 TTE 显示 RV 压迫 LV。b. 导管室植入 Tandem Protek Duo

支持永久性 RV 植入的患者有限，目前需要永久性双心室支持的患者被认为是 SynCardia 全人工心脏（SynCardia Systems，Inc.，Tucson，AZ）或临时植入 RVAD 作为心脏移植过渡的候选者（见图 18.2）。

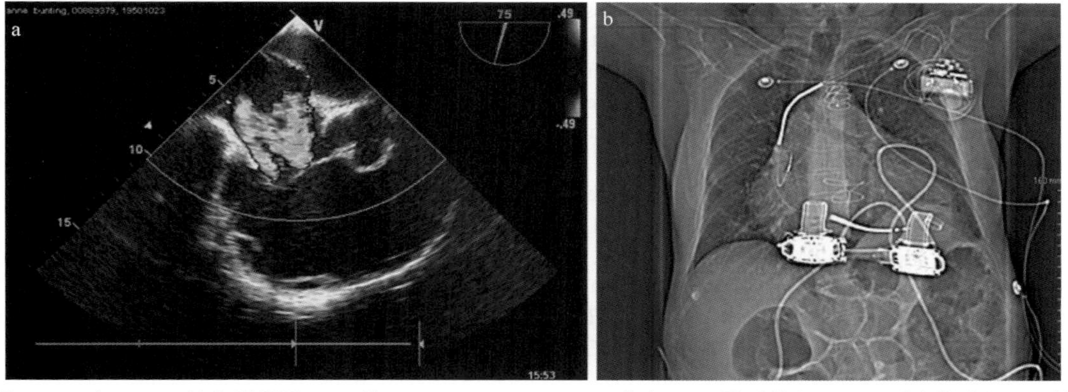

图 18.2 在 LVAD 植入后用于 RVF 的 HeartWare RVAD。a. 术中 TEE 显示植入 LVAD 后立即出现 RV 扩张和严重 TR。b. 在 RV 中立即植入 HeartWare 装置后，双心室支持 9 个月过渡到心脏移植成功

结论

RVF 是术后早期常见的并发症。尽管已经从统计学、生物化学、血液动力学和成像因素中确定了早期 RVF 的预测因素，但是没有患者可以免疫这种并发症。因此，随着 LVAD 在越来越多患者中的应用，临床医生必须尽力预防 RVF 并在其发生过程中及时识别早期临床症状和血流动力学迹象。此外，临床医生必须熟悉不断增多的药物治疗和机械干预手段，以便及时有效地治疗 RVF。

致谢：我们要感谢 Stephen Palmer 博士对本章编写的支持。

参考文献

[1] Rose EA, Gelijns AC, Moskowitz AJ, et al.Long-term use of a left ventricular assist device for end-stage heart failure. N Engl J Med.2001; 345(20): 1435-43.

[2] Kavarana MN, Pessin-Minsley MS, Urtecho J, et al. Right ventricular dysfunction and organ failure in left ventricular assist device recipients: a continuing problem. Ann Thorac Surg. 2002; 73(3): 745-50.

[3] Kormos RL, Teuteberg JJ, Pagani FD, et al. Right ventricular failure in patients with the HeartMate II continuous-flow left ventricular assist device: incidence, risk factors, and effect on outcomes. J Thorac Cardiovasc Surg. 2010; 139(5): 1316-24.

[4] INTERMACS Executive Committee. INTERMACS adverse event definitions: adult and pediatric patients. http://www.uab.edu/medicine/intermacs/appendices-4-0/appendix-a-4-0. Accessed 17 Nov 2016.

[5] Haddad F, Hunt SA, Rosenthal DN, Murphy DJ. Right ventricular function in cardiovascular disease, part I: anatomy, physiology, aging, and functional assessment of the right ventricle. Circulation. 2008; 117(11): 1436-48.

[6] Santamore WP, Gray LA Jr. Left ventricular contributions to right ventricular systolic function during LVAD support. Ann Thorac Surg. 1996; 61(1): 350-6.

[7] Moon MR, Bolger AF, DeAnda A, et al. Septal function during left ventricular unloading. Circulation. 1997; 95(5): 1320-7.

[8] Moon MR, Castro LJ, DeAnda A, et al. Right ventricular dynamics during left ventricular assistance in closed-chest dogs. Ann Thorac Surg. 1993; 56(1): 54-66; discussion 66-7.

[9] Piacentino V, 3rd, Williams ML, Depp T, et al. Impact of tricuspid valve regurgitation in patients treated with implantable left ventricular assist devices. Ann Thorac Surg. 2011; 91(5): 1342-6; discussion 1346-7.

[10] Garan AR, Levin AP, Topkara V, et al. Early post-operative ventricular arrhythmias in patients with continuous-flow left ventricular assist devices. J Heart Lung Transplant. 2015; 34(12): 1611-6.

[11] Dang NC, Topkara VK, Mercando M, et al. Right heart failure after left ventricular assist device implantation in patients with chronic congestive heart failure. J Heart Lung Transplant. 2006; 25(1): 1-6.

[12] Patel ND, Weiss ES, Schaffer J, et al. Right heart dysfunction after left ventricular assist device implantation: a comparison of the pulsatile HeartMate I and axial-flow HeartMate II devices. Ann Thorac Surg. 2008; 86(3): 832-40; discussion 832-40.

[13] Lee S, Kamdar F, Madlon-Kay R, et al. Effects of the HeartMate II continuous-flow left ventricular assist device on right ventricular function. J Heart Lung Transplant. 2010; 29(2): 209-15.

[14] Ochiai Y, McCarthy PM, Smedira NG, et al. Predictors of severe right ventricular failure after implantable left ventricular assist device insertion: analysis of 245 patients. Circulation. 2002; 106(12Suppl 1): I198-202.

[15] Drakos SG, Janicki L, Horne BD, et al. Risk factors predictive of right ventricular failure after left ventricular assist device implantation. Am J Cardiol. 2010; 105(7): 1030-5.

[16] Matthews JC, Koelling TM, Pagani FD, Aaronson KD. The right ventricular failure risk score a pre-operative tool for assessing the risk of right ventricular failure in left ventricular assist device candidates. J Am Coll Cardiol. 2008; 51(22): 2163-72.

[17] Puwanant S, Hamilton KK, Klodell CT, et al. Tricuspid annular motion as a predictor of severe right ventricular failure after left ventricular assist device implantation. J Heart Lung Transplant. 2008; 27(10): 1102-7.

[18] Baumwol J, Macdonald PS, Keogh AM, et al. Right heart failure and “failure to thrive” after left ventricular assist device: clinical predictors and outcomes. J Heart Lung Transplant. 2011; 30(8): 888-95.

[19] Raina A, Seetha Rammohan HR, Gertz ZM, Rame JE, Woo YJ, Kirkpatrick JN. Postoperative right ventricular failure after left ventricular assist device placement is predicted by preoperative echocardiographic structural, hemodynamic, and functional parameters. J Card Fail. 2013; 19(1): 16-24.

[20] Fitzpatrick JR 3rd, Frederick JR, Hsu VM, et al. Risk score derived from pre-operative data analysis predicts the need for biventricular mechanical circulatory support. J Heart Lung Transplant. 2008; 27(12): 1286-92.

[21] Loforte A, Montalto A, Lilla Della Monica P, Musumeci F. Simultaneous temporary CentriMag right ventricular assist device placement in HeartMateII left ventricular assist system recipients at high risk of

right ventricular failure. Interact Cardiovasc Thorac Surg. 2010; 10(6): 847-50.

[22] Schmack B, Weymann A, Popov AF, et al. Concurrent left ventricular assist device (LVAD) implantation and percutaneous temporary RVAD support via CardiacAssist Protek-Duo TandemHeart to preempt right heart failure. Med Sci Monit Basic Res. 2016; 22: 53-7.

[23] Brewer RJ, Cabrera R, El-Atrache M, et al. Relationship of tricuspid repair at the time of left ventricular assist device implantation and survival. Int J Artif Organs. 2014; 37(11): 834-8.

[24] Dunlay SM, Deo SV, Park SJ. Impact of tricuspid valve surgery at the time of left ventricular assist device insertion on postoperative outcomes. ASAIO J. 2015; 61(1): 15-20.

[25] Potapov E, Meyer D, Swaminathan M, et al. Inhaled nitric oxide after left ventricular assist device implantation: a prospective, randomized, double-blind, multicenter, placebo-controlled trial. J Heart Lung Transplant. 2011; 30(8): 870-8.

[26] Groves DS, Blum FE, Huffmyer JL, et al. Effects of early inhaled epoprostenol therapy on pulmonary artery pressure and blood loss during LVAD placement. J Cardiothorac Vasc Anesth. 2014; 28(3): 652-60.

[27] Haglund NA, Burdorf A, Jones T, et al. Inhaled milrinone after left ventricular assist device implantation. J Card Fail. 2015; 21(10): 792-7.

[28] Kihara S, Kawai A, Fukuda T, et al. Effects of milrinone for right ventricular failure after left ventricular assist device implantation. Heart Vessel. 2002; 16(2): 69-71.

[29] Tsiouris A, Paone G, Brewer RJ, Nemeh HW, Borgi J, Morgan JA. Outcomes of patients with right ventricular failure on milrinone after left ventricular assist device implantation. ASAIO J. 2015; 61(2): 133-8.

[30] Antoniou T, Prokakis C, Athanasopoulos G, et al. Inhaled nitric oxide plus iloprost in the setting of post-left assist device right heart dysfunction. Ann Thorac Surg. 2012; 94(3): 792-8.

[31] Critoph C, Green G, Hayes H, et al. Clinical outcomes of patients treated with pulmonary vasodilators early and in high dose after left ventricular assist device implantation. Artif Organs. 2016; 40(1): 106-14.

附录　缩略语与名词对照表

A

AC　anticoagulation　抗凝

ACE　angiotensin Ⅱ-converting enzyme　血管紧张肽转换酶，激肽酶Ⅱ

ACEI　angiotensin-converting enzyme inhibitor　血管紧张素转换酶抑制剂

ACT　activated clotting time　激活凝血时间

AI　aortic insufficiency　主动脉瓣关闭不全

AICDs　automatic implantable cardioverter defibrillators　植入式自动心律转复除颤器

AKI　acute kidney injury　急性肾损伤

ALT　alanine aminotransferase　谷丙转氨酶

AMI　acute myocardial infarction　急性心肌梗死

ANP　atrial natriuretic peptide　心钠肽

AO　aorta　主动脉

AP　atrial filling pressures　心房充盈压

APACHE　acute physiology and chronic health evaluation　急性生理学与慢性健康评价

AR　aortic regurgitation　主动脉瓣反流

ARB　angiotensin receptor blocker　血管紧张素受体阻滞剂

ARVD　arrhythmogenic right ventricular dysplasia　致心律失常性右室发育不良

ASD　atrial septal defect　房间隔缺损

AST　aspartate aminotransferase　天冬氨酸转氨酶

ATN　acute tubular necrosis　急性肾小管坏死

ATP　antitachycardia pacing　抗心动过速起搏

AUC　area under curve　受试者工作特征曲线下的面积

AV　aortic valve　主动脉瓣

AVF　arteriovenous fistula　动静脉瘘

B

BCM　Baylor College of Medicine　贝勒医学院

BDM　bridge to decision making　决策过渡

BiVAD　biventricular assist device　双心室辅助装置

BMI　body mass index　体重指数

BNP　B-type natriuretic peptide　B 型脑钠肽

BP　blood pressure　血压

BPM 或 bpm　beat per minute　每分钟次数（心率）

BSA　body surface area　体表面积

BTD　bridge to decision　决策过渡

BTR　bridge to recovery　康复过渡

BTT　bridge to transplantation　移植过渡

BUN　blood urea nitrogen　血尿素氮

C

CAD　coronary artery disease　冠状动脉疾病

CADUCEUS　the intracoronary cardiosphere-derived cells for heart regeneration after myocardial infarction　心肌梗死后心脏再生的冠状动脉内心圈源性细胞

cAMP　cyclic adenosine monophosphate　环磷酸腺苷

CBP　continuous blood purification　持续性血液净化

CF　cardiac fibroblasts　心脏成纤维细胞

CF　continuous-flow　连续流

CF-LVAD　continuous-flow left ventricular assist devices　连续式左心室辅助装置

CF-VAD　continuous-flow ventricular assist devices　连续式心室辅助装置

CHD　congenital heart disease　先天性心脏病

CHF　congestive heart failure　充血性心力衰竭

CI　confidence interval　置信区间

CO　cardiac output　心输出量

COPD　chronic obstructive pulmonary disease　慢性阻塞性肺疾病

CP　cardiac power　心脏功率

CPB　cardiopulmonary bypass　体外循环

CPET　cardiopulmonary exercise testing　心肺功能运动试验

CPR　cardiopulmonary resuscitation　心肺复苏

Cr　creatinine　肌酐

CRITT　score central venous pressure and right ventricular dysfunction intubation preoperatively tricuspid regurgitation tachycardia　术前三尖瓣反流性心动过速中心静脉压与右室功能不全插管评分

CRRT　continuous renal replacement therapy　连续性肾脏替代治疗

CRT　cardiac resynchronization therapy　心脏再同步治疗

CT　computerized tomography　计算机断层扫描

CTA　computed tomography angiography　计算机断层血管造影

cTnT　cardiac troponin T　心肌肌钙蛋白 T
CVA　cerebral vascular accident　脑血管意外
CVP　central venous pressure　中心静脉压
CVS　cardiac vasoplegia syndrome　心脏血管麻痹综合症
CVVH　continuous veno-venous hemodialysis　连续性静脉-静脉血液透析
CW　continuous wave　连续波
CXR　chest X-ray examination　胸片

D

DF　dermal fibroblasts　真皮成纤维细胞
DO_2　oxygen delivery　氧输送量
DSC　delayed sternal closure　延迟胸骨闭合
DT　destination therapy　终点治疗
DTRS　destination therapy risk score　终点治疗风险评分

E

ECG　electrocardiogram　心电图
ECLS　extracorporeal life support　体外生命支持系统
ECHO　echogram　超声
ECMO　extracorporeal membrane oxygenation　体外氧合
EFXN　ejection fraction　射血分数
EJ　ejection fraction　射血分数
ERAs　endothelin receptor antagonists　内皮素受体阻滞剂
ESHD　end-stage heart disease　终末期心脏病
ESRD　end-stage renal disease　终末期肾病

F

FAC　fractional area change　局部面积变化
FDA　Food and Drug Administration　食品药品监督管理局
FFP　fresh frozen plasma　新鲜冰冻血浆
FGF　fibroblast growth factor　成纤维细胞生长因子
FS　fractional shortening　短轴缩短率

G

GFR　glomerular filtration rate　肾小球滤过率
GI　gastrointestinal　胃肠道
GMT　Gata4,Mef2c, and Tbx5　转录因子 GATA4，Mef2c 以及 Tbx5

H

HF heart failure 心力衰竭

Hgb hemoglobin 血红蛋白

HIV human immunodeficiency virus 人类免疫缺陷病毒

HLA human leukocyte antigen 人类白细胞抗原

HM heartmate

HMRS heartmate II 风险评分

HR heart rate 心率

HTN hypertension 高血压

HW heartware 或 HeartWare（产品名称）

I

IABP intra-aortic balloon pump 主动脉内球囊反搏泵

IAS interatrial septum 房间隔

ICDs implantable cardioverter defibrillators 植入式心律转复除颤器

iCMs induced cardiomyocytes 诱导心肌细胞

ICU intensive care unit 重症监护室

iNO inhaled nitrous oxide 吸入一氧化二氮

INR international normalized ratio 国际标准化比率

INTERMACS national institutes of health-sponsored interagency registry for mechanically assisted circulatory support 机械辅助循环支持登记机构

iPScells induced pluripotent stem cells 诱导性多功能干细胞

ISHLT international society for heart and lung transplantation 国际心肺移植学会指南

IVA annular isovolumic acceleration 环形等容加速度

IV intravenous 静脉注射

IVC inferior vena cava 下腔静脉

IVS intraventricular septum 室间隔

L

LA left atrium 左心房

LBBB left bundle branch block 左束支传导阻滞

LDH lactate dehydrogenase 乳酸脱氢酶

LHF left heart failure 左心衰竭

LMWH low-molecular-weight heparins 低分子肝素

LVAD left ventricular assist device 左心室辅助装置

LV left ventricular 左心室

LVEDA　left ventricular end-diastolic area　左心室舒张末期面积

LVEDd　left ventricular end-diastolic diameter　左心室舒张末期直径

LVEF　left ventricular ejection fraction　左心室射血分数

LVF　left ventricular failure　左心室衰竭

LVID　left ventricular internal diameter　左心室内径

LVIDd　left ventricular internal diameter at end-diastole　左心室舒张末期内径

LVIDs　left ventricular internal systolic dimensions　左心室收缩期内径

LVOT　left ventricular outflow tract　左心室流出道

M

MAP　mean arterial pressure　平均动脉压

MB　moderator band　调节束

MCS　mechanical circle support　机械循环支持

ME　mid-esophageal　食管中段

MEF　mouse embryonic fibroblasts　小鼠胚胎成纤维细胞

MELD　model for end-stage liver disease　终末期肝病模型

MI　myocardial infarction　心肌梗死

MPAP　mean pulmonary artery pressure　平均肺动脉压

MR　mitral rregurgitation　二尖瓣反流

MRI　magnetic resonance imaging　核磁共振

MS　mitral stenosis　二尖瓣狭窄

MSOF　multiple systemic organ failure　多系统器官功能衰竭

MV　mitral valve　二尖瓣

MvO_2　mixed venous oxygen saturation　混合静脉血氧饱和度

MWT　minute walking test　分钟步行测试

N

NHLBI　National Heart, Lung, and Blood Institute　国家心肺血液研究院

NIH　National Institute of Health　国立卫生研究院

NO　nitric oxide　一氧化氮

NOGA　angiogenesis revascularization therapy: assessment by radionuclide imaging　血管生成重建术：放射性核素显像评价

NT-proBNP　N-terminal pro-brain natriuretic peptide　N 末端 B 型利钠肽原

NYHA　New York Heart Association　纽约心脏病学会

O

OG　outflow graft　流出管道

OMT optimal medical therapy 最佳药物治疗
OR odds ratio 比值比
OT occupational therapy 专业疗法

P

PA pulmonary artery 肺动脉
PACU postanesthesia care unit 麻醉恢复室
PAD peripheral arterial disease 外周动脉疾病
PADP pulmonary artery diastolic pressure 肺动脉舒张压
PAP pulmonary artery pressure 肺动脉压
PAPi pulmonary artery pulsatility index 肺动脉搏动指数
PASP pulmonary artery systolic pressure 肺动脉收缩压
Paw airway pressure 气道压力
PAWP pulmonary arterial wedge pressure 肺动脉楔压
PCI percutaneous coronary intervention 经皮冠状动脉介入治疗
PCWP pulmonary capillary wedge pressure 肺毛细血管楔压
PDA patent ductus arteriosus 动脉导管未闭
PDE phosphodiesterase 磷酸二酯酶
PE pulmonary embolism 肺栓塞
PEEP positive end-expiratory pressure 呼气末正压
PET polyethylene terephthalate 聚对苯二甲酸乙二醇酯
PF pulsatile flow 搏动流
PFO patent foramen ovale 卵圆孔未闭
PH pulmonary hypertension 肺动脉高压
PHTN pulmonary hypertension 肺动脉高压
PI pulsatility index 搏动指数
PLT platelet 血小板
pMCS percutaneous mechanical circulatory support 经皮机械循环支持
PP pump power 泵功率
PPRF prolonged postoperative respiratory failure 术后长期呼吸衰竭
PR pulmonary regurgitation 肺动脉瓣反流
PS pulmonary stenosis 肺动脉狭窄
PSI percutaneous site infection 经皮部位感染
PT pulmonary trunk 肺动脉干
PTX pneumothorax 气胸
PTFE polytetrafluoroethylene 聚四氟乙烯
PTT partial thromboplastin time 部分凝血活酶时间

PV　pulmonary valve　肺动脉瓣
pVAD　percutaneous ventricular assist devices　经皮心室辅助装置
PVR　pulmonary vascular resistance　肺血管阻力
PVRI　indexed pulmonary vascular resistance　肺血管阻力指数
PW　pulsed Doppler　脉冲多普勒

Q

QRS　QRS wave complex　左右心室除极电位和时间的变化

R

RA　right atrium　右心房
RAAS　renin-angiotensin-aldosterone system　肾素-血管紧张素-醛固酮系统
RAP　right atrial pressure　右心房压
RBC　red blood cell　红细胞
REACH-1　research on endothelin antagonism in chronic heart failure　内皮素拮抗慢性心力衰竭的研究
REMATCH　randomized evaluation of mechanical assistance for the treatment of congestive heart failure　机械辅助治疗充血性心力衰竭的随机评估（办法、试验等）
RH　right heart　右心
RHC　right-sided heart catheterization　右心导管检查术
RHF　right heart failure　右心衰竭
RPM　revolutions per minute　每分钟转数（r/min，或 rpm）
RV　right ventricular　右心室
RVAD　right ventricular assist device　右心室辅助装置
RVEDA　right ventricular end-diastolic area　右心室舒张末期面积
RVEDD　right ventricular end-diastolic diameter　右心室舒张末期直径
RVEDV　right ventricular end-diastolic volume　右心室舒张末期容积
RVEDVI　right ventricular end-diastolic volume index　右心室舒张末期容积指数
RVESV　right ventricular end-systolic volume　右心室收缩末期容积
RVESVI　right ventricular end-systolic volume index　右心室收缩末期容积指数
RVEF　right ventricular ejection fraction　右心室射血分数
RVF　right ventricular failure　右心室衰竭
RVFRS　right ventricular failure risk score　右心室衰竭风险评分
RVFAC　right ventricular fractional area change　右心室局部面积变化
RVMI　right ventricular myocardial infarction　右心室心肌梗死
PVMPI　right ventricular myocardial perfusion index　右心室心肌灌注指数
RVOT　right ventricular outflow tract　右心室流出道
RVSWI　right ventricular stroke work index　右心室心搏功指数

S

SAX　short-axis diameter　短轴直径

SBP　systolic blood pressure　收缩压

SCAI　Society for Cardiovascular Angiography and Interventions　心血管造影和干预学会

SCIPIO　stem cell infusion in patients with ischemic cardiomyopathy　干细胞输注治疗缺血性心肌病

SHD　standard hemodialysis dialysis　标准血液透析

SHFM　Seattle heart failure model　西雅图心力衰竭模型

SIRS　systemic inflammatory response syndrome　全身性炎症反应综合征

SLED　sustained low-efficiency dialysis　持续低效透析

SNS　sympathetic nervous system　交感神经系统

SPECT　surface photon emission computerized tomography　表面光子发射计算机断层扫描

SV　stroke volume　每搏输出量

SVC　superior vena cava　上腔静脉

SVR　systemic vascular resistance　体循环阻力

T

TAH　total artificial heart　全人工心脏

TAPSE　tricuspid annular plane systolic excursion　三尖瓣环平面收缩偏移

TCI　Thermo Cardiosystems Inc.　Thermo 心脏系统有限责任公司

TDI　tissue Doppler imaging　组织多普勒成像

TEE　transesophageal echocardiography　经食道超声心动图

TEG　thromboelastograms　血栓弹性图

TETS　transcutaneous energy transmission system　经皮能量传输系统

Tei　tei index　心肌做功指数

TG　transgastric　经胃

TGF　transforming growth factor　转化生长因子

THI　Texas Heart Institute　得克萨斯心脏研究所

tPa　tissue plasminogen activator　组织纤溶酶原激活剂

TR　tricuspid regurgitation　三尖瓣反流

TS　tricuspid stenosis　三尖瓣狭窄

TTE　transthoracic echocardiography　经胸超声心动图

TTF　tail tip fibroblasts　尾尖成纤维细胞

TV　tricuspid valve　三尖瓣

TVI　time velocity integral　时间速度积分

TVP　tricuspid valve procedure　三尖瓣手术

U

UF　ultrafiltration　超滤

UNOS　United Network for Organ Sharing　美国器官资源共享中心

UTAH　Utah transplantation affiliated hospitals　犹他州移植附属医院

V

VAD　ventricular assist device　心室辅助装置

VA-ECMO　veno-arterial extracorporeal membrane oxygenation　静脉动脉体外氧合

VC　vena contracta　缩流

VD　volume of distribution　分布容积

VE　vitamin E　维生素 E

VEGF　vascular endothelial growth factor　血管内皮生长因子

VIF　ventriculoinfundibular fold　心室漏斗褶

VO_2　maximal oxygen consumption　最大摄氧量

VT　ventriculartachycardia　室性心动过速

VTI　velocity time integral　速度时间积分

vWF　von willebrand factor　血管性血友病因子

W

WU　woods units　肺阻力血管单位